Führen im Rettungsdienst

Springer
*Berlin
Heidelberg
New York
Barcelona
Budapest
Hongkong
London
Mailand
Paris
Santa Clara
Singapur
Tokio*

Franz Decker

Führen im Rettungsdienst

Einsatz, Bereitschaft, Ausbildung

Ein Handbuch für Führungskräfte
im Rettungswesen

2. Auflage

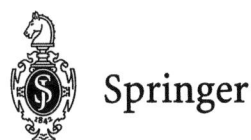 Springer

Professor Dr. Franz Decker
Pädagogische Hochschule Weingarten
Karl-Erb-Ring 112
88213 Ravensburg

Foto auf dem Umschlag: Hans Schmied/BAVARIA

Mit 98 Abbildungen

2. Auflage

1. Auflage

Die Deutsche Bibliothek-CIP-Einheitsaufnahme
Decker, Franz:
Führen im Rettungsdienst: Einsatz, Bereitschaft, Ausbildung;
ein Handbuch für Führungskräfte im Rettungswesen/Franz
Decker. - 2. Aufl. - Berlin; Heidelberg; New York;
Barcelona; Budapest; Hongkong; London; Mailand; Paris;
Santa Clara; Singapur; Tokio; Springer, 1996

ISBN 978-3-642-64722-2   ISBN 978-3-642-61156-8 (eBook)
DOI 10.1007/978-3-642-61156-8

Dieses Werk ist urheberrechtlich geschützt. Die dadurch begründeten Rechte, insbesondere die der Übersetzung, des Nachdrucks, des Vortrags, der Entnahme von Abbildungen und Tabellen, der Funksendung, der Mikroverfilmung oder der Vervielfältigung auf anderen Wegen und der Speicherung in Datenverarbeitungsanlagen, bleiben auch bei nur auszugsweiser Verwertung, vorbehalten. Eine Vervielfältigung des Werkes oder von Teilen dieses Werkes ist auch im Einzelfall nur in den Grenzen der gesetzlichen Bestimmungen des Urheberrechtsgesetzes der Bundesrepublik Deutschland vom 9. September 1965 in der jeweils geltenden Fassung zulässig. Sie ist grundsätzlich vergütungspflichtig. Zuwiderhandlungen unterliegen den Strafbestimmungen des Urheberrechtsgesetzes.

© Springer-Verlag Berlin Heidelberg 1987, 1996

Die Wiedergabe von Gebrauchsnamen, Handelsnamen, Warenbezeichnungen usw. in diesem Werk berechtigt auch ohne besondere Kennzeichnung nicht zu der Annahme, daß solche Namen im Sinne der Warenzeichen- und Markenschutz-Gesetzgebung als frei zu betrachten wären und daher von jedermann benutzt werden dürften.

Produkthaftung: Für Angaben über Dosierungsanweisungen und Applikationsformen kann vom Verlag Keine Gewähr übernommen werden. Derartige Angaben müssen vom jeweiligen Anwender im Einzelfall anhand anderer Literaturstellen auf ihre Richtigkeit überprüft werden.

Umschlaggestaltung: Struve & Partner, Heidelberg

Satz: Scientific Publishing Services (P) Ltd, Madras

SPIN: 10475825   19/3133/SPS - 5 4 3 2 1 0 - Gedruckt auf säurefreiem Papier

Vorwort zur 2. Auflage

Seit Erscheinen der 1. Auflage dieses Buches hat sich der Strukturwandel des Rettungsdienstes weiterentwickelt und scheint noch lange nicht abgeschlossen zu sein. Die Dynamik der Veränderung im organisatorischen, personalwirtschaftlichen und betriebswirtschaftlichen Bereich wird sich eher noch verstärken.

Dreh- und Angelpunkt dieses Wandels ist eine zukunftsorientierte, flexible und mitarbeiterfördernde Führung. Ohne Menschenführung, ohne die partizipative Entwicklung der Potentiale und Leistungen der Mitarbeiter lassen sich diese rapiden Umstellungs- und Organisationsentwicklungsprozesse nicht erfolgreich vollziehen. Deshalb ist unser Buch nach wie vor aktuell, wenn auch neue Probleme hinzugekommen sind, die in der überarbeiteten 2. Auflage angesprochen werden. Wir stehen an einer Wende zu einer neuen Führungskultur, die sowohl in den alten wie in den neuen Bundesländern vielfältige Energien verlangt. Allen, die diesen Wandlungsprozeß zu einem neuen Rettungsdienst mitgestalten wollen, will dieses Buch Hilfen bieten.

Für zahlreiche Anregungen und Rückmeldungen möchte ich mich bei den „Studenten" des Fernlehrganges bzw. des Bildungsganges zum „Geprüften Rettungsdienstmanager (Orgakom)" recht herzlich bedanken.

Ravensburg, im Februar 1996   Franz Decker

Inhaltsverzeichnis

1	**Begriff und Wesen der Führung im Rettungsdienst**	1
1.1	Was heißt Führung im Rettungsdienst?	1
1.2	Führung in der Bereitschafts- und Einsatzsituation	2
1.3	Besonderheit der Führungssituation im rettungsdienstlichen Notfall	3
1.4	Führen als soziale Interaktion (Menschenführung)	6
1.5	Führen und Leiten	10
1.6	Grundfunktionen der Führung	13
2	**Führungsaufgaben und -bereiche des Rettungssanitäters**	15
2.1	Teilbereiche der Führungsaufgabe	15
2.1.1	Einsatzleitung vor Ort	16
2.1.2	Führung im Delegationsbereich	17
2.1.3	Notwendigkeit einer wirkungsvollen Organisation	18
2.1.4	Personale und soziale Führungstätigkeit	18
2.1.5	Logistische Führung	19
2.1.6	Führen im medizinischen Aufgabenbereich	19
2.2	Führungsorganistion im Rettungsdienst	22
2.2.1	Unterschiedliche Ebenen der Führung	22
2.2.2	Aufgabenbereiche der unterschiedlichen Führungsebenen	25
	Gesamtsystemführung	25
	Bereichs- und Funktionsführung	26
	Operative Führung	27
2.2.3	Führungsorganisation im Notfalleinsatz	27
	Elemente der Führungsorganisation	28
	Über- und Unterordnungsbeziehungen	29
2.3	Führungsaufgaben der Rettungsleitstelle	30
2.3.1	Aufgaben der Leitstelle	31
2.3.2	Führungsaufgaben der Leitstellenmitarbeiter	31
	Sicherung der Informationsversorgung und Kommunikation .	31
	Koordinierung und Zusammenarbeit	32
	Einsatzplanung und -steuerung	35
	Budgetierung und Verwaltung	35
	Führungsunterstützung	36
2.4	Triade der Führungsaufgabe	36

3 Zeitgemäße Menschenführung im Rettungsdienst 45

3.1 Begriff und Abgrenzung von Personal- und Menschenführung .. 45
3.1.1 Hierarchiefreie Menschenführung 46
3.1.2 Personal- bzw. Mitarbeiterführung 47
3.2 Personalführung im Spannungsfeld zwischen Sachaufgaben
und Umfeldansprüchen 48
3.2.1 Förderung von Leistung und Sachgestaltung 48
3.2.2 Die neue Mitarbeitergeneration im Rettungsdienst 50
　　　Veränderte Wertemuster vieler Mitarbeiter 51
　　　Die neue Bewertung von Arbeit 53
　　　Die neuen Bedingungen für Idealismus und Engagement 55
3.2.3 Einflüsse der Gesellschaftsentwicklung auf die Führung 56
　　　Turbulente gesellschaftliche Entwicklungen
　　　als Herausforderung der Führung 57
　　　Personalführung wird gesellschaftsorientierter 59
3.2.4 Das Burnout-Phänomen als Leistungskiller 60
3.3 Menschenführung in der Bereitschaftssituation 62
3.3.1 Bereitschaftsführung als Grundlage der Einsatzfähigkeit 62
3.3.2 Führungsphilosophie als Grundlage der Menschenführung 63
　　　Universalprinzip der Wechselseitigkeit in der Führung 63
　　　Grundprinzipien für erfolgreiche Menschenführung 66
　　　Führung ist primär Menschenführung 66
3.3.3 Auf Bedürfnisse, Erfahrungen und Geprägtsein
der Mitarbeiter eingehen 68
　　　Erwartungen als Ausgangspunkt und Ziel 69
3.3.4 Führungsprobleme durch unterschiedliches Bildungs-
und Ausbildungsniveau 70
3.3.5 Motivation als Aufgabe 72
3.3.6 Wandel zu einer neuen Beziehungsqualität 75
　　　Gewandelte zwischenmenschliche Beziehungen 75
　　　Förderung der informellen, offenen Kommunikation
　　　als Führungsaufgabe 76
　　　Die Gruppe als Einflußfaktor 76
3.3.7 Die Bedeutung des Betriebsklimas 78
　　　Zunehmende Unzufriedenheit und Beziehungsstörungen 78
　　　Das Betriebsklima als Sozialindikator 79
　　　Ursachen für Störungen im Betriebsklima 81
　　　Betriebsklimaförderung als Führungsaufgabe 82
3.3.8 Suche nach einer zeitgemäßen Arbeitskultur 85
3.3.9 Schwierigkeiten und Reibereien vermeiden –
Konfliktlösung als Aufgabe 87
　　　Ursachen von Konflikten 87
　　　Wandel in den Konfliktauffassungen 88
　　　Konfliktlösung bzw. -bewältigung 90
3.4 Zusammenfassende Verhaltensregeln für die Menschenführung .. 92

4	**Der Führungsvorgang im Rettungseinsatz**	95
4.1	Der Führungsvorgang als Ablaufprozeß	95
4.2	Auftragserteilung und Zielsetzung	96
4.2.1	Führung durch Zielvorgabe (per Auftrag)	96
4.2.2	Prinzipien der Ziel- und Auftragspräsentation	98
4.2.3	Vorüberlegung zur Auftragserteilung	99
4.3	Situationsanalyse, Lagefeststellung	99
4.3.1	Informationsbeschaffung und -aufnahme	101
	Analyse des erhaltenen Auftrags	101
	Sammeln und Beschaffen von Informationen	101
4.3.2	Triage als Führungsaufgabe	103
4.3.3	Differenzierte Wahrnehmung als Führungsfähigkeit	104
4.3.4	Wahrnehmungsfehler vermeiden	106
4.3.5	Vorläufige Lagemeldung	108
4.4	Planung als Führungsaufgabe	109
4.4.1	Beurteilung der bisherigen Lageinformationen	110
4.4.2	Mögliche Fehlerquellen bei der Beurteilung	111
4.4.3	Abschließende Lagebeurteilung	113
4.4.4	Vorläufige Operationspläne	114
4.5	Entscheidung	114
4.5.1	Schwierigkeiten des Entscheidens	114
	Merkmale der Weisungsbefugnis	114
	Einflußfaktoren auf die Entscheidung	116
	Entscheidungsverhalten	117
	Schwierigkeiten beim Treffen von Entscheidungen	117
	Entscheidungsfähigkeit	120
	Unterschiedliche Entscheidungstypen	120
	Entscheidung als Führungsaufgabe	121
4.5.2	Formen der Entscheidungs- und Aufgabenübermittlung	122
	Anweisung und Befehl als Führungsform in Sonderfällen (Befehlsgebung)	123
	Zum Wesen von Befehl und Anweisung	123
	Befehlsgebung	126
	Anweisungsschema	127
	Delegation und Auftragserteilung	127
	Delegation	128
	Aufträge erteilen	129
	Informieren als Grundtätigkeit	129
4.6	Durchführung des Auftrags	130
4.6.1	Phasen der Durchführung eines Einsatzes	130
4.6.2	Durchführung als Führungsaufgabe	131
4.6.3	Kooperation als zentrale Aufgabe	136
4.7	Ausführung und Kontrolle	137
4.7.1	Ziele der Kontrolle	137
4.7.2	Kritische Nachbesinnung	138

5 Führung in ungewöhnlichen Einsatzsituationen ... 139

5.1 Panik ... 139
5.2 Streß ... 140
5.3 Individuelles Fehlverhalten ... 143
5.4 Kompensatorisches und regulierendes Führen ... 146
5.4.1 Persönliche Verarbeitung ... 147
5.4.2 Überprüfung des eigenen Verhaltens ... 147
5.4.3 Kompensatorisches Führungsverhalten ... 147
5.4.4 Alphaentspannung ... 150

6 Führungsstile und Führungsverhalten ... 155

6.1 Ungeeignete Führungsstile ... 156
6.2 Führen durch Vorplanung und Zielvereinbarung
(kooperative Führung) ... 162
6.3 Anweisend-straffer Führungsstil
(Führen unter erschwerten Bedingungen) ... 164
6.3.1 Anweisung und Befehl ... 165
6.3.2 Anweisend-straffe Führung ... 166
6.4 Situationsabhängigkeit des Führungsstils ... 171
6.4.1 Einflußfaktoren auf den Führungsstil ... 171
    Die Art der Situation ... 171
6.4.2 Unterschiedliche Entscheidungsspielräume
bei den einzelnen „Stilvariationen" ... 173
6.4.3 Führungsgrundsätze für den rettungsdienstlichen Notfalleinsatz . 175

7 Gestalten und Steuern von sozialen Beziehungen und Prozessen im Einsatz ... 177

7.1 Beziehungen in der Einsatzsituation ... 178
7.1.1 Arten von Beziehungen ... 178
7.1.2 Unterschiedliche Organisationsstrukturen ... 179
7.2 Förderung von Beziehungen und Zusammenarbeit
als Führungsaufgabe ... 180
7.2.1 Beziehungspflege als Basis der Zusammenarbeit ... 180
7.2.2 Richtig informieren und überzeugen ... 186
    Jede Information hat viele Botschaften ... 186
    Wirkungsvoll informieren ... 188
7.2.3 Zusammenarbeit in der Gruppe ... 192
    Begriff und Grundlagen ... 193
    Unterschiedliche Gruppen im Einsatz ... 193
    Einzelarbeit und Zusammenarbeit ... 194
    Erfolgreiche Zusammenarbeit im Team ... 196
    Einflüsse auf die Zusammenarbeit ... 197

	Förderung der Zusammenarbeit	198
	Organisationsentwicklung	200
	Bedeutung des Führungsstils für die Zusammenarbeit	201
7.2.4	In Zusammenhängen denken und gemeinsam organisieren	205
	Koordinierung	207
	Projektorganisation	207
	Gestaltung von „Ethik und Kultur" als Führungsaufgabe	207
7.2.5	Gesprächsformen und -stile	207

8	**Die neue Führungspersönlichkeit im Rettungsdienst**	217
8.1	Herausforderungen für die Führungspersönlichkeit	217
8.2	Das neue Aufgabenprofil	218
8.3	Die zentralen Personal-/Menschenführungsstrategien	219

Literatur 223

Sachverzeichnis 225

1 Begriff und Wesen der Führung im Rettungsdienst

Führung galt im Rettungsdienst bislang als eine wenig beachtete Aufgabe, wurde zu sehr auf den mechanistisch-technischen Führungsvorgang eingeengt, weniger als soziale Interaktion gesehen. Führung unter erschwerten Bedingungen des rettungsdienstlichen Einsatzes wird jedoch immer wichtiger und schwieriger, weil auch Rettungspersonal (Ärzte, Rettungssanitäter, Rettungshelfer u. a.) sich immer seltener nur durch ein „Machtwort" wirkungsvoll einsetzen lassen und die Herausforderungen durch die immer komplizierter werdenden technischen Hilfsmittel und die Organisation der Notfallsituation immer bessere Führungsfähigkeiten notwendig machen.

1.1 Was heißt Führung im Rettungsdienst?

Der Begriff der Führung wird i. allg. und auch von verschiedenen Personen nicht einheitlich gebraucht. Das zeigen folgende Aussagen:

- Ein älterer Rettungssanitäter, der lange Zeit bei der Bundeswehr gewesen ist, meinte: „Diese jungen Leute haben keinen Schliff mehr, man muß ihnen deshalb klare Anweisungen erteilen und bis in alle Einzelheiten vorschreiben, was sie zu tun haben. Dann muß ich nur dafür sorgen, daß meine Anweisungen auch ausgeführt werden. Als Führungskraft muß ich mich nur durchsetzen. Alles andere ist unwichtig."
- Ein junger Arzt meinte: „Mir fällt es schwer, andere Menschen zu beeinflussen, sie zu führen. Ich bin in einer Zeit antiautoritärer Erziehung großgeworden. Jede Manipulation und Fremdsteuerung wurde von uns abgelehnt. Und jetzt soll ich plötzlich führen, d. h. andere manipulieren, ja in der Notfallsituation ihnen sogar knallharte Befehle erteilen. Das fällt mir sehr schwer. Da muß ich mich zuerst selbst überwinden."
- Ein anderer Rettungssanitäter sagte: „In der Einsatzsituation kommt es zuerst einmal darauf an, daß alles schnell geht, daß die Fahrzeuge richtig ausgestattet sind, daß unsere Geräte in Ordnung sind, daß der Abtransport gut funktioniert, die Organisation klappt. Das ist meine Führungsaufgabe. Alles andere ist unwichtig. Menschen kann man nicht führen."

Bei diesen Aussagen handelt es sich sicher um extreme Positionen. Sie machen aber deutlich, was Führung nicht ist:

- Führung bedeutet nicht Verführung, ist nicht ein Mittel der Manipulation und des Auskostens von Macht. Und doch will sie zielorientiert im Rahmen eines Auftrags andere Menschen in ihrem Verhalten beeinflussen, offen und ehrlich.
- Führung darf nicht verstanden werden als ein Koffer voller Tricks, die man bei Bedarf anwendet. Sie vollzieht sich vielmehr auf der Basis einer vertrauensvollen Zusammenarbeit.
- Führung bedeutet nicht das bloße Herumhantieren mit Geräten, mit Rettungsmitteln. Die Hauptsache, es wird etwas getan. Das unterscheidet die Führungskraft vom Macher. Macher sind nur Ausführende, Verwalter. Wer verwaltet, erfüllt seine Pflicht, seine Aufgaben. Wer führt, stellt die richtigen Aufgaben, tut die richtigen Dinge mit Verantwortung, Einfühlungsvermögen und Zielstrebigkeit.
- Führung ist weder nur auf die Sachabwicklung noch nur auf die Beeinflussung von Menschen bezogen.

Im Hinblick auf die besondere Situation des Rettungsdienstes läßt sich Führen deshalb wie folgt beschreiben:

Führung vollzieht sich auf der Basis einer vertrauensvollen Zusammenarbeit und ist ein zielorientiertes Einwirken auf das Verhalten von Menschen, auf Materialien und organisatorische Abläufe, um eine vorgegebene Zielvorstellung zu verwirklichen und die dazu notwendige Leistungserbringung zu erreichen. Führung bezieht sich also sowohl auf das verantwortliche Planen, Gestalten und Steuern von Handlungsabläufen als auch von Mitarbeitern und technisch-materiellen Mitteln.

Anders ausgedrückt:

> Führen bedeutet, durch gestaltendes, steuerndes, förderndes und begleitendes Verhalten im Umgang mit Mitarbeitern und im Einsatz von Material eine erfolgreiche Problemlösung und optimale Aufgabenerledigung zu erreichen.

1.2 Führung in der Bereitschafts- und Einsatzsituation

In dieser allgemeinen Formulierung gilt Führung sowohl für die Bereitschafts- als auch für die Einsatz- bzw. Notfallsituation. In der Tat besteht jedoch ein großer Unterschied.

Rettungsdienstliches Führen im Bereitschaftszustand beeinflußt die Aus- und Weiterbildung, das Einüben und Planen, die normale soziale Interaktion, das „Arbeiten in Frieden".

Führen im rettungsdienstlichen Einsatz, im Notfall veranlaßt Bewegungen, Aktionen unter Zeitdruck, Einsatz von Menschen und Material in einer unbekannten Situation.

Rettungsdienstliches Führen im Bereitschaftszustand gestaltet und fördert die Herstellung der Einsatzbereitschaft bei Menschen und Material. Im Notfall organisiert sie den Einsatz. Rettungsdienstliche Führung zielt im Bereitschaftszustand auf qualitativ wirkungsvolle Einsatzbereitschaft und im Einsatzfall auf schnelle und optimale Aufgabenerledigung und Hilfe. Letztlich ist jedoch rettungsdienstliches Führen auf die Bewältigung von Notfallsituationen gerichtet.

Unterschiedliche Schwerpunkte bei den Führungsaufgaben

b bedeutend, *wb* weniger bedeutend, *e* entfällt

Aufgaben \ Zuordnung	Bereitschafts-Zustand	Einsatz-Zustand
Leitung	wb	b
Verwaltungsaufgabe	b	wb
Aus- und Weiterbildung	b	wb
Planung	b	wb/b
Leistung für den Hauptzweck	e	b
Mobilisierungsaufgabe	e	b
Partizipative Führung und Förderung	b	wb

1.3 Besonderheit der Führungssituation im rettungsdienstlichen Notfall

Die Führungsaufgabe des Rettungssanitäters wird durch die Besonderheiten des soziotechnischen Einsatzsystems in der Notfallsituation bestimmt:

1) Situationsdynamik und Zeitdruck
Jeder Notfall ist durch eine andere situative Bedingung und gesundheitliche Beeinträchtigung bestimmt. Doch allen gemeinsam ist die Situationsdynamik und das Handeln unter Zeitdruck.

2) Hohe Leistungsanforderung
Zweck des Einsatzes ist eine effektive Leistungserbringung in dringlichen Ausnahmesituationen, in denen Menschen auf die Hilfe des Rettungspersonals angewiesen sind. Die Öffentlichkeit und die Betroffenen haben hohe Erwartungen an die Leistungsfähigkeit des Rettungspersonals.

3) Hohe Verantwortung und Ethos
Hilfe für Menschen, die sich in einer existentiellen Notsituation befinden, und die von einer Behandlung, Pflege, Rettung abhängig sind, verlangt hohe Verantwortung und Ethos.

4) Situative Entscheidungskompetenz
Durch schnelle und kompetente Entscheidungen können Leben gerettet und schwere Gesundheitsfolgeschäden vermieden werden. Das setzt große Entscheidungskompetenz und Gewissenhaftigkeit voraus. Gesetze, gesetzliche Festlegungen stellen den Rahmen der Entscheidung dar.

5) Plötzlich auftretender Leistungsbedarf
Der Leistungsbedarf tritt plötzlich auf, entwickelt sich rasch oder ist übermäßig groß. Schnelles Umschalten von Bereitschafts- in den Einsatzzustand ist notwendig.

6) Schnelle Einsatzbereitschaft
Das Leistungspotential muß im Bedarfsfall in kürzester Zeit aufgebaut bzw. zum Einsatz kommen. Die dazu notwendigen Einsatzmittel sind zwar ständig latent vorhanden, müssen jedoch im Auftragsfall schnellstens aktiviert werden.

7) Große psychosoziale Belastungen
Der Einsatz erfolgt oft unter Bedingungen wie Streß, Betroffenheit oder gar Panik. Das kann zu Reaktions- und Leistungsbeeinträchtigungen führen.

8) Beschränkte Planbarkeit
Die Planbarkeit der Einsatzleistung ist stark beschränkt, weil Einsätze durch eine 4fache Unbestimmtheit bestimmt sind:
a) zeitlich (Wann erfolgt der Auftrag?),
b) örtlich (Wo ereignete sich der Notfall?, unter welchen Bedingungen?),
c) qualitativ (Welche Anforderungen und Leistungen sind notwendig?),
d) quantitativ (Welche Rettungsmittel, welcher Personalbedarf ist notwendig?).

9) Erhöhter Erfolgszwang
Trotz der zeitlichen und inhaltlichen Dringlichkeit tritt ein erhöhter Erfolgszwang auf, weil es um die Erhaltung und Wiederherstellung menschlichen Lebens geht.

10) Hohes Querschnittwissen und Führungsfähigkeit
Die Anforderungen an den Rettungssanitäter sind hoch und umfassend. Neben notfallmedizinischem Querschnittwissen werden von ihm organisatorische, planerische, technische und sozialkommunikative Fähigkeiten verlangt, also neben Fachwissen eine spezielle und ausgeprägte Führungsfähigkeit.

Führung ist also ein situativer Vorgang, der unter Ungewißheiten und Unsicherheiten abläuft. Ein solcher Führungsvorgang erfordert unter diesen Bedingungen eine optimale, effektive Organisation und besondere Leistungsanforderungen und Qualifikationen des Rettungspersonals.

Wechselnde Arbeitszustände beim Rettungssanitäter

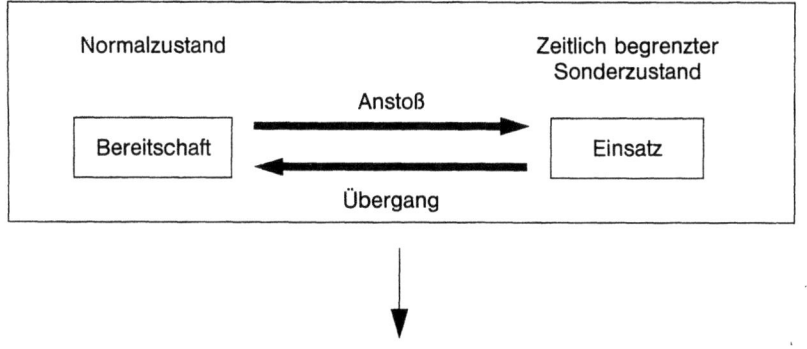

Schwierigkeiten bei der Mobilisierung zum Einsatz

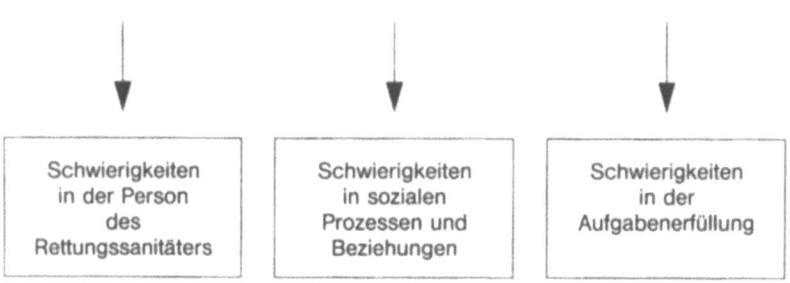

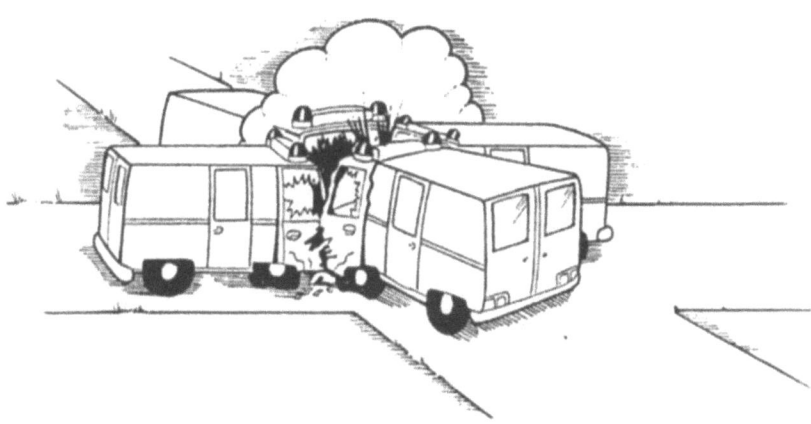

Das macht eine „eingespielte" und simulierte Einsatzführung notwendig, eine Führung bei Unsicherheiten. Es wird deshalb eine hohe Dispositionsfähigkeit und große Flexibilität von der Führung erwartet, d. h. notwendig ist:
- flexible Organisationsgestaltung,
- eingespielte Zusammenarbeit,
- situative Steuerung und Lenkung,
- breites medizinisches Querschnittwissen und -können,
- schnelle effektive Hilfe durch Einordnen in den organisatorischen und zeitlichen Rahmen des Gesamtablaufs und Einsatzbereitschaft rund um die Uhr.

Daraus wird deutlich, daß gerade im Rettungsdienst Führen eine besonders schwierige und notwendige Aufgabe darstellt. Die lebensrettende Aufgabe, die hohe Verantwortung und die Besonderheiten des rettungsdienstlichen Notfalleinsatzes stellen hohe und zugleich breite Anforderungen an den Rettungssanitäter. Er muß über eine umfassende Qualifikation verfügen. Neben notfallmedizinischen Querschnittkenntnissen braucht er v. a. ein umfassendes Führungswissen und entsprechende Führungsfähigkeiten: Neben organisatorischem und planerischem Bewältigungswissen braucht er die Fähigkeit zu koordinieren, abzustimmen, Zusammenarbeit zu arrangieren und medizinisch-technische Handhabungsfähigkeiten. Der Rettungssanitäter muß aber v. a. ein Experte im Umgang mit Menschen, mit Patienten, Passanten, Hilfskräften, Kollegen und Ärzten sein. Er muß besonders bei größeren Einsätzen seinen Beitrag zur Steuerung und Harmonisierung und Integration unterschiedlicher Einsatzgruppen und Hilfsorganisationen leisten. Dazu braucht er v. a. situative Einfühlungs- und Bewältigungsfähigkeiten. Kurz: Er muß über ein breites Führungswissen und eine entsprechende Führungsausbildung verfügen, um trotz der Lebensbedrohung, der Situationsdynamik und des Zeitdrucks immer umsichtig und kompetent zu führen. Durch eine Qualifizierung in der Führungstätigkeit kann noch mehr dazu beigetragen werden, menschliches Leben zu erhalten und Gesundheitsfolgeschäden zu vermeiden.

1.4 Führen als soziale Interaktion (Menschenführung)

Aus dem bisher Gesagten wird bereits deutlich, daß Führen nicht nur Sach-, Situations- und Mittelsteuerung ist, sondern auch Menschenführung, Förderung und Gestaltung von sozialen Prozessen. Alle noch so perfekten technokratischen Abläufe, wie sie sich aus dem Zweck-Mittel-Zusammenhang des Ziels ergeben, sind ohne soziale Interaktion, ohne die Bereitschaft, die fachliche, die psychisch-persönliche Qualifikation des Rettungspersonals nicht denkbar. Einsatzsituationen, Organisationsabläufe bzw. der gesamte Führungsvorgang dürfen und können nicht am beteiligten Rettungspersonal vorbeigeplant werden.

Jeder kennt die alltägliche Situation: ein Anruf kommt – Unfall. Der Leitstellensanitäter entwickelt schon Hektik. Er muß sich zwingen, dem Anrufer zuzuhören. Der erklärt das so langatmig und nur Unwesentliches. Der Leitstellensanitäter denkt schon an den Verletzten. Hilfe ist dringend. Ein Fahrzeug muß sofort raus. Er ruft bei der Rettungswache an, gibt den Auftrag kurz, abgehackt, vielleicht erregt. Mit Erstaunen registriert er vielleicht, daß die Rettungswache noch gar nicht von seiner Hektik und drängenden Eile erfaßt ist. Der Rettungssanitäter A am anderen Ende der Telefonleitung war gerade bei der Kaffeepause. Dem Leitstellensanitäter entgegnet er: „Nur mit der Ruhe, Hektik bringt uns gar nichts. Immer schön cool bleiben." Das vergrößert vielleicht die Ungeduld beim Leitstellensanitäter. „Ausgerechnet der Herr A, bei ihm dauert es immer etwas länger, bis der rausfährt", dachte er bei sich. Zum Glück hat der Leitstellensanitäter ihm das nicht direkt gesagt, sonst wäre der Streit dagewesen – genau zum unpassenden Augenblick.

Jetzt erfolgt das lange Warten, bis von der Unfallstelle endlich die erste Meldung eintrifft. „Schnell das Krankenhaus anrufen. Schon wieder Pech gehabt. Der Pförtner reagiert auch so lahm. Dabei bleibt uns doch nicht so viel Zeit. Den möchte ich deshalb am liebsten anschreien."

„Wenn das nur meine Untergebenen wären, die würde ich ganz schön auf Vordermann bringen." Aber auch dann würden sich die entstandenen Schwierigkeiten nicht lösen. Führungsfähigkeiten, Menschen einzusetzen, zu motivieren, zu aktivieren, zeigen sich auch – und vielleicht gerade dann – wenn man nicht deren direkter Vorgesetzter ist. Menschenführung ist eine soziale Kunst, die voraussetzt, daß man sich selbst zuerst einmal angemessen führt.

Jede Führungskraft, seien es Leitstellen- oder Rettungssanitäter haben zwar zur Erfüllung ihrer Aufgaben in gewissem Sinne Fach- und auch Amtsautorität. Beide kommen jedoch ohne Personalautorität, ohne soziale Beziehungs- und Kommunikationsfähigkeit nicht zur Wirkung. Führen bedeutet: Ich muß jeden so „anpacken", wie es gerade für ihn und in seiner augenblicklichen Situation notwendig ist.

Bei unserer Arbeit – besonders im rettungsdienstlichen Notfalleinsatz – haben wir es mit unterschiedlichen Menschen zu tun – unterschiedlich in Ausbildung, in ihrer Herkunft, von ihrem Handeln und Wollen her, von ihren Erwartungen, Motiven und Wertvorstellungen, aufgrund ihres Temperaments, ihrer Erfahrung. Das verlangt gerade in der gegebenen Notfallsituation sehr viel Fingerspitzengefühl, d. h. Führungswissen und -verhalten, um die unterschiedlichsten Menschen gerade unter erschwerten Bedingungen so zu führen, daß ein schneller und gut koordinierter Einsatz gestaltet wird. Menschenführung entwickelt sich gerade heute zum Kern der Führungsaufgabe – auch im Rettungsdienst. Kaum ein anderer Führungsbereich ist störanfälliger als gerade die Kommunikation bzw. die Menschenführung. Ohne erfolgreiche Menschenführung nützt die beste technisch-medizinische Ausstattung nichts. Hilfe, Rettung ist in erster Linie menschlicher Einsatz.

Das Führen von Menschen im Rettungsdienst und besonders in der Notfallsituation wird also immer wichtiger. Das hat z. B. auch die Bundeswehr erkannt. In der ZDV 10/1 Nr. 2 heißt es: „Das Führen von Menschen ist eine Aufgabe, die angesichts des sich wandelnden Selbstverständnisses der jungen Generation und ihrer Einstellung zum Staat von fundamentaler Bedeutung ist." Zeitgemäße Menschenführung in den Streitkräften steht gleichrangig neben der taktischen und technischen Führung der Einheiten und Verbände. Menschenführung, soziale und personale Förderung und Begleitung wird auch im rettungsdienstlichen Einsatz immer wichtiger, und zwar angesichts:

8 Begriff und Wesen der Führung im Rettungsdienst

- des unterschiedlichen und begrenzten Bildungs- bzw. Ausbildungsniveaus des Rettungspersonals,
- unterschiedlicher Werte, Meinungen, sozialer Schichten sowie zwischenmenschlicher Probleme,
- neuer technisch-organisatorischer Herausforderungen, neuer Krankheitsbilder,
- der öffentlichen Kontrolle und Diskussionen über den Rettungsdienst.

Da auch die am Rettungsdienst Beteiligten „Kinder unserer Zeit" sind, gilt es als eine wichtige Führungsaufgabe, das Rettungspersonal davon zu überzeugen, daß aufgrund der Besonderheit der Notfallsituation Befehl und Gehorsam verbunden werden müssen mit selbständigem, denkendem Mittun, um bewußte freiwillige Einordnung, mitdenkenden Gehorsam des Rettungspersonals sowie Initiative und Selbständigkeit zu erreichen.

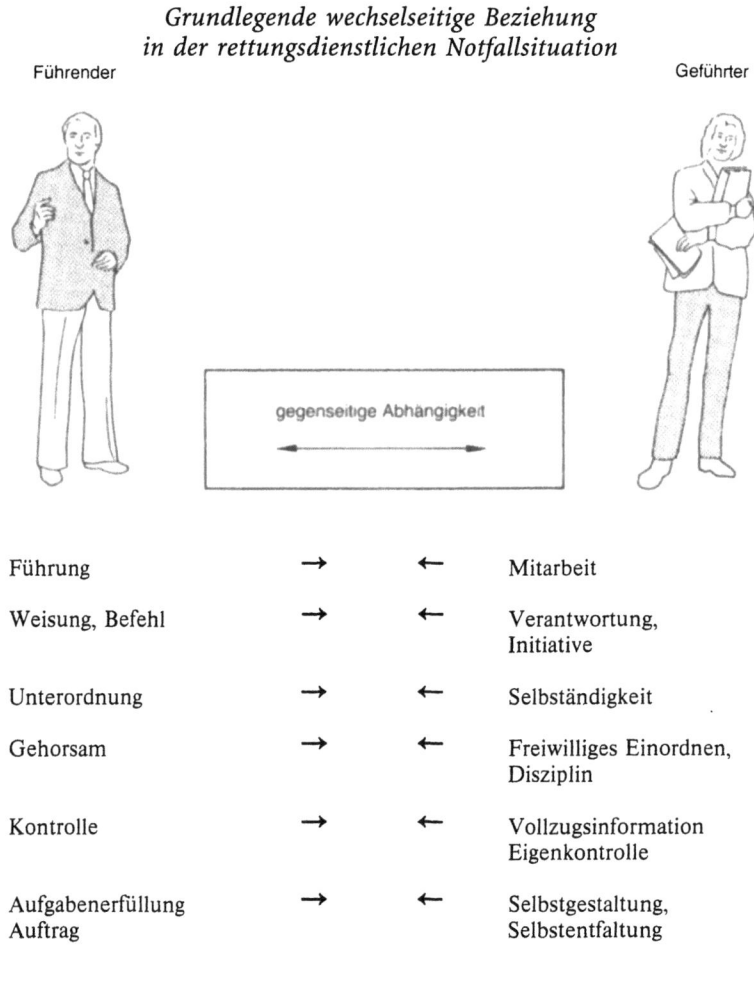

Grundlegende wechselseitige Beziehung in der rettungsdienstlichen Notfallsituation

Führender — Geführter

gegenseitige Abhängigkeit

Führung	→ ←	Mitarbeit
Weisung, Befehl	→ ←	Verantwortung, Initiative
Unterordnung	→ ←	Selbständigkeit
Gehorsam	→ ←	Freiwilliges Einordnen, Disziplin
Kontrolle	→ ←	Vollzugsinformation Eigenkontrolle
Aufgabenerfüllung Auftrag	→ ←	Selbstgestaltung, Selbstentfaltung

Basis ist ein gutes Beziehungs- und Vertrauensverhältnis

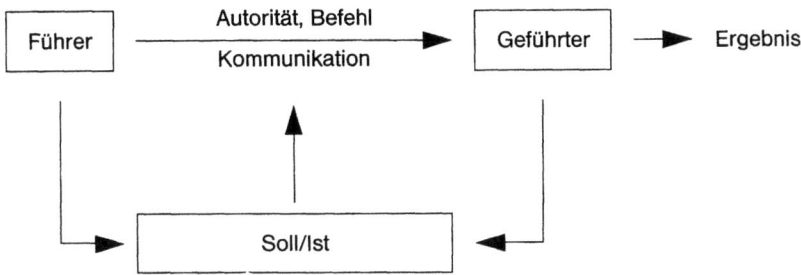

Die Führungskraft im Rettungsdienst steht mit dem zu Führenden in einer mehrfachen Wechselbeziehung (vgl. Zedler 1978, S. 5).

Die Führungskraft führt kraft Amt und Persönlichkeit, durch fachliche und persönliche Autorität, aber auch aufgrund angemessener Kommunikation. Sie gibt nach einem situativ gestalteten Verfahrensprozeß der Entscheidungsfindung den notwendigen Befehl und versucht so, die Aufgabe optimal zu gestalten. Am Ergebnis mißt und kontrolliert sie die Abweichung von Soll und Ist.

Die Wechselbeziehungen von Führer und Geführtem und damit auch die Leistung und die Aufgabenerledigung werden wesentlich geprägt und beeinflußt von:

- den guten menschlichen Beziehungen,
- den unterschiedlichen Erwartungen,
- von der Zusammensetzung der Gruppe,
- einer vertrauensvollen und erfolgreichen Zusammenarbeit,
- gegenseitigem Verständnis und Zusammenhalt,
- der Mitwirkung und Mitverantwortung,
- der Förderung, Hilfe und Information durch die Führungskraft,
- von den jeweiligen Persönlichkeiten,
- vom Führungsstil,
- von der Koordination.

Beide – Führungskraft und zu Führender - werden geprägt gemeinsam vom Umfeld (Subsystem), von den Vorgaben der Umwelt: von Ausbildungsqualität, den gesellschaftlichen Entwicklungen, der Notfallsituation, von Güte und Zustand des Materials, von den arbeitsrechtlichen Bedingungen, öffentlicher Wertschätzung u. a. Diese Rahmenbedingungen der Führung beeinflussen wesentlich die Qualität des Führungsvorgangs.

Führen bedeutet also nicht nur technisch-organisatorische Abläufegestalten und steuern, Befehlstechnik anwenden und Material einsetzen, sondern Führen ist immer auf den Menschen bezogen, ihn fördern, begleiten, zur optimalen Zusammenarbeit und Leistungsfähigkeit bringen.

10 Begriff und Wesen der Führung im Rettungsdienst

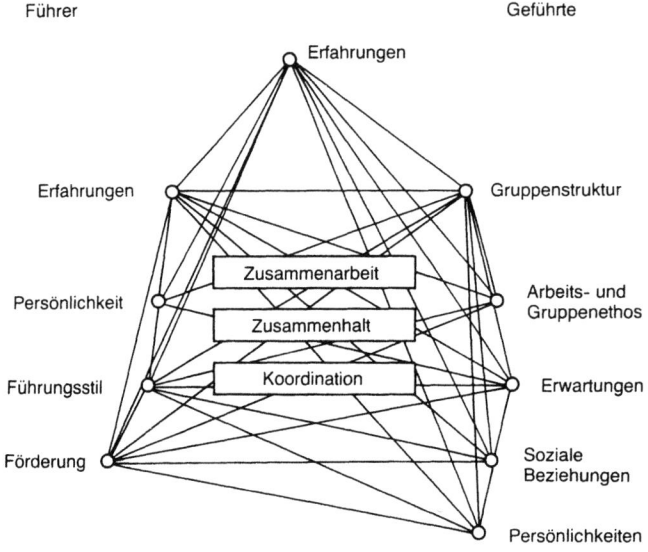

1.5 Führen und Leiten

1) Führen als dynamisch-sozialer Prozeß
Führen muß breiter verstanden werden als Leiten. Führen geschieht überall, wo Menschen andere in einer von ihnen gewünschten bzw. gezielten Richtung beeinflussen. Der Führende übernimmt Initiative, ist Motor, Beschleuniger (Katalysator), gibt die Richtung an. Er regt dazu an, ruft auf, motiviert, etwas Bestimmtes zu tun, eine Aufgabe zu erledigen oder etwas zu unterlassen.

In einer Gruppe wie in einem Rettungsteam ist Führung als bewußte Einflußnahme notwendig. Diese bezieht sich sowohl auf die Aufgabe, die Arbeitsorganisation, die Arbeitsmittel, die Gefühle, Verhaltensweisen, das Denken und die Wertvorstellungen der Teammitglieder.

Führung, ohne Vorgesetzter zu sein.
Eine solche Führung vollzieht sich auch außerhalb der hierarchischen Leitungsverantwortung, ist nicht unbedingt an Befehlsgewalt gebunden. Selbst wenn der Arzt den Einsatz leitet oder die Leitstelle Weisungen erteilt, muß der Rettungssanitäter führen, um seine Mitarbeiter in die gewünschte Richtung zu beeinflussen. Mit Anordnung und Befehl, mit Zielvorgabe allein ist es nicht getan. Der Rettungssanitäter als Führungskraft muß das Rettungsteam dahin führen, diese Zielvorgaben optimal auszuführen, indem er informiert, überzeugt, aufruft, in Bewegung setzt, mitreißt.

Hierbei handelt es sich um die personalen Führungstätigkeiten.

Führung als instrumentelle Prozeßtätigkeit.
Neben diesen personalen Prozeßtätigkeiten stehen die instrumentellen. Der Führungsvorgang muß gestaltet werden durch Zielsetzung, Situations- bzw.

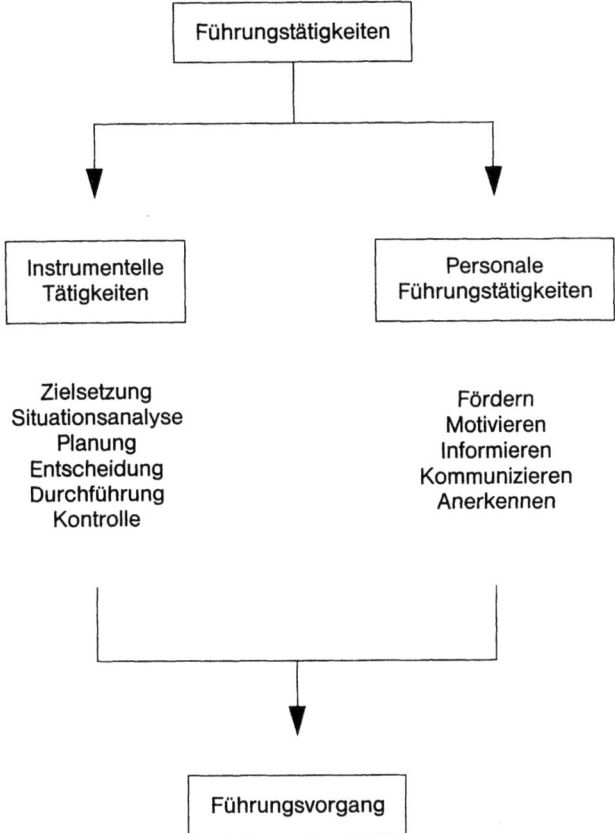

Lageanalyse, Planung, Entscheidung, Durchführung und Kontrolle. Hier verbinden sich die personalen Einsatzkräfte mit den dinglich-technisch-organisatorischen Einsatzmitteln.

Rettungssanitäter A fährt schon seit 8 Jahren vom Krankenhaus mit dem Notarzt zu Notfalleinsätzen. Die Notärzte wechselten im Laufe dieser Zeit öfters. „Wie oft habe ich einen Arzt zu einer bestimmten Anwendung motiviert: ‚Wollen Sie, Doktor, dem Patienten nicht noch Morphin als Schmerzmittel geben?'"

Wir sehen also, daß dem Rettungssanitäter im Einsatz eine große Verantwortung zukommt, daß er selbst dann führt, wenn er nicht Einsatzleiter, nicht weisungsbefugt bzw. Vorgesetzter ist. Er führt dann aus einer sozialen Situation heraus.

2) Leiten aus der hierarchischen Position
Während mit Führung ein sozialer Steuerungs- und Beeinflussungsprozeß, ein bestimmtes Verhalten beschrieben wird, meint Leiten die Aufgabe einer Person aufgrund einer bestimmten hierarchischen Position, die Verantwortung für ihr Handeln nach außen trägt. Gemeint ist damit ein formelles Anweisungs- und

Befehlsrecht, eine Vorgesetztenfunktion, eine Überordnung bzw. Zuständigkeit und Verantwortung für die Zielvorgabe und Aufgabenstruktur. Eine solche Leitungsaufgabe kommt aufgrund gesetzlicher Regelungen z. B. der Rettungsleitstelle zu, oder vor Ort dem leitenden Arzt bzw. dem Rettungssanitäter, der in den Bereichen seiner originären Kompetenz sowie der Notkompetenz auch Leitungsaufgaben besitzt.

Führen und Leiten können also sowohl in einer Person zusammenlaufen als auch auseinanderfallen. So kann die formelle Leitung fernab des Arbeitsfelds (wie z. B. die Leitstelle) etabliert sein oder nur aufgrund rechtlicher, hierarchischer Regelungen oder bestimmter Qualifikationen (wie z. B. der Arzt) Leitungsfunktion besitzen. Die Unterstützung der Gruppe bei ihrer Aufgabenerledigung, die Prozeßorientierung des Arbeits- bzw. Einsatzablaufs, das persönliche Fördern und Fordern eines jeden einzelnen Gruppenmitglieds bzw. Mitarbeiters ist Aufgabe der Führung.

Führung meint also den gezielten Einsatz von Kräften, Fähigkeiten und Mitteln. Wer führt, braucht also ein Ziel, eine Aufgabe und muß sein Verhalten auf dieses Ziel hin einsetzen.

Führung von oben und unten.
Führung vollzieht sich jedoch nicht immer wie in einem hierarchischen System von oben nach unten, von der Leitung zu den Mitarbeitern. Auch diese können beeinflussen, Vorschläge machen, motivieren. Selbst wenn ein Arzt die Einsatzleitung hat, kann ein Rettungssanitäter in diesem Sinne in bestimmten Situationen ihn und das andere Rettungspersonal führen, anregen, etwas zu tun bzw. zu unterlassen.

Im Idealfall liegen Leitungs- und Führungsaufgabe in einer Hand, also sowohl die Weisungsbefugnis und Verantwortlichkeit für die Grobziel- und Aufgabenvorgabe als auch für die Prozeßgestaltung, die Aufgabenerledigung und Menschenführung.

Führen (im engeren Sinne)	Leiten
Arbeit in der Gruppe, Motivationskraft, Zielanimation, Zusammenarbeit, Prozeßbegleiter.	Hierarchische Position, Anweisungs- und Befehlsbefugnis
Persönlichkeitsautorität	Amtsautorität
Katalysator	Vorgesetzter

Führen im weiteren Sinne
Optimale Aufgabengestaltung und -erledigung

Führen durch Motivation, durch Hinführen, durch Katalysation, Mimese, Transformation.	Führen durch Anweisung und Befehl.

1.6 Grundfunktionen der Führung

Alle Funktionen der Führung stehen in einer logischen Abfolge und Beziehung. Auch der Rettungssanitäter ist vor Ort darin eingebunden. Führung gliedert sich in 2 große Aufgabenbereiche, die eng miteinander verbunden sind:

a) *ablauforientiertes, taktisches Führen* [zielorientierter Führungsvorgang (Lokomotion)];
b) *beziehungsorientiertes Führen*, zweckorientierte Ordnung bzw. Organisation und wirkungsvolle zwischenmenschliche Beziehung, Zusammenarbeit (Kohäsion und Koordination).

a) Zielgerichtete Lokomotion (ablauforientiertes, taktisches Führen).
Mitarbeiter und Material optimal zum Erreichen des Arbeitsziels einsetzen, d. h. zielorientiert planen, entscheiden, realisieren und kontrollieren. Mit dieser Grundfunktion ist der Ablaufaspekt des Führens gemeint. Das Ziel bzw. der Prozeß Aufgabenbewältigung steht im Vordergrund (Ablauforganisation der Führung).

Lokomation ist eine zentrale Führungsaufgabe auch im Rettungsdienst, weil dieser eine Leistungsorganisation darstellt, die unter erschwerten Einsatzbedingungen zur optimalen Aufgabenerledigung führen muß. Der übertragene Auftrag muß deshalb in einem zielgerichteten Führungsvorgang möglichst optimal gesteuert werden. Die einzelnen Stufen des Ablaufs, das Festlegen der einzelnen Handlungen in Art, Umfang und Reihenfolge nennen wir den Führungsvorgang.

b) Kohäsion und Koordination (beziehungsorientiertes Führen)
meint Herbeiführen und Aufrechterhaltung einer zweckorientierten Ordnung bzw. Organisation, einer wirkungsvollen Zusammenarbeit der Einsatzgruppe durch Koordination und Kooperation. Dies kann letztlich nur geschehen durch Förderung von menschlichen Beziehungen und Zusammengehörigkeit (Kohäsion). Kohäsion ist erforderlich, weil ein Rettungseinsatz nicht nur ein sachliches Leistungsziel verfolgt, sondern auch eine soziotechnische Organisation und ein menschliches Beziehungsnetz verkörpert. Hierbei handelt es sich um den Kern der Führung, die Organisation von Zusammenarbeit, um Führungstätigkeiten wie informieren, kommunizieren, Organisationsgestaltung, Kooperation, Kohäsion, Beziehungspflege und Menschenführung.

Hier geht es also um die soziale und organisatorische Vernetzung und Strukturierung. Hier werden Beziehungen gestaltet, z. B. solche, die sich durch die Verteilung von Arbeit, von Kompetenzen auf mehrere Menschen und Gruppen ergeben (Führungs- bzw. Strukturorganisation).

2 Führungsaufgaben und -bereiche des Rettungssanitäters

Die Führungsaufgaben des Rettungssanitäters sind vielfältig, von unterschiedlichem Ausmaß und unterschiedlicher Qualität. Die Führung findet auf unterschiedlichen Ebenen statt.

Allgemein kann man diese Führungsaufgabe vergleichen mit dem Verhältnis von Dirigent und Sinfonie. Der Dirigent führt ein Orchester mit den verschiedensten Instrumenten, jedes mit eigenen Fähigkeiten, Einsatzmöglichkeiten und Grenzen. Jedes besitzt eine eigene „Persönlichkeit", z. B. die Baßtuba mit ihren tiefen Tönen, die nur vom Baßtubisten gespielt werden kann. Er kann aber nur das leisten bzw. spielen, was sein Instrument hergibt. Er muß mit den anderen Musikern und ihren Instrumenten zusammenarbeiten, und das mit sehr unterschiedlichen, wie z. B. der Pauke und der Pikkoloflöte.

Der Dirigent besitzt nun die Aufgabe, aufgrund seiner Noten die Tätigkeiten sämtlicher Orchestermitglieder und ihrer Instrumente zu einem Ganzen zu koordinieren, sie an der richtigen Stelle zum Einsatz zu bringen und sie ständig im Auge zu behalten. Er muß kontrollieren, wer was gerade macht und den Überblick behalten. Er muß dafür sorgen, daß die Pikkoloflöte nach dem gleichen Rhythmus spielt wie die Pauke. Dabei muß er auf die Bedürfnisse der einzelnen Instrumente eingehen und sie mit denen der anderen abstimmen. Spielt nämlich die Pauke zu laut, kann man die Pikkoloflöte nicht hören. Es hängt von der Führungsfähigkeit des Dirigenten ab, ob es ihm gelingt, die Fähigkeiten und das, was die einzelnen Musiker gerade spielen, zu einem gelungenen Einsatz zu bringen und zu einem erfolgreichen Konzert zu machen. Dazu muß er die einzelnen Musiker und ihre Instrumente mit einfühlender Hand zu einem harmonischen Miteinander führen. Die vorgegebenen Noten sind dabei Grundlage und Anreiz zugleich.

Der Rettungssanitäter ist als Dirigent eine Art führender Vermittler, Koordinator, der beim Einsatz dafür sorgt, daß alle am Rettungsvorgang Beteiligten effektiv geführt, mit entsprechenden Aufgaben betraut werden und diese wirkungsvoll ausführen. Dazu ist die Abstimmung, die Balance von Menschen, Situation und Rettungsmitteln notwendig.

2.1 Teilbereiche der Führungsaufgabe

Für den Rettungssanitäter lassen sich in Anlehnung an Sefrin (1985, S. 29) grundsätzlich 3 Führungsbereiche unterscheiden:

- *Der originäre Führungsbereich*, in dem der Rettungssanitäter selbständig und eigenverantwortlich handelt (technisch-organisatorischer Aufgabenbereich, Medikamente nachfüllen, für die Fahrzeugausstattung sorgen u. a.).
- Der Bereich der *assistierenden Leistungen*, indem er auf Weisung des Arztes und unter seiner Verantwortung tätig wird. Hier ist nur eine beschränkte „Führung von unten" im Sinne von anregen, überzeugen, kooperieren möglich.
- Der *Führungsbereich*, in dem der Rettungssanitäter aufgrund seiner Notkompetenz handelt, weil eine ärztliche Hilfe und Leitung nicht zur Verfügung steht. Deshalb muß der Rettungssanitäter selbständig und eigenverantwortlich führen bzw. handeln.

Gliedert man mehr nach funktionalen Gesichtspunkten, so ergeben sich folgende Führungsaufgaben:

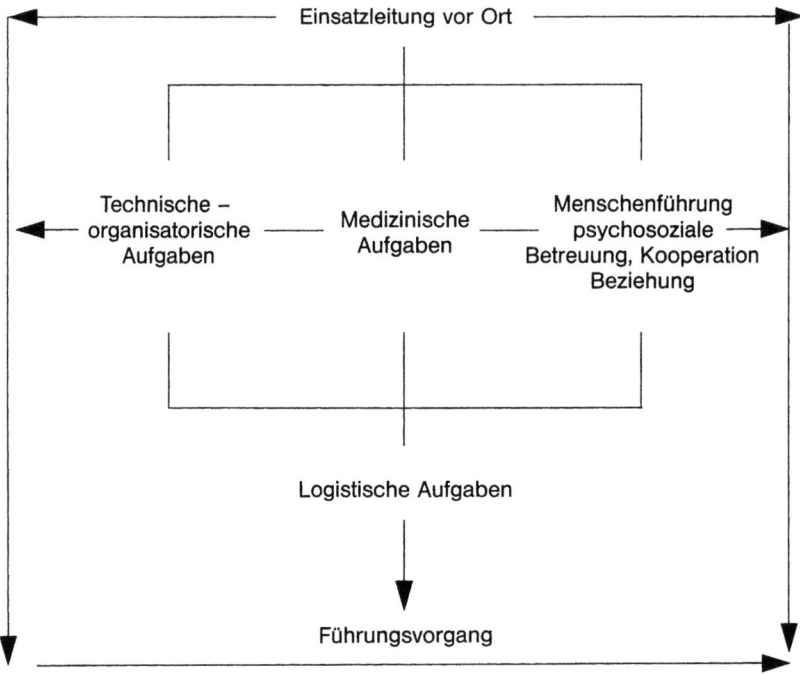

2.1.1 Einsatzleitung vor Ort

Der Rettungssanitäter übernimmt in der Regel die Einsatzleitung vor Ort dann, wenn er mit seiner Fahrzeugbesatzung als erste Einsatzeinheit in einem Schadensgebiet eintrifft und er zur Bewältigung der vorgefundenen Lage die Einsatzführung vor Ort übernehmen muß. Es hängt dann von seiner Führung, seinen Entscheidungen und Befehlen ab, wie die Notfallaufgabe gelöst wird. Eine solche Einsatzleitung kann sich auf alle Teilbereiche der Führungsaufgabe beziehen, einschließlich der medizinischen Aufgaben.

„Steht im Einzelfall ärztliche Hilfe nicht oder nicht rechtzeitig zur Verfügung, so muß der Rettungssanitäter die beste und wirksamste Hilfe leisten, die ihn bei seinem Ausbildungsstandard möglich ist. Er muß diejenigen Rettungsmaßnahmen einleiten und durchführen, die er beherrscht und die er in der gegebenen Situation für aussichtsreich erachtet (originäre Notkompetenz). Anders als in der unmittelbaren Zusammenarbeit mit dem Notarzt muß er hier selbständig und in eigener Verantwortung diagnostische und therapeutische Entscheidungen treffen und ausführen. Dies folgt aus der allgemeinen Hilfeleistungspflicht und der gegenüber § 232c StGB gesteigerten Pflicht zur Hilfeleistung, die sich aus der Garantenstellung ergibt, die der Rettungssanitäter durch seine Einbindung in den Rettungsdienst dem Notfallpatienten gegenüber innehat.

Wird der Rettungssanitäter im Rahmen seiner (originären) Notkompetenz tätig und nimmt er diejenigen Maßnahmen vor, die er beherrscht, so darf er dennoch nicht wahllos Methoden und Mittel anwenden, die ihm geeignet erscheinen. Sein oberstes Ziel bei der Wahl der Methode muß es sein, jedes unnötige Risiko zu vermeiden. Nach dem Grundsatz der Verhältnismäßigkeit hat der Rettungssanitäter diejenigen Maßnahmen und diejenigen Mittel zu wählen, die zur Notfallversorgung am Notfallort und beim Transport ausreichen und die körperliche Integrität des Notfallpatienten am wenigsten beeinträchtigen" (Lippert u. Weissauer 1984, S. 83).

2.1.2 Führung im Delegationsbereich

Im Rettungsdienst spricht man von horizontaler und vertikaler Arbeitsteilung.

1) Horizontale Arbeitsteilung

Im Bereich der medizinischen Versorgung, in welchem Notarzt, Rettungssanitäter und anderes nichtärztliches Personal zusammenarbeiten, herrscht ein hierarchischer Aufbau mit einer Weisungsbefugnis des Notarztes. Führung des Rettungssanitäters ist nur im Rahmen einer ausdrücklichen Delegation möglich.

Im technisch-organisatorischen Bereich muß von einer Gleichrangigkeit von Rettungs- und Notarztdienst in der Kooperation gesprochen werden. Aufgrund von Arbeitsteilung besitzt der Rettungsdienst hier Eigenverantwortlichkeit und damit Führungskompetenz.

2) Vertikale Arbeitsteilung

In einem hierarchischen System mit delegierten Aufgabenbereichen können hier dem Rettungssanitäter Aufgaben und Verantwortung delegiert werden. Im Rahmen der Arbeitsteilung, die immer mehr fortschreitet, besitzt der Rettungsdienst die Organisation des Betriebsablaufs als Delegationsbereich. Daraus erwächst eine Organisationspflicht, die eine wesentliche Führungsbereitschaft darstellt. Dieser Organisationsbereich kann auch innerhalb des Rettungsdienstes abgestuft delegiert werden. „Hat sich ein Mitarbeiter durch Vorkenntnisse und lange Zusammenarbeit als zuverlässig erwiesen, so muß sich der Delegierte gleichwohl von seinen Fähigkeiten von Zeit zu Zeit stichprobenweise überzeugen. Bei der Delegation von Tätigkeiten tritt für den

Delegierenden an die Stelle der unmittelbaren Pflicht zum Handeln die Pflicht, den Mitarbeiter in geeigneter Weise zu überwachen. Einer abgestuften Delegation von Tätigkeiten korrespondiert so ein System abgestufter Überwachungspflichten und Weisungsrechte des Delegierenden gegenüber seinen Mitarbeitern" (Lippert u. Weissauer 1984, S. 106).

Der Rettungssanitäter führt also neben alleinverantwortlichen Aufgaben auch innerhalb der Hierarchie, innerhalb seines Delegationsbereichs.

Führung bezieht sich aber auch auf das Verhältnis des Rettungssanitäters zu nachgeordneten Mitarbeitern, zu Rettungshelfern. Der Rettungssanitäter muß die ihm übertragenen Befehle und Aufgaben auch seinem Rettungshelfer überzeugend erklären, ihn informieren, ihn mit in die Arbeit einbeziehen. Er muß seine Arbeit mit der anderer abstimmen, koordinieren. Auch das sind Führungsaufgaben.

2.1.3 Notwendigkeit einer wirkungsvollen Organisation

Findet sich eine Gruppe von Menschen zusammen, um in einer Not bzw. Hilfssituation eine zweckdienliche Leistung zu erbringen, so kann diese durch eine bestimmte Ordnung bzw. Abgestimmtheit der vorhandenen Kompetenzen, Mittel und Beziehungen besser zu einer effektiven Leistung führen:

▶ Ein Team, eine Gruppe kann gegenüber der Einzelarbeit nur dann vorteilhafter sein, wenn eine zielorientierte Ordnung bzw. Vorgehensweise garantiert ist. Notfalldienste sind wegen ihrer Komplexität in der Regel nur in der Gruppe sinnvoll.
▶ Eine Vororganisation ist notwendig, weil die Dringlichkeit des Einsatzes nur wenig Zeit für eine Vorortorganisation, Rollenverteilung und Beratung zuläßt.
▶ Formale Vorabregelungen entlasten die Führung bei Entscheidungsdruck.
▶ Sie erhöhen die persönliche Sicherheit des Rettungspersonals. Sicherheit hilft insgesamt als wirksames Serum gegen Ängste und setzt Energien für Leistung und Engagement frei.
▶ Auch die durch technische Hilfsmittel und unterschiedliche Kompetenzen notwendige Arbeitsteilung erfordert Kooperation und Koordination, also eine organisatorische Zweckausrichtung.

Wie weit formale Regelungen und eine Vororganisation möglich sind, hängt von der Notfall- bzw. Hilfesituation ab. Da diese in der Regel nur beschränkt planbar sind, muß die entsprechende Einsatzorganisation auf der Basis organisatorischer Vorabempfehlung dennoch flexibel gestaltet werden. Hier wird situatives Führen notwendig.

2.1.4 Personale und soziale Führungstätigkeit

Führung bezieht sich neben dem instrumentellen, funktionalen Bereich auch auf die personalen und sozialen Führungstätigkeiten, auf die Menschenführung. Selbst im Rahmen einer Hierarchie und erst recht im Delegationsbereich hat der Rettungssanitäter die Aufgabe, seine Mitarbeiter zu motivieren, zu überzeugen, zu fördern, zu begleiten, für gute Zusammenarbeit und für Zusammenhalt zu sorgen.

Zu den interaktiven Führungsaufgaben des Rettungssanitäters gehört es, sein Team zusammenzuhalten, möglichst Konfliktfelder frühzeitig zu erkennen, ihnen aufgrund der eigenen Menschenkenntnis schon vorzubeugen und durch gezielte Einflußnahme und Aufgabenverteilung zu verhindern.

Der Rettungssanitäter sollte aufgrund seiner Vogelperspektive ständig einen Überblick über die interaktiven Prozesse in seiner Gruppe haben. Neben seiner Arbeit am und für den Patienten muß er durch „überblickende Beobachtung" zwischenmenschliche Störfelder aber auch Schwierigkeiten des Rettungspersonals mit dem medizinischtechnischen Gerät schon frühzeitig feststellen und dadurch vermeiden helfen. Führen bedeutet hier v. a. vorbeugendes Steuern, vielleicht sogar Spannungen und Schwierigkeiten voraussehen, um sie zu vermeiden. Das setzt beim Rettungssanitäter den spannungsfreien Umgang mit anderen Rettungspersonen und das Vorhandensein von entsprechendem Führungsverhalten voraus. Selbst als 2. Glied in der hierarchischen Kette im Einsatz – als Assistent des Arztes – fallen ihm diese Führungsaufgaben zu. Der Rettungssanitäter muß das Herzstück der Führung werden. Hierbei handelt es sich um eine mimetische Führung.

Die Führungsaufgabe im zwischenmenschlichen Bereich besteht auch in guten menschlichen und fachlichen Beziehungen zwischen Arzt und Rettungssanitätern bzw. zwischen ihm und dem anderen Rettungspersonal. Je besser diese Beziehungen sind, um so besser lassen sich die Aufgaben abstimmen und Zusammenarbeit optimieren. Der Rettungssanitäter ist eine Art Katalysator für dieses Rettungsklima und eine gute Zusammenarbeit, Bindeglied zwischen unterschiedlich Qualifizierten, unterschiedlichen Einsatzteams und verschiedenen Hilfsorganisationen, zwischen Haupt- und Ehrenamtlichen im Einsatz. Hier muß er ausgleichen, Spannungen abbauen, die unterschiedlichen Personen mit ihren unterschiedlichen Qualifikationen, Fähigkeiten und Belastungsmöglichkeiten am richtigen Ort einsetzen, um so eine optimale Leistung zum Nutzen des Patienten zu bekommen.

Mögliche menschliche Spannungsfelder im Einsatz:

- Zwischen Arzt und Rettungssanitäter (z. B. junger, unerfahrener Notarzt und routinierter Rettungssanitäter, unterschiedliche Persönlichkeiten und Charaktere).
- Zwischen 2 Rettungssanitätern (z. B. einem mit niedrigem Schulbildungs- und Ausbildungsstand und studiertem Rettungssanitäter mit Hochschulabschluß; Unterschiede im Selbstbewußtsein, in der Selbsteinschätzung, in der Verbalisierungsfähigkeit).
- Zwischen Rettungssanitäter und Zivildienstleistenden (z. B. Generationskonflikt, Bildungs- und Verhaltensunterschiede).

Diese zwischenmenschlichen Spannungsfelder gilt es in der Einsatzsituation zu eleminieren, im Interesse des Notfallpatienten und der Sachaufgabe zu regulieren, Konflikte zu „vertagen". Solche Spannungen und Konflikte sollten jedoch primär in der Bereitschaftssituation aufgearbeitet werden, weil dazu im

Einsatz die Zeit fehlt. Hier gilt es, sie auf Sparflamme zu halten, durch Appell an die Vernunft und Disziplin zu vertagen und mit Einfühlungsvermögen um Verständnis zu bitten.

2.1.5 Logistische Führung

Auch dieser Bereich gehört zu den Führungsaufgaben des Rettungsdienstes bzw. Rettungssanitäters. Die logistische Führungsaufgabe umfaßt alle Prozesse in einem Rettungsteam und zwischen Teams bzw. anderen Hilfsorganisationen, die der Raumüberwindung und Zeitüberbrückung dienen. Es gehören dazu also Aufgaben der Steuerung und Regelung, der Material-, Energie- und der medizinisch-technischen Versorgung, des Nachschubs, z. B. der Anforderung von weiteren Rettungsdienstwagen.

2.1.6 Führen im medizinischen Aufgabenbereich

Das Führen in diesem Aufgabenbereich erschöpft sich nicht nur in der Ausführung medizinischer Maßnahmen im traditionellen Sinne, als Helfer des Arztes. Es zeigt sich immer mehr, daß mit dem Wandel des Krankheitsbilds für den Rettungssanitäter ein eigenständiger Bereich entsteht, in dem er neben der traditionellen Ausführung von ärztlichen Verordnungen selbständig Mittel und Wege finden muß, das Wohlbefinden und die augenblickliche Situation des Patienten zu fördern.

Die traditionelle Medizin hat sich allzulange auf die physische Gesundheit bzw. Behandlung beschränkt. Das gilt auch für den Rettungsdienst. Die krankheitszentrierte Medizin beschäftigt sich diagnostisch und therapeutisch mit Veränderungen von Organstrukturen und Organfunktionen. Viele „Notfälle" heutiger Zeit und Krankheiten kommen bei einer solchen Krankheitssicht überhaupt nicht vor.

Dazu ein Beispiel: Ein Rettungswagen wird zu einem Hausbrand gerufen, um eine Mutter mit ihrem Baby zu retten. Als das Team das brennende Haus erreicht, stehen die Mutter mit ihrem Baby auf dem Arm leicht bekleidet auf der Straße bei einer Kälte von −8°C und frieren. Handelt es sich um einen medizinischen Notfall? Wohin sollen Mutter und Kind gebracht werden? Ist es Anlaß genug für die Einlieferung in das Krankenhaus? Noch vor der Einlieferung versprechen die beiden Rettungssanitäter der Mutter, sich um notwendige Kleider für beide zu kümmern. Gehört das zu den Aufgaben eines Rettungsteams? Nur mit Mühe gelingt es den beiden Rettungssanitätern, wegen ihrer „nicht vorhandenen Zuständigkeit" – wie man sagte – Kleider zu besorgen. Wegen einer möglichen traditionellen medizinischen Erstversorgung treten heute in zunehmendem Maße andere Formen der Erstversorgung hinzu.

Zu einer modernen, ganzheitlichen Hilfe – auch in der Notfallsituation – gehört daher neben der traditionellen Hilfe und Führung im physischen Organbereich verstärkt auch die psychologische Betreuung und psychagogische Führung des Patienten. Der therapeutisch-medizinische Notfallbereich weitet sich aus und damit auch die Führungsaufgaben des Rettungssanitäters. Notfälle sind nicht nur rein körperlich bedingte menschliche Grenzsituationen.

Sondern mit zunehmendem Wandel unseres Krankheitsbilds steigt auch die Zahl der psychosomatisch bedingten Notfälle der gesellschaftsbedingten Krankheiten. Solche Krankheiten wie z. B. Herz-/Kreislaufnotfälle bedingen zur Therapie ein verstärktes menschliches Begleiten, eine menschliche vertrauensvolle Führung. Menschliche Führung tritt als Ergänzung zunehmend neben die traditionelle medizinische Behandlung. Sie ist nicht Ersatz dafür, sondern verstärkt Teil einer ganzheitlichen Heilmedizin – auch im Notfall.

Der Rettungssanitäter wird zunehmend in diesen heilmedizinischen Prozeß einbezogen. Gefördert wird von ihm dabei menschliche Führungsfähigkeit, die Fähigkeit der Förderung des inneren Heilens – auch bei Notfallpatienten –, ein psychisches Stärken durch Beistand und Zuspruch, um so andere Bedingungen für die Krankheit zu schaffen. Unsere Psyche kann durch einen verstärkten Lebenswillen den Verlauf einer Krankheit ändern. Führung erhält hier eine neue therapeutische Qualität, die Teil des Führungsvorgangs des Rettungssanitäters sein sollte. Gerade in lebensbedrohenden Notfallsituationen wird das deutlich. Das sind besondere Situationen – auch für den Notfallpatienten als Mensch.

Viele werden in diesem Zustand mehr oder weniger bewußt mit der ontologischen Frage des Tods oder einer späteren völlig veränderten Lebensweise konfrontiert. Die existentiellen Sorgen und Empfindungen können auch schon bei leichteren Verletzungen auftreten. In dieser Situation bedarf der Notfallpatient besonders der beistehenden Führung. Es ist die Pflicht des Rettungssanitäters, zum richtigen Zeitpunkt nicht nur das von der Sache her Richtige zu tun, sondern auch vom Menschen her.

Führung in dieser Situation ist immer eine individuelle Führung, ein Eingehen auf den einzelnen Patienten, seine Sorgen, Nöte, Gedanken. Das sind wir der Würde des Menschen schuldig. Doch allzuoft wird auch der Notfallpatient als Objekt des Rettungseinsatzes und nicht als Person betrachtet.

Führen im medizinischen Aufgabenbereich ist immer auch zugleich selbständiges, zielgerichtetes und kreatives Führungshandeln mit dem Ziel:

▶ Blockierungen, Schock, Streß beim Patienten abzubauen, ihn zu informieren, die Notfall- und Lebensbedingungen zu erfassen, zu beraten;
▶ die Selbstheilungs- und Abwehrkräfte zu stärken und wirksames Heilen zu fördern, den Patienten zu begleiten, aufzubauen und zu pflegen;
▶ die Selbstverantwortlichkeit, die Mitwirkungskräfte bei der Rettung, den Gesundheitswillen des Patienten zu unterstützen und/oder zu wecken;
▶ Wohlbefinden zu ermöglichen bzw. zu verbessern, und zwar trotz der Krankheit.

Dazu muß sowohl der Patient als auch der Helfer in der Notfallsituation anders geführt werden. Führung verlagert sich daher immer mehr von der tätigkeits- bzw. krankheitsorientierten Aufgabe zur patientenorientierten psychagogischen Führung von Menschen. Hier liegt besonders für den Rettungssanitäter eine wichtige Führungsaufgabe. Zu einem erweiterten Verständnis von Notfall gehört auch ein erweitertes Aufgabenfeld der Führung des Rettungssanitäters, um mehr „ganzmenschliche" Hilfe bieten zu können.

2.2 Führungsorganisation im Rettungsdienst

Die Besonderheit der Führung liegt darin, daß sie auch unter den außergewöhnlichen Herausforderungen und Belastungen des Notfalleinsatzes und beim Umgang mit kranken Menschen wirksam sein muß. Führungskräfte müssen in solchen Situationen unter Zeitdruck, in ungeklärter Lage, bei nichteindeutigen medizinischen und technischen Einsatzfragen handeln, manchmal auch in Notfällen unter Zurückstellung von Grundsätzen einer mitarbeiterangemessenen Menschenführung. Führung in der Bereitschaftssituation hat deshalb nicht nur die Voraussetzungen für den Einsatz zu schaffen, sondern ist zugleich auch eine kompensatorische Aufgabe, um besondere Belastungen sowie das notwendige straffe, anweisende Führungsverhalten im Einsatz zu kompensieren.

2.2.1 Unterschiedliche Ebenen der Führung

Das generelle Ziel des Rettungsdienstes, Menschen in Notsituationen und bei Krankheit zu helfen, wird arbeitsteilig zu realisieren versucht. Entsprechend arbeitsteilig sind auch die Führungsaufgaben. Dabei läßt sich nach Aufgaben, wie medizinische, sozialbetreuende, organisatorische u. a. aber auch nach Aufgabenbereichen, wie Leitstelle, Rettungswache, Vor-Ort-Aufgaben unterscheiden.

Für einzelne Aufgaben sind unterschiedliche Kompetenzen und Weisungsbefugnisse notwendig. Deshalb lassen sich neben der funktionalen, d. h. arbeitsteiligen Gliederung von Führungsaufgaben auch verschiedene Kompetenz- und Weisungshierarchien, sog. Führungs- und Managementebenen festlegen. Diese sind im Rettungsdienst entweder durch Gesetz oder durch den Dienstvertrag, die Dienstordnung festgelegt oder sie ergeben sich aus der Aufgabenerledigung.

Es gibt verschiedene allgemeine Versuche, die unterschiedlichen Führungs- und Managementebenen festzulegen.

Versucht man, die eine 1. grobe Einteilung in untere, mittlere, obere Führungsebene, so ergeben sich unterschiedliche Schwerpunkte der Aufgabenerledigung: Leitungs-, Management- und Menschenführungsaufgaben.

a) Leitungsaufgaben. „Amtlich" bestellte, in der Hierarchie verankerte Führungskräfte haben eine genau fixierte Weisungs- und Entscheidungsbefugnis.

b) Manageraufgaben. Sie bestehen darin, die Arbeit effizient, termingerecht zu gestalten, sie auf einem hohen Qualitätsniveau zu erledigen. Es ist Aufgabe eines Managers, mit den materiellen Ressourcen, mit der Technik zu operieren, die Situation zu analysieren und zu gestalten.

c) Führungsaufgaben. Sie bestehen darin, Mitarbeiter zu motivieren, sie zu hohen Leistungen zu inspirieren, ihnen zu helfen, mit sich und ihrer Arbeit zufrieden zu sein.

Führer haben es also v. a. mit den emotionalen und geistigen Kräften und Energien einer Organisation zu tun: mit Werthaltungen, Bedürfnissen, Sehnsüchten, mit dem Leistungswillen und der Bereitschaft, Verpflichtungen einzugehen.

Im Idealfall fallen Management- und Führungsaufgaben in einer Person zusammen. Solche Aufgaben wahrzunehmen, ist nicht nur Sache der obersten Führungsebene. Sie fallen auf allen Ebenen an, wenn auch mit unterschiedlichen Schwerpunkten.

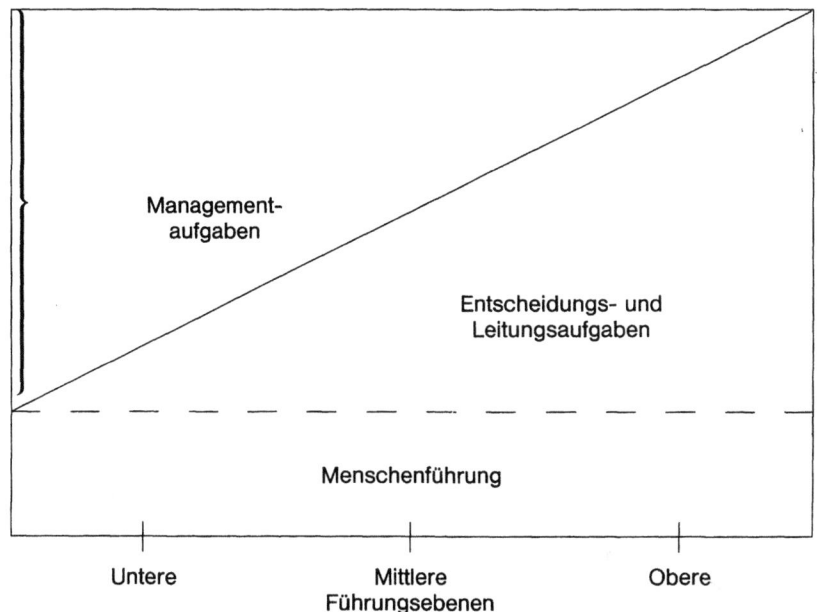

Eine weitere Gliederung von Führungs- und Managementebenen geht vom Aufbau der Organisation und den Führungskräften aus.

a) *Strategische Führung.* Gesamtleitung, mit den Aufgaben der Festlegung der Gesamtkonzeption, der Geschäftspolitik.

b) *Taktische Führung.* Bereichs- und Funktionsleitung mit den Aufgaben: Planung, Mittelzuweisung und Umsetzung von Aufträgen, Zielen in funktionale, operative Teilschritte und -ziele.

c) *Operative Führung.* Funktionsgruppen- und Teamleitung mit der Aufgabe, einzelne Aufträge, Ziele durch unmittelbare Führung der „Versicherungsträger", der Mitarbeiter zu realisieren.

Überträgt man diese Führungs- und Managementebenen auf den Rettungsdienst, so lassen sich folgende Führungs- und Führungskrafteebenen festlegen:

24 Führungsaufgaben und -bereiche des Rettungssanitäters

Ebene	Führungs- und Managementaktivitäten
Strategische Führung Oberste Führung - Vorsitzender - Geschäftsführung	- Gesamtleitung, „unternehmenspolitische Führung" - Entwicklung der Gesamtziele, des Rahmenkonzepts - Bestimmung der Leistungs-, Personal- und Aufgabenstruktur - Vertretung nach außen
Taktische Führung - Bereichs- und Funktionsleitung - Leitstellenleiter - Rettungswachenleiter - Einsatz-/Organisations-Schichtleiter	- Planung, Mittelzuweisung und Umsetzung der Geschäftspolitik, der Dienstordnung, der Aufträge in operative Teilziele und -schritte - Führung von mehreren Gruppen in Einsatz und Bereitschaft
Operative Führung - Teamführer, z. B. auf einem RTW oder KTW bzw. auf 2 Einsatzwagen - Rettungssanitäter	- Organisation und Lenkung einzelner laufender Aktivitäten und Führung von Helfern vor Ort; Führung in *einer* Gruppe (z. B. 2–3 Personen) - Aufgabenerledigung im Team
Mitarbeiter - Helfer	- Erledigung einzelner Aufgaben

Rettungsdienstliche Führung vollzieht sich also auf unterschiedlichen Führungsebenen. Der Führungsvorgang ist zwar in allen Ebenen prinzipiell gleich. Die Führungsorganisation ist jedoch unterschiedlich.

Der Rettungssanitäter wird in der Regel auf der unteren, operativen Führungsebene tätig. Hier im Rettungsteam, in der Gruppe werden Menschen unmittelbar geführt. Der Rettungssanitäter begegnet den Führungsproblemen unmittelbar, nicht wie das Personal der Leitstelle indirekt. Der Rettungssanitäter hat sich also ununterbrochen und direkt der Führung, den Anliegen, Fragen, Sorgen und Nöten der Geführten und den Herausforderungen der Situation zu stellen. In dieser Ebene hat die personale und soziale Komponente der Führung nahezu ausschließliche Bedeutung. Der Rettungssanitäter muß also ein Experte in Menschenführung sein.

Merkmale dieser Führungsebene des Rettungssanitäters:

- Persönliche Förderung und Begleitung der unterstellten Mitarbeiter.
- Unmittelbare Konfrontation mit den Problemen.
- Hoher Zeit- und Handlungsdruck, Aktualität der Ereignisse.
- Individualität der Entscheidungen und hoher Handlungs- und Verantwortungsdruck bei Entscheidungen („Am schwersten sind die schnellen Entscheidungen", das Handeln unter Unsicherheit. Was muß ich zuerst machen?).
Gerade dieser Entscheidungsdruck verstärkt sich noch weiter, weil in 70–80% aller Fälle der Rettungssanitäter – ohne Arzt – im RTW fährt. Er muß dann allein entscheiden. Das führt nicht selten zu Gewissenskonflikten.
- Hohe Streßbelastung aufgrund der Unmittelbarkeit der Führungstätigkeit auf der unteren Ebene.

2.2.2 Aufgabenbereiche der unterschiedlichen Führungsebenen

Entsprechend den unterschiedlichen Entscheidungs- und Anordnungsbefugnissen, den unterschiedlich großen „Unternehmenssektoren" (z. B. Aufgabenbereich gesamter Geschäftsbereichs- oder Teilbereichsrettungswache) sind auch die Aufgabenbereiche unterschiedlich.

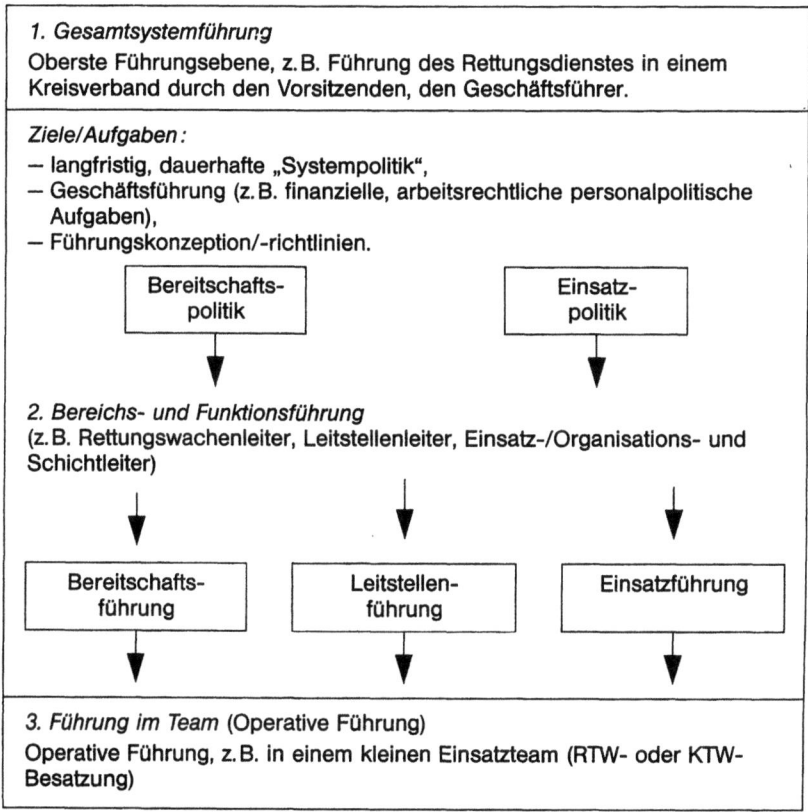

Im Bereitschaftszustand besitzen diese 3 Führungsebenen unterschiedliche Aufgaben.

1) Gesamtsystemführung

Hier geht es neben der Entwicklung der Geschäftspolitik v. a. um die Menschenführung.

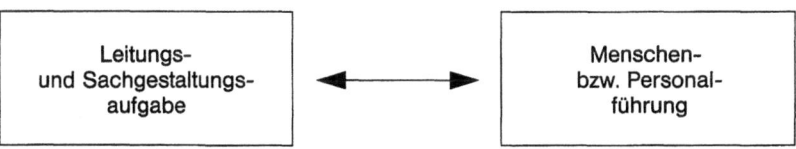

Der Geschäftsführer in Verbindung mit seinem Vorgesetzten besitzt die Aufgabe, beide Führungsbereiche miteinander im Einklang zu halten. Ein von den sachlichen und finanziellen Gegebenheiten noch so optimaler Arbeitsvertrag läßt sich nur dann in Leistung und Zufriedenheit umsetzen, wenn er auch den Bedürfnissen und Interessen der Mitarbeiter entspricht.

Die wichtigsten Aufgaben dieser Führungsebene sind:

- *Leistungsaufgabe.* Planung, Zielsetzung, Entscheidung und Kontrolle der Sachgestaltungsprozesse, z. B. Finanzen, Material, Mittel, Rechtsgestaltung.

- *Personalentwicklung.* Gestaltung der sozialen und individuellen Voraussetzungen und Gegebenheiten, z. B. Entwicklung eines Führungs-Bildungs-Konzepts, eines Betriebsklimas, Personalpolitik, Entwicklung einer Dienstordnung, Umgang mit Mitarbeitern, Aus- und Weiterbildung.

- *Verwaltungsaufgaben.* Sie erstrecken sich auf die Beschaffung, den Unterhalt, die Verbuchung von Materialien, Hilfsmitteln, auf Abrechnungs- und Dokumentationsaufgaben.

2) Bereichs- und Funktionsführung

Auf dieser Ebene der Führung von einzelnen Organisations- bzw. Funktionsbereichen (z. B. Rettungswache, Leitstelle, Einsatzleitung) geht es primär, um Koordinierungs-, Personalentwicklungs- und soziale Verantwortungsaufgaben in Teilbereichen des „Unternehmens" Rettungsdienst.

Diese Bereichsführung ist einerseits einer höheren Instanz (z. B. Geschäftsführung) unterstellt und gleichzeitig mit Weisungsbefugnis nach unten ausgestattet. Dieser mittleren Ebene kommt eine schwierige Mittlerfunktion zwischen oben und unten zu. Diesen Führungskräften, wie z. B. dem Rettungswachenleiter, dem Leitstellenleiter, dem Einsatz- und Schichtleiter/Organisationsleiter ist die Realisierung der von der Geschäftsleitung allgemein formulierten Ziele übertragen. Sie betreffen nicht den gesamten „Unternehmensbereich", sondern nur das zugewiesene Ressort, z. B. Rettungswache. Zu den Aufgaben dieser Führungskräfte für ihren Funktionsbereich gehören:

- *Personalentwicklung.* Darunter versteht man alle Maßnahmen, die der individuellen beruflichen Entwicklung der Mitarbeiter dienen und die ihnen unter Beachtung ihrer persönlichen Interessen alle für ihre jetzige und zukünftige Tätigkeit erforderlichen Kenntnisse und Fähigkeiten vermitteln.

- *Planungsaufgaben.* Darunter fallen die speziellen Teilbereichsplanungen (z. B. der Rettungswache), die periodisch und fallspezifisch auftreten. Sie beziehen sich z. B. auf die Materialbeschaffung, die Planung von Standardeinsätzen, die spezifische Einsatzplanung.

- *Mobilisierungsaufgaben.* Darunter kann man alle mit dem Aufbau des Leistungspotentials für einen Einsatz verbundenen Aktivitäten verstehen, insbesondere die sog. Mobilisierung, die Alarmierung und die materielle Aufrüstung.

- *Soziale Gestaltungsaufgabe.* Darunter versteht man die Pflege der sozialen zwischenmenschlichen Beziehungen, des Betriebsklimas, der innerbetrieblichen Information und Kommunikation.

3) Operative Führung

Darunter versteht man die untersten Führungsinstanzen, denen keine weiteren Führungskräfte, sondern nur noch ausführende Stellen bzw. Personen unterstehen. Ein großer Teil der Aufgaben dieser Führungskräfte besteht selbst schon aus Ausführungsaufgaben. Entsprechend gering ist ihr Anteil an Entscheidungs- und Anordnungsbefugnissen aus eigener Initiative. Vielfach werden nur noch entsprechend den Entscheidungen der höheren Führungsebenen Anordnungen getroffen, z. B. im Rahmen eines Delegationsbereichs. Die Leitungsaufgaben. z. B. eines Rettungssanitäters ohne Funktionsaufgaben sind relativ gering, dafür aber oft die Führungsaufgaben im engeren Sinne, die ohne Vorgesetztenfunktion ausgeübt werden. Dazu gehören Motivations-, Koordinations-, Verhaltensführungsaufgaben. Meist beziehen sich die Führungsaufgaben nicht auf einen Funktionsbereich, sondern z. B. auf ein kleines Einsatzteam.

2.2.3 Führungsorganisation im Notfalleinsatz

Wie soll man im Rettungsdienst führen?

Kreuzen Sie von den folgenden Aussagen diejenigen an, die das ausdrücken, was *Sie* unter Führung im Rettungsdienst verstehen.

1) ☐ Führen bedeutet: Jeder hat einen Vorgesetzten, es gibt immer eine Über- und Unterordnung.

2) ☐ Führen heißt: Eine Gruppe leiten, Aufgaben und Zwecke koordinieren und planen, Entscheidungen treffen und kontrollieren (wie z. B. die Leitstelle, die zentral leitet).

3) ☐ Führen bedeutet: Mitarbeiter gewähren lassen. Sie werden schon alles richtig machen. Jeder weiß selbst am besten, was er zu tun hat.

4) ☐ Führen bedeutet: Willkürlich seine eigenen Vorstellungen mit Druck und ohne Rücksicht auf Verluste durchsetzen. Es gibt halt eben unterschiedliche Menschen, die einen sind zum Herrschen geboren, die anderen müssen beherrscht werden.

5) ☐ Führen heißt: Mitarbeiter in Planungen und Überlegungen mit einbeziehen, sie motivieren, fördern, beraten, überzeugen, sie begleiten, mit ihnen diskutieren und die angestrebten Ziele verfolgen.

6) ☐ Führen heißt: In Notfallsituationen Mitarbeitern klare Anweisungen zu erteilen, ihnen Weisungen und Befehle zu geben und keine Diskussionen aufkommen zu lassen. Aber ansonsten menschlich sein.

7) ☐ Führen heißt: In unterschiedlichen Situationen sich als Führungskraft unterschiedlich zu verhalten, mal straff alleinbestimmend und befehlend, mal kooperativ, auf Mitarbeiter eingehend und sich mit ihnen auseinandersetzen.

Auswertungsblatt/Lösungshinweise

1) Über- und Unterordnungsbeziehungen sind notwendig.
2) Führen und Leiten gehören zusammen.
3) Laissez-faire-Stil ist in jeder Situation ungeeignet.
4) Autoritärer Führungsstil führt nicht zum Erfolg.
5) Kooperativer Führungsstil ist typisch für die Bereitschaftssituation.
6) Anweisend harter Führungsstil erscheint in der Notfallsituation notwendig.
7) Situativer Stil. In jeder Situation muß anders geführt werden.

Elemente der Führungsorganisation

Aufgrund der Notfallsituation gelten für Führung und Einsatz andere Bedingungen und Regelungen als im Bereitschaftszustand.

Kommt ein Rettungsteam zum Einsatz, um eine erfolgversprechende, zweckorientierte Leistung zu erbringen, so kann diese durch eine bestimmte organisatorische Ordnung effizienter erbracht werden.

Begründung:

- Vorteil der Gruppenleistung gegenüber den entsprechenden Einzelleistungen wird nur durch eine zielorientierte Ordnung ermöglicht.
- Die auftretende Dringlichkeit läßt weniger Zeit zur Rollenverteilung.
- Formale und Vorabregelungen entlasten die Führung bei Entscheidungsdruck.
- Formale Regelungen erhöhen die persönliche Sicherheit der Rettungssanitäter und -helfer.
- Durch technische Hilfsmittel und die Einsatzsituation (mit Leistungsbreite) notwendige Arbeitsteilung erfordert eine formale, zweckhafte Regelung (Organisation).

Wie weit diese formale Regelung gehen soll, hängt davon ab, wie flexibel ein Einsatzteam aufgrund der beschränkten Planbarkeit der Leistungserbringung sein kann.

Ziele der Arbeit eines Rettungsteams

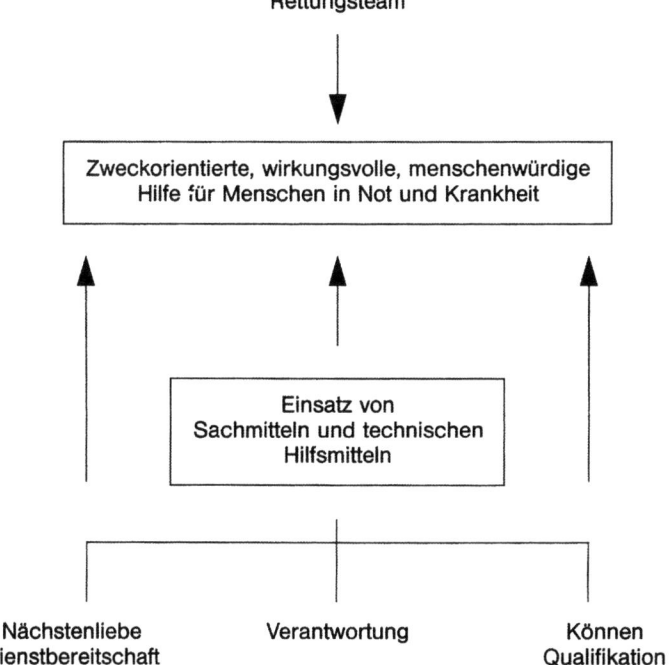

Trotz der Dominanz der Sachaufgabe und der organisatorischen Regelungen besitzen die sozialen Beziehungen und die Zusammenarbeit, Persönlichkeitsfaktoren, d. h. die Qualifikation, die psychische Stabilität des Rettungsdienstpersonals eine wichtige Rolle. Alle diese Elemente der Führungssituation muß die Führung bzw. die Führungskraft in ein ausgewogenes, abgestimmtes Verhältnis bringen, um so optimalen Erfolg des Einsatzes zu ermöglichen.

Über- und Unterordnungsbeziehungen

In einer Notfallsituation sind solche Über- und Unterordnungsbeziehungen d. h.

- festgelegte Befugnisse,
- Zuständigkeiten,
- Unterstellungsverhältnisse

im Interesse eines reibungslosen Zusammenwirkens aller am Einsatz Mitwirkenden notwendig. Solche Regelungen sind nicht willkürlich getroffen, sondern haben einen Sinn, sind von der Kompetenz der Führungskraft und von der Notwendigkeit einer wirkungsvollen organisatorischen Gestaltung bestimmt.

30 Führungsaufgaben und -bereiche des Rettungssanitäters

Die Über- und Unterordnungsverhältnisse wechseln je nach Situation und sind auch z. T. landesverbandspezifisch geregelt.

Wann wird der Rettungssanitäter damit konfrontiert, Führungsaufgaben zu übernehmen? Dies ist in der Regel dann der Fall, wenn eine Fahrzeugbesatzung als 1. Einsatzeinheit in einem Schadensgebiet eintrifft und zur Bewältigung der vorgefundenen Lage ein Rettungsfahrzeug nicht ausreicht.

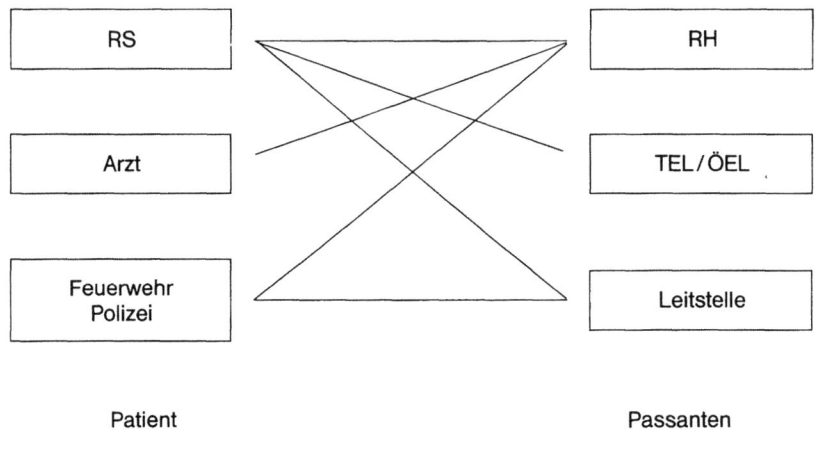

Der Rettungssanitäter muß nun aus folgenden Gründen Führungsfunktionen übernehmen:

- unübersichtliche Situation,
- fehlende Führungsstruktur,
- Mißverhältnis von vorhandenem zu benötigtem Personal und Material.

2.3 Führungsaufgaben der Rettungsleitstelle

Der Rettungsleitstelle kommt im Rahmen des Rettungsvorgangs eine zentrale Bedeutung zu. Die restlichen und organisatorischen Regelungen sind durch Gesetze bzw. durch Dienstanweisungen für Rettungsleitstellen geregelt. Besonders in den Bundesländern, in denen Rettungsleitstellen keine staatlichen Einrichtungen sind, wie in Baden-Württemberg, Bayern, Nordrhein-Westfalen, Hessen, Schleswig-Holstein, wird der Betrieb in der Regel durch Dienstanweisungen geregelt. Diese können jedoch auch allgemein als Grundlage für Organisation, Kompetenz und Führung gelten.

2.3.1 Aufgaben der Leitstelle

Die Leitstelle besitzt eine Controllingfunktion innerhalb des Rettungsdienstes, z. B. eines Kreisverbands. Was bedeutet dies?

Der Begriff des Controllings bzw. des Controllers ist ein relativ junger. Er wird in Literatur und Praxis noch sehr unterschiedlich definiert. Die Palette reicht von „Verantwortlicher für die betriebliche Informationswirtschaft", „Kontrolle im vorhinein" bis hin zum Führungsbereich für Planung, Kontrolle, Budgetierung und Information.

„Control" bedeutet so viel wie steuern oder regeln. Im Deutschen verbinden wir mit diesem Wort schnelle Kontrolle. Es handelt sich jedoch nicht um die üblichen Kontrollaufgaben, sondern eher um Aufgaben wie:

- Sicherstellung von Ansprechbarkeit, Information und Kommunikation
- Mitwirkung und Beratung bei der Zielsetzung und Planung von Aufgaben, von Einsätzen,
- Koordination der Einsätze,
- Sicherstellung der Zusammenarbeit aller mitwirkenden Organisationen und Institutionen,
- Budgetierungsaufgaben und Kontrolle, z. B. durch die gezielte und wirtschaftliche Auslastung des Einsatzpersonals.

Zur Durchführung ihrer Aufgaben besitzt die Rettungsleitstelle gegenüber dem in Rettungswachen und auf Krankenkraftwagen sowie dem auf Sonderfahrzeugen tätigen Personal Weisungsbefugnisse. Die Rettungsleitstelle ist also eine Einsatzzentrale für alle Einsätze des Rettungsdienstes in ihrem Bereich. Die Mitarbeiter der Leitstelle üben damit wichtigste Führungsaufgaben aus.

2.3.2 Führungsaufgaben der Leitstellenmitarbeiter

Aus dem Gesagten ergeben sich bereits die Führungsaufgaben der diensttuenden Leitstellenmitarbeiter. Im folgenden sollen die wichtigsten Aufgabenbereiche kurz genannt werden.

Sicherung der Informationsversorgung und Kommunikation

Die Leitstelle ist die zentrale Stelle für die Information im Rettungswesen. Um seine Lotsenfunktion für eine erfolgreiche Aufgabenerledigung im Rettungsdienst erfüllen zu können, muß der Leitstellenmitarbeiter als Controller sich und den anderen am Rettungs- bzw. Krankentransportvorgang die dazu notwendigen Informationen beschaffen, verarbeiten, weiterleiten und verständlich darbieten. Eine solche Abstimmung von Informationsentstehung, -gewinnung, -aufbereitung und -weiterleitung stellt die Basis für eine zielgerechte Erfüllung von Führungs- und Einsatzaufgaben dar.

Die Rettungsleitstelle ist das informative Verbindungsglied in der Rettungskette:

- Sie ist die Anlaufstelle bei Notfällen und gesundheitlichen Schäden, eine Art Meldekopf mit dem dazu notwendigen Informationssystem.
- Über dieses Informationssystem wird dann der Rettungsdienst mit den entsprechenden Rettungsmitteln (Rettungswagen, Notarztwagen u. a.) alarmiert. Informationen werden ausgetauscht bzw. zweckorientiert und überzeugend weitergeleitet.
- Sie steht mit Kliniken und anderen am Rettungsvorgang beteiligten Organisationen und Institutionen in Kontakt.

Die kommunikative Aufgabe erstreckt sich auch noch auf weitere Bereiche:

– Die Rettungsleitstelle überwacht, koordiniert und lenkt alle Funkgespräche in ihrem Bereich.
– Sie führt Krankenbettnachweise, Übersichten über diensthabende Apotheken sowie über Vergiftungs-, Verbrennungs- und Blutspendenzentralen.
– In besonderen Fällen vermittelt sie auch Hilfesuchenden für andere, nicht den Rettungsdienst betreffende Einrichtungen (z. B. Pannenhilfe, Schlüsselnotdienste, Telefonseelsorge).
– Vermittlung für den ärztlichen Notfalldienst.

Diese Informationsführungsaufgabe erfordert von der Führungskraft in der Leitstelle Kontaktfähigkeit, Aktivität und einen ausgeprägten Willen zur Teamarbeit. Ein Großteil der Informationen muß aus den unterschiedlichen Bereichen erfragt, zusammengetragen und aufbereitet werden.

Der Controller in der Leitstelle muß durch verständliche Information die anderen in ihrem Bemühen unterstützen, die Ziele zu erreichen. Deshalb braucht die Führungskraft in der Leitstelle Geschick im Umgang mit Menschen und Durchsetzungsvermögen. Sie muß ihre Informationen verkaufen können; nicht mit der Brechstange arbeiten, Konflikte und Fehlinterpretation vermeiden.

Koordinierung und Zusammenarbeit

Die Leitstellen- bzw. die Führungskraft hat nicht nur die Aufgabe, Informationen zu beschaffen und weiterzugeben, sondern diese auch so an die Empfänger weiterzugeben, daß sie diese in den richtigen Gesamtzusammenhang bringen können. Sie muß sowohl die Informationen als auch die betroffenen Organisationen, Beteiligte, Betroffene in einen Zusammenhang bringen, d. h. abstimmen und koordinieren, um so Zusammenarbeit zu ermöglichen. Die Führungskraft in der Leitstelle kann durch ein geschicktes Informieren die Rettungssanitäter in den Rettungsprozeß einbeziehen, ihn mit Informationen nicht belehren, bevormunden, sondern mit Informationen kooperativ führen.

Eine solche Kooperation und Koordination bezieht sich jedoch nicht nur auf die Informationsaufgabe, sondern auch auf:

- Sicherstellung der institutionellen Zusammenarbeit. Die Leitstelle unterhält ständigen Kontakt zu Dienststellen im Rettungsbereich, die an der Rettungsaufgabe beteiligt sein können (Krankenhäuser, Krankenkassen, Sozialhilfeverwaltung, Polizei, Feuerwehr, Technisches Hilfswerk, Rettungszweckverbände, Sanitätsorganisationen, andere Leitstellen, Gesundheitsbedürfnisse u. a.).
- Zusammenarbeit mit dem ärztlichen Notfalldienst (Bereitschaftsdienst der Notärzte).

Diese Koordinationsaufgabe wird v. a. für die Einsatzplanung wichtig. Aufgrund der gestiegenen Arbeitsteilung, der Betriebsgrößen, der Zahl der Beteiligten wird eine Instanz wie die Leitstelle, welche die Einzelaktivitäten abstimmt und zusammenfaßt, immer wichtiger. Die Aufgabe erstreckt sich dann auf die sachliche, terminliche, personelle Abstimmung, auf die Konsolidierung der einzelnen Teilpläne und -aktiviäten. Hierbei handelt es sich jedoch nicht um Ausführungsaufgaben, sondern um die zentralisierte Unterstützung, z. B. der Einsatzplanung und -steuerung.

Bei diesen Aufgaben wird von der Führungskraft in der Leitstelle neben Fachwissen eine große Beharrlichkeit, viel Einfühlungs- und Durchsetzungsvermögen verlangt, denn das Ressortdenken der zu koordinierenden Bereiche ist oft stark ausgeprägt.

Um diese Koordinationsaufgaben zu bewältigen lassen sich 3 verschiedene Koordinationsmechanismen der Führung unterscheiden:

- *Strukturelle Koordinationsmechanismen.* Damit sind Gestaltungsformen der Organisationsstruktur gemeint, z. B. die Festlegung der Koordinationsaufgaben der Leitstelle in der Dienstanweisung, das Konzept der Leitstelle, die Einrichtung von Koordinationsgruppen (z. B. der Führungsstab), der Einsatz von Stäben, welche die Koordination tragen und fördern.

- *Technokratische Mechanismen.* Dazu gehören Planungs- und Kontrollsysteme, wie Budgetierung, Datenverarbeitungssysteme, Computer, logistische Systeme, rechnerunterstützte Leitsysteme.

- *Personorieritierte Koordinationsmechanismen.* Darunter fallen Maßnahmen wie Aus- und Weiterbildung, Einweisungen des Personals und Versuche, die sozialen Beziehungen zu verbessern, ein Klima des gegenseitigen Vertrauens und der Zusammenarbeit zu schaffen.

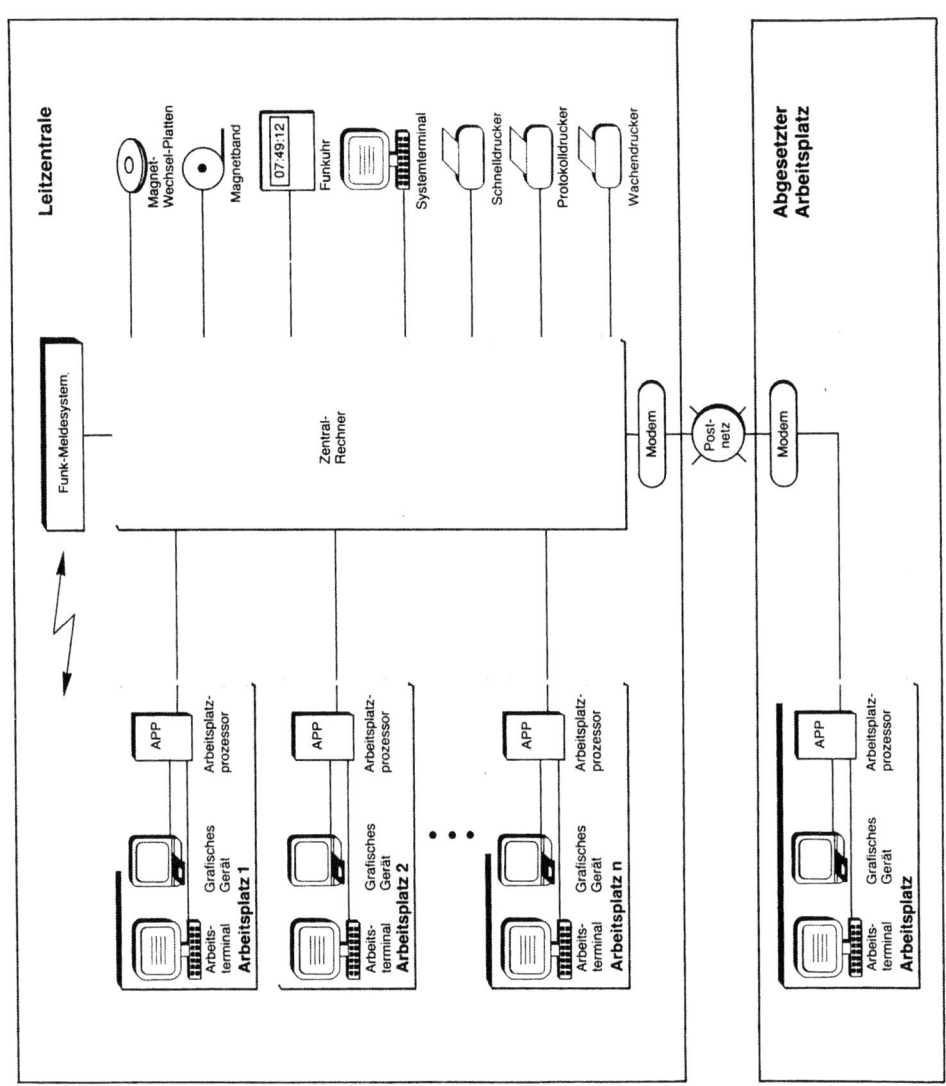

Systemkonfiguration eines rechnergestützten Leitsystems

Einsatzplanung und -steuerung

Zur Vorbereitung eines Einsatzes gehören eine Reihe von Teilaufgaben, die sich mit zunehmender automatisierter Informationsverarbeitung ändern.

Aufgaben im Rahmen der Einsatzvorbereitung. Unter Einsatzvorbereitung versteht man die taktische und operative Planung und Steuerung aller Aktivitäten, die für eine zielorientierte Durchführung eines Einsatzes erforderlich sind.
  Zu diesen Führungsaufgaben gehören:

a) planende Aufgaben (Einsatzplanung). Diese Teilaufgaben erfordern einen systematischen Planungsprozeß. Dieser Planungs- bzw. Führungsvorgang bezieht sich auf die Auftragserteilung, die Situationsanalyse, die Lagebeurteilung, die Entscheidung.

b) steuernde Aufgaben (Einsatzsteuerung). Diese Steuerungsaufgaben erstrecken sich auf veranlassende, überwachende und korrigierende Teilaufgaben. Sie umfassen häufig auch planergänzende und planrevidierende Maßnahmen, die zur Erreichung der notwendigen Ziele aufgrund der geänderten Situationsbedingungen zweckmäßig sind.
  Die Planung und Steuerung in der Einsatzvorbereitung beziehen sich in der Leitstelle auf 3 verschiedene Fragenkreise: die
- Organisation des Einsatzprozesses und der Auftragsabwicklung,
- Bereitstellung der erforderlichen Einsatz- bzw. Rettungsmittel,
- Bereitstellung von Informationen zur Durchführung des Einsatzes.

Budgetierung und Verwaltung

Neben diesen mehr einsatzbezogenen Führungsaufgaben stehen Budgetierung und Verwaltung, dazu gehören:

- *Dokumentationen.* (z. B. Führen eines Einsatztagebuchs, Aufzeichnen von Gesprächen, z. B. mittels Tonbandaufzeichnungsgeräten, Berichte über Betriebsstörungen u. a.),

- *Einsatzerfassung.*

- *Betriebsvergleich:* Um die eigene Leistungsfähigkeit im Rahmen der wirtschaftlichen Führung festzustellen, bedient sich die Leitstelle eines internen Betriebsvergleichs.

Führungsunterstützung

Schon aus dem Gesagten wird deutlich, daß die Arbeit der Leitstelle der Führungsunterstützung dient. Sie bezieht sich auf:

- die Führungskräfte vor Ort bzw. beim Einsatz (Rettungssanitäter, Ärzte),
- die Führung anderer Organisationen,
- die eigene Geschäftsleitung.

Die Leitstelle besitzt im internen Beziehungsverhältnis Stabsaufgaben für die Geschäftsführung, z. B. durch die Ermittlung von Budgetierungs- und Verwaltungsdaten, aber auch aufgrund der Führungserfahrung bei Einsätzen.

2.4 Triade der Führungsaufgabe

Betrachtet man die dargestellten Führungsaufgaben, so ergeben sich daraus 3 Führungsdimensionen (Triade), die eng miteinander verknüpft sind und die der Rettungssanitäter in der Situation zu bewältigen bzw. abzustimmen hat:

- personenorientierte Aufgaben,
- Umfeld- und Sachgestaltung,
- Handlungs- und Beziehungsgestaltung.

Führen bedeutet

gestalten, steuern, fördern begleiten

von Mitarbeitern		von Interaktionen
Ziel: Qualifizieren und Entwickeln der Persönlichkeit	←→	Ziel: Optimieren von sozialen Beziehungen und Mensch-Arbeitsmittel-Beziehungen

der gestellten Aufgabe
Ziele: Optimale Problemlösung und erfolgreiche Aufgabenerledigung

Jeder Führungsvorgang ist ein mehrdimensionaler Prozeß, der durch person-, umfeld- und beziehungsbezogene aber auch durch sachlich funktionale Aktivitäten der Führungskraft bestimmt wird. Alle konkreten Probleme und Aufgaben, z. B. bei einem Notfalleinsatz, werden in jeder Phase des Führungsvorgangs auf folgenden 3 Ebenen gleichzeitig bearbeitet:

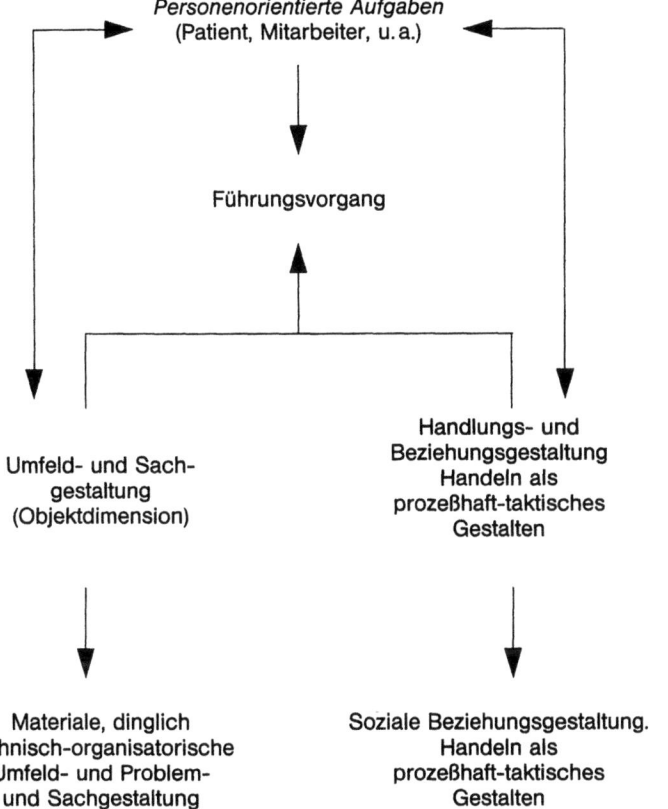

1) Umfeld- und Sachgestaltung

Hier geht es um die sachlich-funktionale Gestaltung, um die Sachaufgabe, den Auftrag, die Aufgabe, die technisch-organisatorische Gestaltung des Ablaufprozesses, den Umgang mit Rettungsmitteln und die sachliche Behandlung und Aufgabenbewältigung, um die Analyse bzw.

Bewältigung der Umfeldeinflüsse, wie Verkehr, Gelände, Notfallbedingungen. Eine Vielfalt von Umfeldeinflüssen der Objektwelt, welche z. B. die Lage, die Situation eines Notfalls ausmachen, gilt es für den Rettungssanitäter zu analysieren. Die Umfeldeinflüsse wirken aber auch gleichzeitig auf den Rettungssanitäter ein, verwirren z. B. seine Arbeit und erzeugen bei ihm Streß. Sie sind also gleichzeitig seine Arbeitsbedigungen, mit denen es gilt, fertigzuwerden und die durch Führung gestaltet werden können.

2) Handlungs- und Beziehungsgestaltung

In jeder Phase des Führungsprozesses (z. B. Lage feststellen)

- werden Informations-, Kommunikations- und Kooperationsaufgaben notwendig,
- müssen Beziehungen gepflegt und Zusammenarbeit arrangiert werden,

– muß Organisation gestaltet, die Vorgehensweise festgelegt werden,
– müssen unterschiedliche Aktivitäten koordiniert werden, um das Zusammenspiel effektiv zu gestalten.

Sozialpsychologische Einflüsse wie Hektik, Informationsfülle, Zeitdruck, Streß und Panik stellen Beziehungs-, Kommunikations- und Handlungsbarrieren dar. Es entsteht leicht ein Zustand des Overload, der Überforderung, der durch übermäßig viele und gegensätzliche Reize ausgelöst wird, die Reaktions-, Handlungs- und Entscheidungsfähigkeit sowohl bei den Betroffenen wie beim Rettungspersonal beeinflussen können. Für den Rettungssanitäter bedeutet dies: Prozeßgestaltung, Informationsarbeit, Situationsanalyse erfolgt unter erschwerten sozialpsychologischen Bedingungen.

Um einem solchen „Überforderungssyndrom" zu entgehen, braucht der Mensch, wie Bellak (1981, S. 11) sagt, die „Fähigkeit zur Anpassung". Das erfordert bei jedem einzelnen:

- zunächst eine sorgfältige Prüfung der Daten, die auf einen einstürmen;
- dann benötigen wir eine Analyse, um festzustellen, in welchem Maße wir davon selbst betroffen sind, um dadurch zu ermitteln,
- wie wir uns verhalten müssen, um die Auswirkungen dieser Überforderungen unter Kontrolle zu halten.

Erst dann ist Führung wirkungsvoll.

Ein Beispiel für diesen Aufgabenschwerpunkt ist die Informationsverarbeitung bzw. Kommunikation des Rettungssanitäters mit der Leitstelle. Er soll nach Ankunft am Notfallort eine 1. Meldung an die Leitstelle machen. Das geschieht unter erschwerten Bedingungen. Der Rettungssanitäter vor Ort unterliegt mehr den Umwelteinflüssen, der Hektik des Geschehens. Er muß bei aller Verwirrung v. a. patientorientiert sein.

Der Leitstellensanitäter ist jedoch aus dem größeren Abstand zum Geschehen mehr auf das Handeln, das prozeßhaft-taktische Gestalten konzentriert, der Rettungssanitäter vor Ort in dieser 1. Notfallphase mehr patient- und umfeldorientiert. Der Leitstellensanitäter kann aufgrund der 1. Meldung ohne allzu große Hektik und Streßbelastung Vorschläge für eine Situationsgestaltung machen. Leitstellen- und Rettungssanitäter sind also bei der Aufgabenerfüllung sich gegenseitig ergänzende Partner.

Der eine kann durch sein beruhigendes, stützendes, kooperatives Verhalten dem anderen viel vom „Überforderungssyndrom" nehmen.

Führen im Rahmen dieser Dimension ist insbesondere taktische Führung, womit allgemein ein zielgerichtetes, entschlossenes Vorgehen des Rettungssanitäters mit kluger Auswahl der Mittel und Teilentscheidungen gemeint ist. Dazu gehören Aufgaben wie Umfang der Ausstattung und Ausrüstung für einen speziellen Einsatz und die Logistik, d. h. die Bewältigung zeitlicher und räumlicher Ablaufprobleme. Diese taktischen Aufgaben sind nur im Rahmen des vorgesehenen Auftrags, der gesetzlichen und ethischen Handlungsspielräume sowie Rahmenbedingungen der Strategie zu verwirklichen. Führen bedeutet in dieser Hinsicht ein ständiger Balanceakt nach dem Prinzip des selbstverantworteten Gehorsams.

3) Personorientierte Führungsaufgaben

Neben der technisch-funktionalen Sach- und Aufgabengestaltung, der Kommunikation, Zusammenarbeit und taktischen Führung steht – insbesondere – die patient- und mitarbeiterbezogene Arbeit.

Hierbei handelt es sich um die personale Dimension der Führung in den einzelnen Phasen des Prozesses (z. B. bei der Lagefeststellung, der Planung, der Entscheidung). Personen in diesem Führungsprozeß sind:

- Patienten, Notfallpatienten,
- Mitarbeiter, zu Führende,
- die Führungskraft selbst.

Führung ist in jeder Phase auch individuelles Begleiten, Fördern, Beeinflussen.

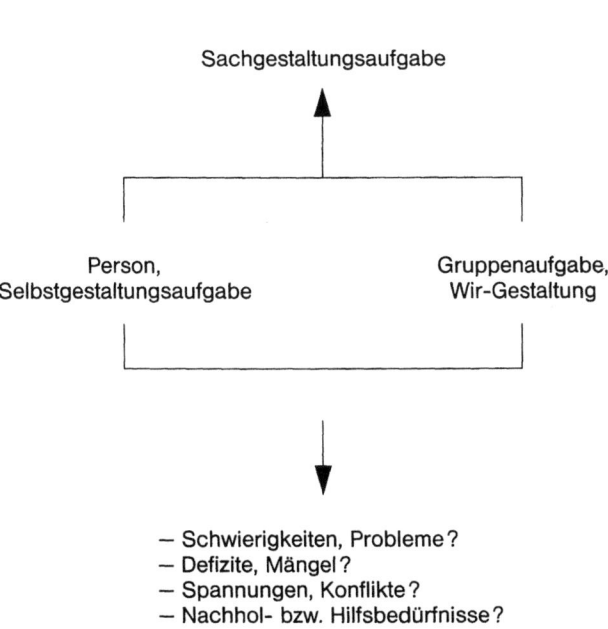

So geht es z. B. in der Phase der Lagefeststellung nicht nur um die Sachlage, um Informationen über Lage, Ort, Zeitpunkt des Unfalls, sondern z. B. besonders um die persönliche Lagefeststellung des Patienten:

- In welchem Zustand befindet sich der Patient?
- Kann er sich noch mitteilen?
- Ist der Atemstillstand bereits eingetreten?
- Braucht er psychosozialen Beistand?

40 Führungsaufgaben und -bereiche des Rettungssanitäters

Personale Führungsaufgaben beziehen sich aber auch auf die Mitarbeiter als Person und die Führungskraft selbst. Solche personalen Führungsaufgaben können dann sein:

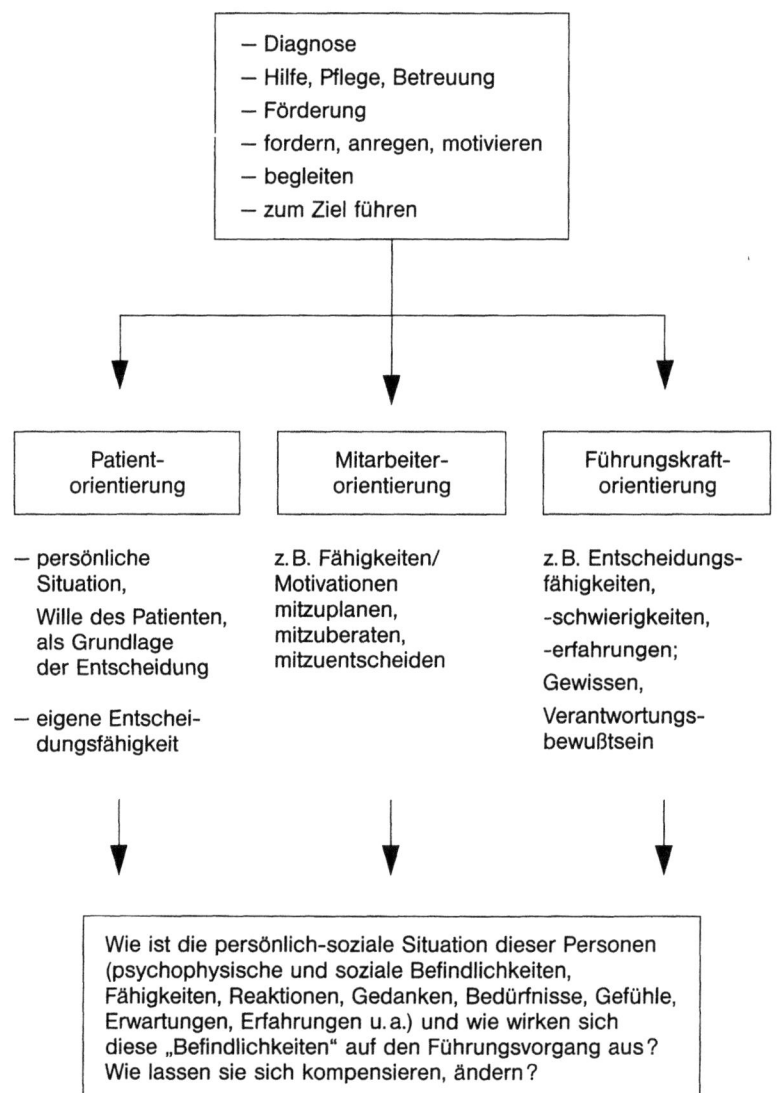

Alle 3 Ebenen hängen auf jeder Stufe des Führungsvorgangs eng miteinander zusammen. Was geschieht beim einzelnen Patienten, Mitarbeiter und auch beim Rettungssanitäter oder Arzt, wenn nur die „Sache" abgewickelt wird? Wenn nur die Sache, die nüchterne Abwicklung, z. B. des Notfalleinsatzes gilt, nicht z. B. die Wünsche, Reaktionen, Gefühle, Erfahrungen von Patient und Mitarbeitern? Aber auch das „wir", das Einsatzteam, ihr Zusammenhalt,

ihre Beziehungsstörungen, ihr eingespieltes Tun sind wichtige Merkmale des Führungsvorgangs. Deshalb heißt die Forderung, alle 3 Ebenen in jeder Phase des Führungsvorgangs möglichst gleichrangig zu berücksichtigen: Ich, Wir und Sache in Balance zu halten.

Fallbeispiel
„Großer Zirkus"

Auf der Bundesstraße 36 zwischen Weingarten und Staig ereignete sich ein Verkehrsunfall. Sie werden mit Ihrem Rettungstransportwagen an die Unfallstelle geschickt. Auf dem Wege zur Unfallstelle wird Ihnen von der Leistelle gemeldet, daß ein Tanklastzug in einen Graben gestürzt sei. Keine Verletzten, die Feuerwehr sei bereits benachrichtigt.

An der Unfallstelle zeigt sich jedoch ein anderes Bild:

- Zirkuswagen (mit vielen einzelnen Bauteilen für das Zirkuszelt) und anhängender Privatwagen von Mitarbeitern abgestürzt,
- andere Zirkuswagen blockieren die Straße,
- Zirkusmitarbeiter aus dem Führerhaus des LKW sind schwer verletzt und eingeklemmt,
- „Zirkuskinder" laufen erregt umher,
- Angst- und Notschreie sind hörbar.

Sie sind das 1. Rettungsfahrzeug am Unfallort.

Aufgaben:
1) Erarbeiten Sie eine Situationsanalyse, Lagefeststellung.
2) Formulieren Sie eine 1. Meldung an die Leitstelle.
3) Welche Führungsprobleme müssen geklärt werden?
3a) Führung vor Ort.
3b) Anforderungen von Rettungspersonal aus der eigenen Hilfsorganisation und
 -entsprechende Rettungsfahrzeuge und -mittel,
 - ärztliche Versorgung,
 -andere Hilfsorganisationen (THW, Polizei).
3c) Organisatorische Regelungen.
3d) Fragen der Koordination.

Lösung zu Fall 1

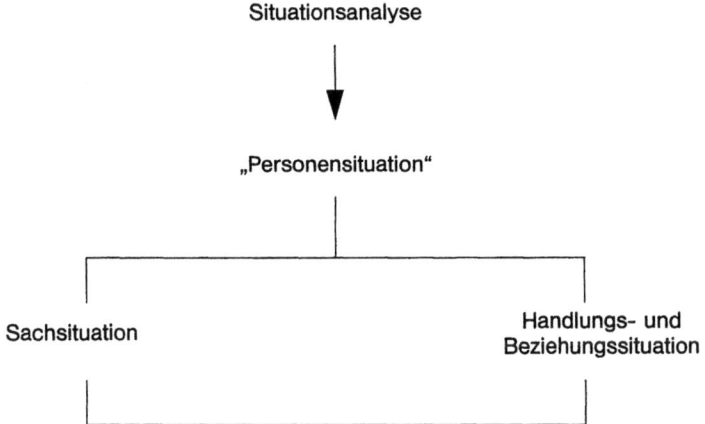

1) Sachlicher Zusammenhang
Ort, Lage, Sachschaden, Verkehrsverhältnisse, Logistik.
2) Personsituation
- Verletzte: Zahl, Art und Umfang der Verletzten Verhalten (z. B. Schreie, Hilferufe),
- Nichtverletzte: Zahl, Verhalten,
- Passanten: Verhalten,
- Helfer: Laienhelfer, Sanitätshelfer (Zahl, Art der Hilfe),
- Führungskräfte: Art, Tätigkeit,
- Ärzte.
3) Handlungs- und Beziehungssituation
  a) Kommunikation, Information
- Berichte von Führungskräften (z. B. Bereitschaftsführer),
- Passanten,
- Betroffene,
- Stimmung, Erregungszustand (z. B. Hektik, Panik),
- Kontakt zu anderen Helfern, Führungskräften.
  b) Koordination (Organisation)
- Hilfsgruppen bzw. -organisationen – Welche anderen Organisationen sind bereits im Einsatz, z. B. andere Hilfsorganisationen, Feuerwehr, Bereitschaft (Sanitätshelfer)?
- Bestehende Zusammenarbeit (Art, Probleme ...),
- notwendige Zusammenarbeit,
- Über- und Unterordnungsverhältnisse,
- organisatorische Regelungen und Probleme.
  c) Rettungsfahrzeuge und -mittel im Einsatz
Art, Umfang, Ausstattung.
  d) Gesamtbild, 1. Meldung an die Leitstelle
- Meldung (entsprechend 1–3c),
- Qualität der Informationen (erhaltene, eigene),
- Vergleich Erstmeldung der Leitstelle und festgestellte Lage. Daraus folgt:
- Konsequenzen, mögliche Nachforderungen:
  - eigene Hilfsorganisation (Personal, Mittel),
  - andere Dienste (z. B. Technischer Hilfsdienst, Feuerwehr, Polizei),
- Klärung anderer Führungsprobleme, z. B.
- Leitung.

Informationserwartungen der Leitstelle
Wegen der unterschiedlichen Aufgabenschwerpunkte und der Arbeitssituation von Rettungs- und Leitstellensanitätern wird die Informationsarbeit oft erschwert. Von der Leitstelle wird ein Höchstmaß an genauer und detaillierter Information erwartet. In vielen Fällen ist jedoch eine solche Informationsarbeit wegen der erschwerten Umfeldbedingungen und der Patientenorientierung erschwert. Das führt dann gelegentlich zu Konflikten zwischen Rettungs- und Leitstelle. Nur wenn die Informationskette zwischen Patient, Arzt, Rettungs- und Leistellensanitäter auf ihrer sachlich-inhaltlichen und auf der Beziehungsebene gut funktioniert, können Fehlentscheidung, Handlungsfehler, Rettungsfehler und auch öffentliche Schelte vermieden werden. Die qualitativ ausreichende Information stellt die Grundlage für eine hohe Leistungsbereitschaft des Rettungsdienstes dar:

- informative Aufgabe des Rettungssanitäters,
- genaue, schnelle und ausreichende Information an die Leitstelle,

– möglichst objektive Informationsarbeit trotz erschwerter Umweltbedingungen und Patientorientierung,
– vielseitige, wechselseitige Information und Mehrwegkommunikation (Arzt, Mitarbeiter, Leitstelle, Krankenhaus),
– Informationsaufnahme, Informationsverarbeitung und -weitergabe als integrierende Führungsaufgabe,
– partnerschaftliche, vertrauensvolle Informations- und Kommunikationsbeziehung.

Was bedeutet führen?
- Führen bedeutet motivieren.
- Führen bedeutet Ziele setzen.
- Führen heißt, Menschen entsprechend ihren Fähigkeiten und Interessen einsetzen.
- Führen bedeutet Kommunikation.
- Führen ist informieren.
- Führung bedeutet Zusammenarbeit.
- Führen heißt delegieren.
- Führen heißt, die Leistungen anderer anerkennen und die Person akzeptieren.
- Führen heißt kontrollieren.
- Führen ist lernen.
- Führen bedeutet verändern.

In unserer Zeit bedeutet deshalb führen:
▶ Mitarbeiter begleiten, motivieren, fördern, beraten, anregen, überzeugen (personbezogene Aufgabe).
▶ Sie zu veranlassen, sich auf bestimmte Ziele hin zu bewegen, sich selbst und ihre Aufgaben zu erfüllen (Sachaufgabe).
▶ Führen ist deshalb ein ständiger Kommunikationsprozeß zwischen Mitarbeitern, Vorgesetzten, Kollegen (sozial-interaktive Aufgabe).

3 Zeitgemäße Menschenführung im Rettungsdienst

Menschenführung ist eine alte, zeitlose und schwierige Aufgabe, die sich nicht nur auf die Arbeitswelt bezieht. Im Militär, in Klöstern, in den Schulen, in Elternhäusern stellt die Führung von Menschen eine wichtige Aufgabe dar. Bereits im chinesischen Weisheitsbuch I Ging (*Buch der Wandlungen*), das wahrscheinlich mehrere tausend Jahre alt ist, heißt es: „Eine gute Führungskraft erteilt nicht nur Befehle: Sie macht sich mit den Bedürfnissen und Problemen der von ihr Geführten vertraut und gewinnt dadurch deren Achtung und Treue."

3.1 Begriff und Abgrenzung von Personal- und Menschenführung

Führung ist immer ein mehrdimensionaler Vorgang, sie hat unterschiedliche Aspekte:

- sachlicher Aspekt,
- humaner Aspekt,
- Interaktion.

Führung ist also auf die Person, die Gemeinschaft und die Sachaufgabe bezogen.

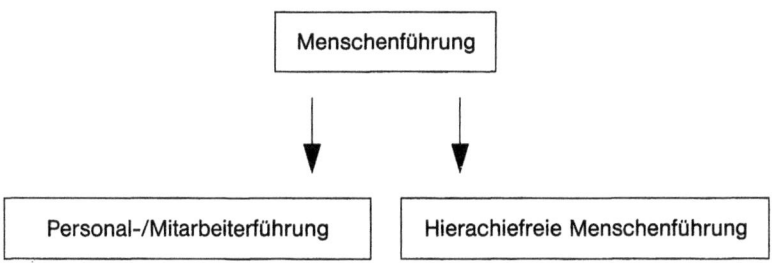

Menschenführung findet überall dort statt, wo Menschen sich begegnen, also nicht nur in einem Vorgesetzten-Mitarbeiter-Verhältnis. Deshalb soll hier besonders in bezug auf den Rettungsdienst Menschenführung differenziert gesehen werden.

*Wandel in der Führung
oder unterschiedliche Aspekte der Führung*

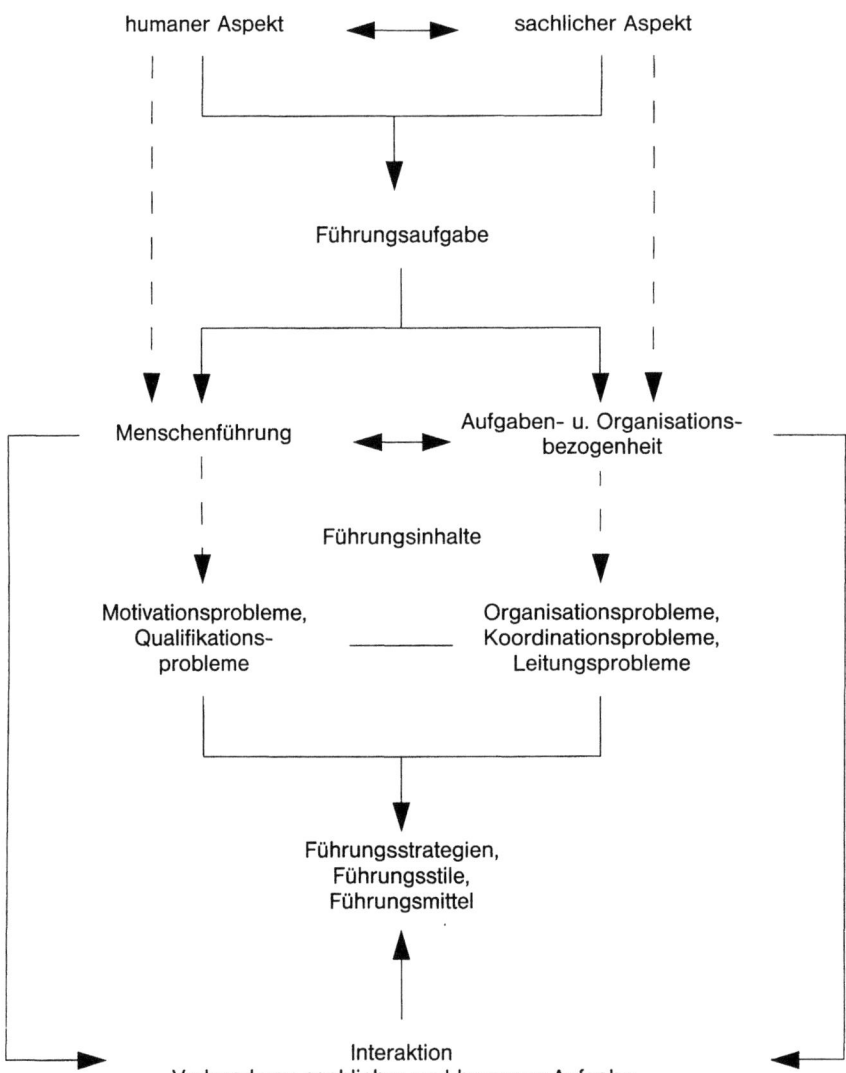

3.1.1 Hierarchiefreie Menschenführung

Sie findet überall dort statt, wo Menschen sich in einem hierarchiefreien Raum begegnen. Eine solche Menschenführung im engeren Sinn findet im Rettungsdienst statt, wenn sich der Leitstellensanitäter mit dem Notarzt, dem Krankenhaus, der Feuerwehr abspricht, wenn ein Rettungssanitäter einen Patienten führt, d. h. ihn motiviert, d. h. veranlaßt, sich in bestimmter Weise zu verhalten.

Menschenführung in diesem Sinn, d. h. bei nichtvorhandener Über- und Unterordnung, in einem partizipativen Beziehungsverhältnis bedeutet weiter:

- Moderieren von Gruppen (nicht leiten),
- Umgang mit Kollegen, Ärzten, anderen Hilfsorganisationen, mit dem Ziel einer besseren Koordination, Aufgabenerledigung, einer vertrauensvollen Beziehung,
- andere überzeugen, motivieren, veranlassen, ohne Vorgesetzter zu sein.

Menschenführen in diesem Sinn ist also zielgerichtetes Diagnostizieren, Anleiten, Betreuen, Begleiten, Informieren, Tragen, Planen, Gestalten, Motivieren und Anregen, ohne Befehlsgewalt zu besitzen. Aus Verantwortung oder aus der Aufgabenstellung heraus wird jedoch versucht, andere Menschen zu führen.

Jeder Rettungssanitäter hat z. B. gegenüber seinen Patienten, Kollegen und auch gegenüber einem Arzt eine solche Menschenführungsaufgabe. Aus Verantwortung fördert, stützt, begleitet, motiviert er diese „Mitmenschen", mehr durch Gespräche, informell und ohne Amtsautorität, mehr durch seine Personalautorität (psychagogische Führung).

3.1.2 Personal- bzw. Mitarbeiterführung

Von einer solchen hierarchiefreien Menschenführung unterscheidet sich die Personal- bzw. Mitarbeiterführung. Überall, wo ein Vorgesetzter und Mitarbeiter in einem Aufgabenverhältnis steht, kann man von Personalführung sprechen. Dabei handelt es sich um die Führungstätigkeit eines Vorgesetzten, z. B. im Einsatz, genauso wie um die personalpolitische Entscheidung des Geschäftsführers bzw. Vorstands. Personalführung, d. h. das Führen von Mitarbeitern ist also der konkrete Prozeß sowohl des unmittelbaren wie mittelbaren Ein- bzw. Zusammenwirkens eines Vorgesetzten bzw. Übergeordneten mit dem unterstellten Mitarbeiter. Ein solcher Vorgesetzter ist demnach von Amts wegen oder aufgrund von Vollmachten weisungsbefugt und steht in der Regel in einem hierarchischen Beziehungsverhältnis zum Mitarbeiter. Er ist zur Abgabe verbindlicher, formeller Führungsakte (z. B. Aufträge, Weisungen) befugt bzw. verpflichtet. Es handelt sich also hier mehr um den formellen Führungsakt.

Personalführung ist jedoch nicht immer formelle Führung, aufgrund der Amtsautorität, der offiziellen Vorgesetztenrolle. Sie vollzieht sich mehr aufgrund persönlicher Beziehungen und Einflußnahme als Mensch, nicht aufgrund der hierarchischen Position. Immer vollzieht sich Personalführung jedoch in einer Hierarchie aufgrund eines Arbeitsverhältnisses.

Personalführung ist primär die Aufgabe des Vorstands bzw. des Geschäftsführers eines Kreisverbands, also der Arbeitgeber/Vorgesetzte der Rettungssanitäter. Davon soll in Kap. 3.2 die Rede sein.

3.2 Personalführung im Spannungsfeld zwischen Sachaufgaben und Umfeldansprüchen

Führung ist zwar eine zeitlose Aufgabe, aber zugleich immer an den Zeitgeist, an Rahmenbedingungen gebunden. Diese Bedingungen, unter denen sich Menschen begegnen, austauschen, motivieren, unter denen sich Vorgesetzter und Mitarbeiter zur gemeinsamen Aufgabenerledigung zusammenfinden, haben sich geändert. Führung muß vor dem Hintergrund des gesellschaftlichen, technologischen und politischen Wandels und den Persönlichkeitsveränderungen gesehen werden.

3.2.1 Förderung von Leistung und Sachgestaltung

Führung und auch Personalführung sind von alters her aufgabenbezogen. Sachgestaltung war der einzige Aufgabenbereich. Die Menschen bzw. Mitarbeiter waren lange nur „Werkzeuge", ohne eigene Ansprüche. Führung war reine Zweckgestaltung. Die eigentliche Wende kam in der BRD erst nach dem Zweiten Weltkrieg, als uns die Human-relations-Bewegung aus den USA erreichte. Der Kerngedanke dieser Bewegung war die Schaffung einer menschlichen Atmosphäre im Betrieb, weil sich dadurch Leistung und Aufgabenerfüllung verbessern ließen. Also auch hier besaß der Mitarbeiter noch Werkzeugcharakter. Die Mitarbeiter besaßen keine allgemein akzeptierten Ansprüche, keine Individualität.

Das Führungsbild vom Mitarbeiter drückt sich in McGregors Theorie X aus; jeder Mensch habe eine natürliche Abneigung gegen die Arbeit, er müsse zur Arbeit angetrieben, gelenkt, kontrolliert und mit Strafen bedroht werden, damit er eine Leistung vollbringe (McGregor 1970). Interessen, Bedürfnisse, Ansprüche der Mitarbeiter galten nur, soweit sie in die Organisation, in das Kader- und Produktionssystem hineinpaßten. Deshalb bedeuteten Disziplin, Ordnung, Pünktlichkeit die verpflichtende Einordnung in den kollektiven Zweck- und Sachgestaltungsmechanismus. Menschliche Ansprüche waren der Zweckgestaltung untergeordnet.

Sicherlich gehört es auch heute noch zu den Personalführungsaufgaben, die Mitarbeiter in den Prozeß der Leistungserbringung optimal einzubeziehen.

Führung bedeutet auch heute noch, Mitarbeiterleistungen zu fordern, d. h. ihn zu bewegen, in teilweiser oder vollständiger Übereinstimmung mit den Ziel- und Verhaltensvorgaben zur Aufgabenerledigung beizutragen, und zwar entsprechend seiner Qualifikation und unter Wahrung der physischen, psychischen und rechtlichen Schranken.

Die optimale Leistung, welche die Führungskraft zur erfolgreichen Aufgabenerledigung in jedem seiner Mitarbeiter zu mobilisieren hat, umfaßt 2 Leistungskomponenten:

▶ die einzufordernden Pflichtbeiträge: Die arbeitsrechtlich bzw. vertraglich geschuldeten Leistungspflichten und
▶ die Good-will-Leistungen.

Ein wesentlicher Teil der für die Aufgabenerledigung relevanten Leistungsbeiträge braucht vom Mitarbeiter nur dann ausgebracht zu werden, wenn er das will. Diese Good-will-Leistungen, die nicht arbeitsrechtlich abgefordert werden, kann der Mitarbeiter ganz oder teilweise zurückhalten, ohne dafür „Strafen" befürchten zu müssen. Zu diesen Good-will-Leistungen gehören:

- besonderes Engagement, Mitdenken
- Verzicht auf krankfeiern innerhalb eines nicht auffälligen Rahmens,
- sorgsamer Umgang mit Betriebsmitteln,
- effektive Gestaltung der Arbeitszeit und Vermeiden von Trödelei, Drückebergerei.

Solche Leistungen werden aufgrund einer positiven, inneren Arbeitshaltung, des freien Willens, der Zufriedenheit mit der Arbeit erbracht. Ohne die Good-will-Leistungen der Mitarbeiter, der Rettungssanitäter, kann der Rettungsdienst nicht wirkungsvoll betrieben werden. Wesentliche Faktoren der Leistung, der Hilfe fehlen dabei. Um zu verhindern, daß sich diese Good-will-Leistungen, Verantwortung, Engagement, innere Anteilnahme u. a. verflüch-

dpa-Meldung über „innere Kündigung": Humorlosigkeit, unterkühltes Benehmen . . .

Innere Kündigung verschlechtert die Firmenbilanz

Präsident der Akademie für Führungskräfte berichtet von „gefährlichem Trend" zu Mangel an Engagement

Münster (dpa)

Innerliche Kündigungen von Mitarbeitern durch bewußten Verzicht auf Engagement und Initiative haben sich bereits zu einem „gefährlichen Trend" mit hohen Verlusten für deutsche Unternehmen entwickelt. Das betonte der Mainzer Professor Fritz Raidt, Präsident der „Akademie für Führungskräfte der Wirtschaft", bei einem Kolloquium der Akademie für leitende Mitarbeiter in Münster.

Gefährlich sei diese Resignation und damit Leistungsminderung auch deshalb, weil sie wie ein „schleichendes Gift" nur schwer zu erkennen sei. Raidt vertrat den Standpunkt, daß innerliche Kündigung meistens durch Führungsfehler verursacht werde. Schon das Ausbleiben von Kritik oder Beschwerden bei der Betriebsleitung könne ein bedenkliches Anzeichen für innerliches Aussteigen von Mitarbeitern sein, denen dieser Wandel anfangs oft selbst noch nicht bewußt sei.

Weitere Signale könnten Humorlosigkeit, unterkühltes Benehmen und das Vortäuschen einer konfliktreichen Harmonie sein. Höchst alarmierend sei es, wenn engagierte Mitarbeiter plötzlich für nichts mehr Interesse zeigten, oder wenn aus debattierfreudigen Kollegen auf einmal Ja-Sager würden. Als gefährliches Phänomen stufte es Raidt ein, sollten Mitarbeiter eines Tages die Kompetenzen nicht mehr voll wahrnehmen.

Führungsfehler, die zu innerlichen Kündigungen führen können, seien unter anderem ungenügende Informationen oder unzureichende Kompetenzübertragungen, fehlende Sinngebung für Entscheidungen, ungerechte Beurteilungen und fehlendes Verständnis für persönliche Schwierigkeiten von Mitarbeitern. Um innere Kündigungen zu vermeiden, sollten Chefs solche Fehler abstellen und eine vertrauensvolle Zusammenarbeit anstreben, damit im Betrieb wieder das unverzichtbare „Wir-Gefühl" hergestellt werde, dessen Fehlen sich katastrophal auswirken müsse.

tigen und sich die weit verbreitete „innere Kündigung" einstellt, muß Personalführung stärker mitarbeiterorientiert werden, d. h. auf das Denken, Wollen, Fühlen der einzelnen Mitarbeiter eingehen. Mitarbeiter bringen v. a. ihre Good-will-Leistungen heute nur unter bestimmten Bedingungen ein. Wir stehen am Ende der autonomen Sachgestaltungsführung.

3.2.2 Die neue Mitarbeitergeneration im Rettungsdienst

Unsere Zeit ist im Umbruch. Neben den technischen und ökonomischen Herausforderungen stehen der Wertewandel, der wachsende Bildungsstand und der Wandel in den Ansprüchen der Menschen – auch im Rettungsdienst. Dadurch rücken Fragen der Personalführung immer stärker in den Vordergrund.

Der gesellschaftliche und persönliche Entwicklungsprozeß verändert die Rahmenbedingungen und Schwerpunkte der Personalführung ständig. Bereits 1957 hat Ludwig Erhard diesen Prozeß beschrieben:

> „Ein wachsender Wohlstand wird zu einer Wandlung der Geister führen, als sich damit der Horizont weitet und eine Umwertung der Werte vollzieht.
> Dann wird sich Wohlstand nicht mehr nur in der Zahl und Menge konsumierter Güter manifestieren wollen, sondern es wird mit der Hinlenkung der Menschen auf die Deckung geistiger und seelischer Bedürfnisse der Blick von heute auf das Morgen gerichtet und das Bestreben wach werden, in der Gestaltung und Führung eigenen Lebens nach persönlichen Vorstellungen und Anschauungen, Ruhe, Sicherheit, Befriedigung und Erfüllung zu finden."

Seit Mitte der 60er Jahre vollzieht sich ein gravierender Sozialisations- und Umdenkungsprozeß bei den Menschen, der sich wie folgt charakterisieren läßt:

▶ Veränderungen in der Persönlichkeit, im Denken, Fühlen, Wollen, Befinden

Gewachsen sind insbesondere:

- Bildungsniveau,
- Informationsstand, Informationsbedürfnis,
- Individualität, Ichbezogenheit,
- Bedürfnis nach Selbstverwirklichung, Selbstentfaltung,
- Sehnsucht nach Freiheit, Ungebundenheit, Selbständigkeit,
- Bedürfnis nach Abwechslung, Lebens- und Arbeitsbereicherung, Multi-Options-Mentalität,
- Sensibilität, Emotionalität, Empfindlichkeit,
- kritisches Bewußtsein, Konfliktbereitschaft,
- Bedürfnis nach Kommunikation, Koevolution, Partizipation, Koaktion,
- Freizeitengagement.

Nicht zuletzt entwickelten sich diese Persönlichkeitsansprüche aufgrund der einseitigen fachlichen-sachlichen Zweckdominanz in der Nachkriegsgesellschaft, in Elternhaus, Schule und Arbeitswelt. Die persönliche und soziale Entwicklung wurde dabei oft vernachlässigt bzw. getrennt.

C. Rogers faßt in seinem Buch *Der neue Mensch* die Ansprüche und Erwartungen des heutigen Menschen wie folgt zusammen:

- Sie sind offen für die Innenwelt und das Umfeld, für innere Entwicklungen und Gefährdungen sowie für äußere.
- Sie schätzen die Kommunikation, um die Gegebenheiten wahrhaftig und echt darzustellen, ohne Heuchelei, Doppelzüngigkeit und Lüge.
- Sie haben ein Mißtrauen gegenüber Wissenschaft und Technologie.
- Sie streben nach einem ganzheitlichen Leben. Beruf und Freizeit, Arbeit und Familie, z. B. lassen sich immer weniger trennen.
- Sie sind überzeugt, daß sich unser Leben in einem ständigen Veränderungsprozeß befindet.
- Sie nehmen Anteil am anderen, sind hilfsbereit, wo echte Not herrscht.
- Sie empfinden eine Verbundenheit mit Natur und Umwelt und wollen sie schützen.
- Sie besitzen eine Abneigung gegenüber überstrukturierten, unflexiblen, bürokratischen Organisationen und Verhaltensweisen.
- Sie vertrauen ihren Erfahrungen, mißtrauen bloßen äußeren Autoritäten, reinen Amts- und Fachautoritäten.
- Materiellen Anreizen und Belohnungen gegenüber sind sie eher gleichgültig.
- Sie sind Suchende. Sie möchten einen Sinn erkennen und sich mit Zielen identifizieren, die auch über den einzelnen hinausgehen. Spiritualität und Ethos sowie Menschen, die solche verkörpern, gelten als Vorbild.

Selbst, wenn Rogers glaubt, „daß nur wenige einzelne diese Merkmale besitzen", so beschreibt er damit Erwartungen, Werte vieler Menschen, von Führungskräften und Mitarbeitern.

Personalführung hat sich deshalb verstärkt mit dem personalen und sozialinteraktiven Ansprüchen der Mitarbeiter, der Kollegen, der Patienten auseinanderzusetzen. Es sind aber nicht nur Ansprüche, sondern auch zunehmend Persönlichkeitsdefizite und psychosoziosomatische Gesundheitsbeeinträchtigungen der Mitarbeiter, welche die Führung herausfordern (kompensatorische Personalführung).

Veränderte Wertemuster vieler Mitarbeiter

Die geistig-kulturellen Wertvorstellungen der Menschen in der heutigen Zeit sind starken Veränderungsprozessen ausgesetzt. Dieser Wertewandel hat auch gravierende Auswirkungen auf die Arbeitsverhältnisse und die Personalführung im Rettungsdienst.

Durch den Wertewandel haben sich die Wertprioritäten verlagert, d. h. die Werte der Selbstentfaltung Priorität erhalten. Es entstand eine Kombination von „alten", d. h. Pflicht- und Akzeptanzwerten und den „neuen" Selbstentfaltungswerten. Hatten früher die Pflicht- und Akzeptanzwerte die absolute und nie angezweifelte Dominanz, so besitzen heute bei vielen – nicht nur bei jüngeren – die Selbstentfaltungswerte Priorität.

Der neue Verbund von „alten" und neuen Werten
Die Werte der Selbstentfaltung haben Priorität erhalten.

Gesellschaftliche Werte
- Emanzipation (von Autoritäten),
- Gleichbehandlung,
- Demokratie, Partizipation,
- Autonomie (des einzelnen).

Lebensweise (Hedonismus)
- Genuß, Abenteuer, Spannung, Abwechslung,
- Ausleben emotionaler Bedürfnisse,
- Freizeitbedürfnisse.

Individualismus
- Kreativität, Spontaneität, Selbstverwirklichung,
- Ungebundenheit, Eigenständigkeit.

In den 80er Jahren haben sich diese Selbstentfaltungswerte mit den klassischen Pflicht- und Akzeptanzwerten verbunden.

Werte in Richtung Selbstzwang und -kontrolle
(Pflicht- und Akzeptanzwerte)

- Disziplin, Gehorsam, Leistung,
- Ordnung, Pflichterfüllung, Unterordnung,
- Fleiß, Bescheidenheit, Treue, Pünktlichkeit,
- Selbstbeherrschung, Anpassungsbereitschaft,
- Fügsamkeit, Enthaltsamkeit.

Man akzeptiert nicht mehr ungeprüft alles; Arbeitsbedingungen und Arbeitsaufgaben werden an den Selbstentfaltungsansprüchen gemessen. Pflichten geht man nach wie vor ein - wenn sie in Beziehung zur eigenen Selbstentfaltung stehen, wenn sie Sinn geben. Die Verbindung von Ich-Ansprüchen, von Sinnstiftung löst ein neues Pflichtbewußtsein aus. Selbstentfaltung schließt also Pflicht nicht aus, eine freiwillige übernommene Pflicht, von der man überzeugt ist und die nicht ohne Akzeptanzbemühung verordnet wurde. Nach der idealisierenden Selbstentfaltungseuphorie in den 70er Jahren entwickelt sich zunehmend eine neue Verbindung von Selbstentfaltungs- und Pflichtwerten.

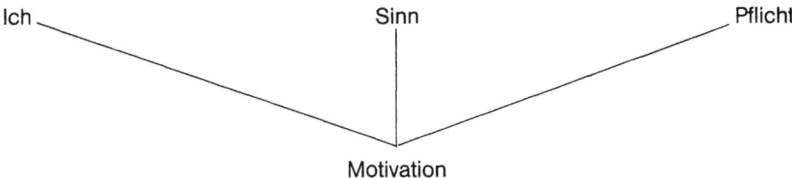

Die neue Bewertung von Arbeit

Erfahrungen zeigen, daß die Arbeitsmotivation und das Goodwillengagement auch im Rettungsdienst abnimmt, d. h. nur ein mehr oder weniger geringer Teil in die Arbeit fließt. Der Mangel an Bereitschaft, bei der Arbeit mehr zu leisten, als verlangt wird oder sich als Hauptamtlicher zusätzlich noch ehrenamtlich zu betätigen, nimmt ab. Dieses abnehmende zusätzliche Engagement zeigt auch das Untersuchungsergebnis in Tabelle 1.

Tabelle 1. Der Stellenwert der Arbeit. (Aus: Noelle-Neumann u. Stümpel 1984, S. 23)

Frage: „Hier unterhalten sich zwei über ihre Arbeit. Welcher von beiden sagt eher das, was auch Sie denken, der obere oder der untere?" (Vorlage eines Bildblattes)

	„Ich setzte mich in meinem Beruf ganz ein und tue oft mehr, als von mir verlangt wird. Der Beruf ist mir so wichtig, daß ich ihm vieles opfere." [%]	„Ich tue bei meiner Arbeit das, was von mir verlangt wird, da kann mir niemand etwas vorwerfen. Aber daß ich mich darüber hinaus noch besonders anstrengen soll, sehe ich nicht ein. So wichtig ist mir der Beruf nun auch wieder nicht." [%]	Unentschieden [%]
Berufstätige insgesamt (n= 734)	42	42	16
Berufsgruppe: Ungelernte und angelernte Arbeiter (n = 107)	28	61	11
Facharbeiter (n = 176)	35	49	16
Nichtleitende Angestellte/Beamte (n = 277)	34	47	19
Leitende Angestellte/Beamte (n = 90)	61	19	20
Selbständige, Freie Berufe (n = 84)	80	8	12

In solchen Aussagen spiegelt sich auch der Wandel in der gesellschaftlichen Bewertung der Arbeit wider. Berufliche Arbeit wird zugunsten anderer Lebensinhalte, besonders der individuellen Gestaltung von Freizeit relativiert. Der Zugewinn an Freizeit- und Lebensmöglichkeiten sowie der Einkommensstand haben zu einer vermehrten Lebens- und Einkommenszufriedenheit geführt; ganz im Gegensatz zur Arbeitszufriedenheit und Arbeitsfreude (s. Abb. 2 und 3).

Die Gegenläufigkeit der Arbeitszufriedenheit muß wohl zu einem großen Teil auf die Situation in der Arbeitswelt selbst zurückzuführen sein:

- Berufliche Arbeit weist im Gegensatz zur Freizeit, gesellschaftlichem und privatem Leben zuviel Zwangscharakter auf:
- die Arbeitszeiten sind oft zu starr, zu wenig flexibel und anpassungsfähig,

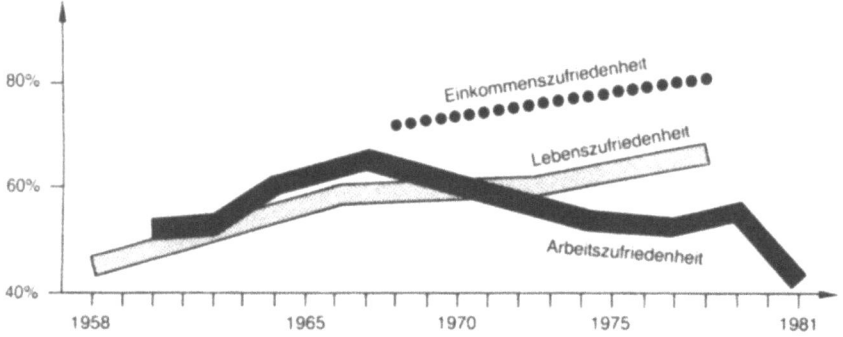

„Welche Stunden sind Ihnen ganz allgemein am liebsten? Die Stunden während der Arbeit oder die Stunden, während Sie nicht arbeiten, oder mögen Sie beide gern?"

„Ich habe beide gern, die Stunden während ich arbeite und während ich nicht arbeite" (oder sogar: „die Arbeitsstunden lieber")

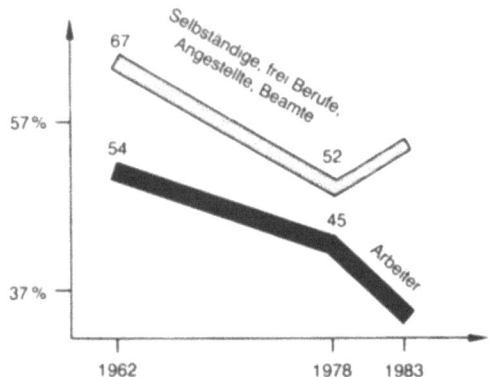

- die Handlungs-, Gestaltungs- und Freiräume sind im Gegensatz zum Privatbereich gering.
- Betriebliche Entscheidungen werden vielfach ohne Beteiligung der Betroffenen gefällt. Diesen werden sie oft nicht bewußt und daher nicht akzeptiert.
- Arbeitspflichten berücksichtigen zu wenig die persönlichen Neigungen und Wünsche.
- Die soziale, emotionale und ethische Seite der Arbeit wird oft von rationalen, sachbezogenen und ökonomischen Aspekten verdrängt. Mehr Sinnproduktion und sozialemotionale Förderung wären notwendig.

Doch diese personale und soziale Gestaltung wird von Führungskräften oft nicht als selbständige und dringende Führungsaufgabe erkannt.

Die neuen Bedingungen für Idealismus und Engagement

Die personalen und sozialen Aspekte sind also zu einer Anspruchsrealität und zu neuen Gegebenheiten für die Personalführung geworden. Das Neue an dieser Entwicklung ist:

- immer mehr werden persönliche und soziale Bedingungen für Leistung, Arbeit und Disziplin Gegenstand der Führung,
- die Erosion des reinen Selbstzweckhandelns. Weder Disziplin noch Arbeit oder Aufgabenerledigung sind noch Selbstzweck. Für immer mehr Menschen muß damit persönlicher und gesellschaftlicher Sinn verbunden sein.

Zentrale Aufgabe jeder Personalpolitik ist also die Sinnproduktion. Je mehr Sinnorientierung, je größer die Leistungsbereitschaft. Berufliche Arbeit, die Anstrengung, sich mehr zu engagieren als das pflichtmäßige Leistungsminimum, muß sich für die Mitarbeiter als nützlich und sinnvoll darstellen.
Die Maßstäbe für das, was nützlich und sinnvoll ist, werden zunehmend im außerberuflichen, d. h. im privaten und gesellschaftlichen Bereich geprägt. Nützlich und erst recht sinnvoll sind dabei keineswegs vorwiegend ökonomische, zweckdienliche Vorteile, sondern zunehmend seelisch-geistige Bereicherungen:

- Selbstentfaltung, persönliche Entwicklung und als Begleiteffekt:
- Mehr Selbständigkeit. Die Entfaltung des Selbst führt offensichtlich zu einem intensiven Freiheitsverlangen, zu neuen Handlungs- und Dispositionsspielräumen.
- Eng damit verbunden ist eine Flexibilisierung der Arbeit bei gleichzeitiger Entpflichtung.
- Befriedigungen aus einer interessanten Tätigkeit, z. B. durch „maßgeschneiderte" Aufgaben und Arbeitsbedingungen.
- Gesellschaftlicher Mehrwert, sozialer Sinn als erkennbarer Nutzen und Bedingungen für ein Engagement. Einbeziehung von Freizeit, Familie und gesellschaftlichen Wertemustern.
- Kooperative Zusammenarbeit und Integration in eine Gruppe, die Gemeinschaft.
- Eigene Qualifikation, eigene Erfahrung miteinbringen zu können und diese ausbauen zu dürfen stellt für viele Menschen eine Bedingung dar.

Je mehr es der einzelnen Arbeitsorganisation, dem einzelnen Arbeitgeber im Rettungsdienst gelingt, diese Grundbedingungen zu verwirklichen, je größer sind Leistungsbereitschaft, Good-will-Engagement und Arbeitszufriedenheit. Dadurch sind neue Wege zu mehr Idealismus und Engagement aufgetan, auf mehr ganzheitlichere Art als früher.
Früher, d. h. vor dem Wertewandel in den 70er Jahren erledigte man seine Pflicht- und Disziplinaufgabe und wenn dann noch Zeit, Kraft und Raum blieb,

widmete man sich seiner Selbstverwirklichung (z. B. sonntags oder im Ruhestand). Heute will man mit Pflichtbewußtsein und Disziplin vorrangig diejenigen Aufgaben realisieren, für die man einen privaten (Persönlichkeitsentfaltung) oder einen gesellschaftlichen Sinn sieht.

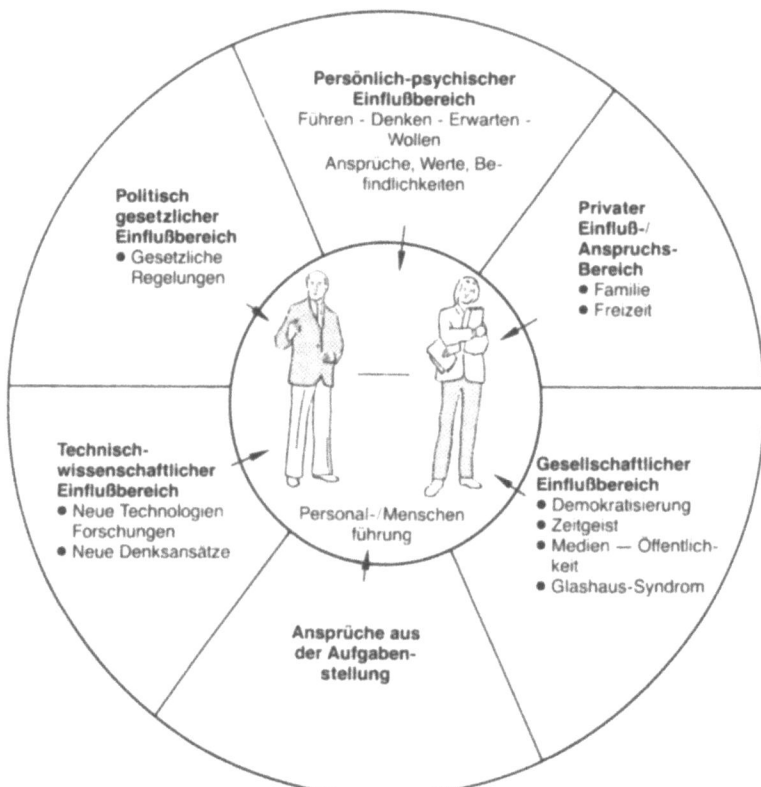

Sachzwänge, bloßes Machen, stupides, uneinsichtiges Tun werden nicht mehr hingenommen. Selbstaktualisierung, Partizipationsförderung, Wunsch nach Authentizität und Spontaneität, Sehnsucht nach einer neuen Sinnordnung führen zu einem neuen Idealismus, der bloße Sachzwänge und organisatorische Festgefügtheiten nicht mehr hinzunehmen bereit ist.

3.2.3 Einflüsse der Gesellschaftsentwicklung auf die Führung

Schon aus dem bisher Gesagten wurde einsichtig, daß gesellschaftliche Einflüsse und Veränderungen mehr und mehr die Grundsätze der Führung beeinflussen. Personalführung gerät immer stärker in das Spannungsfeld zwischen Aufgabenstellung, ökonomische Verhältnisse und gesellschaftliche Ansprüche. Der Spielraum wird darüber hinaus noch durch gesetzliche Vorschriften eingeengt. Die Einflußbereiche auf die Personalführung zeigt folgende Übersicht:

Turbulente gesellschaftliche Entwicklungen als Herausforderung der Führung

Wir leben in einer Zeit des großen Umbruchs, der zunehmenden Turbulenz, die ausgelöst werden v. a. durch:

- *neue Technologien* (Telekommunikation, Gen- und Biotechnologien, Computer, Künstliche Intelligenz, Roboterisierung und die Zerstörung der klassischen Arbeitsregularien),
- *Internationalisierung* und weltweiten Interdependenzen, Abhängigkeiten, Störungen und Kontrasteffekte,
- *gesellschaftliche Veränderungen*.

Diese 3 Umbruchbereiche üben auf die Personalführung und die soziale und personale Gestaltung im Betrieb bzw. im Rettungsdienst einen Wandlungsdruck aus. Sie müssen Veränderungen in der Führung nachziehen. Turbulenzen, Veränderungen im gesellschaftlichen Bereich sorgen dafür, daß im Führungsbereich die gewohnten Regelungen, Grundsätze und Stabilitäten zerstört werden, Unsicherheiten, Konflikte, Unübersichtlichkeiten entstehen.

Führungskräfte haben die Aufgabe, möglichst früh und klug eine Anpassung an sich vollziehenden Veränderungen im gesellschaftlichen Umfeld zu bewirken. Je mehr Turbulenzen, um so wichtiger ist die Balance zwischen den bestehenden Aufgaben, organisatorischen Regelungen, Führungsgrundsätzen und den persönlichen, sozialen und gesellschaftlichen Ansprüchen, um so ein Führungsdilemma zu verhindern.

Im folgenden sollen einige Trends gesellschaftlicher Entwicklung aufgezeigt werden.

1) Die neue Unübersichtlichkeit

In unserer Gesellschaft ist aufgrund der Veränderungen, der Vielfalt und Fluktuation eine neue Unübersichtlichkeit entstanden.

Für den Rettungsdienst bedeutet das:

- öffentliche Kontrolle, z. B. durch die Medien,
- Unsicherheiten, z. B. aufgrund fehlender gesetzlicher Regelungen,
- zunehmende Konflikthäufigkeit, z. B. zwischen Rettungssanitätern und Kreisverbänden,
- Verlust von Einheitlichkeit, pluralistische, dezentrale Regelungen, z. B. in Bundesländern, Kreisverbänden.

2) Trend zu mehr partizipativer Demokratie

Das Vertrauen in die staatlichen und großen Institutionen ist nach Umfragen in den letzten 20 Jahren in allen Industrienationen erheblich gesunken. Große Teile der Bevölkerung empfinden sich deshalb als „permanent nicht gut geführt". Immer mehr Menschen vertrauen mehr auf sich selbst und auf die eigene Initiative. Eine partizipative Demokratie entsteht, die auch durch die „Graswurzelrevolution" – wie es die Soziologen ausdrücken – gekennzeichnet ist. Das bedeutet: Die bestehenden unterschiedlichen Lebensformen, Orientierungsmuster, Werte, Problemlösungen, Vorstellungen übertragen sich schneller. Es wächst die Bereitschaft, andere „Graswurzelstränge" kennenzulernen, andere Handlungsmuster zu lernen, voneinander zu lernen, neue Lebensformen zu testen.

Das bedeutet für den Rettungsdienst:

- Regelungen in anderen Lebens- und Arbeitsbereichen (z. B. 35- oder 40-Stunden-Woche) übertragen sich schneller,
- die „Sonderstellung", die Abgrenzung nimmt ab,
- die Unterschiedlichkeit in den Auffassungen, Handlungsmustern, Lebensformen der Mitarbeiter, der Führungskräfte, der Träger des Rettungsdienstes nimmt zu. Ebenfalls die Bereitschaft, sich mit diesen Unterschiedlichkeiten auseinanderzusetzen und voneinander zu lernen,
- auch das Bedürfnis nach aktiver Beteiligung, nach Teilhabe, Einbeziehung einzelner Personen (z. B. Rettungssanitäter, Ärzte) einzelner Gruppen und Kreisverbände nimmt zu. Eine partizipative Verflechtung entsteht.

3) Veränderungen in der Arbeitswelt

Auch die Arbeitswelt steht vor großen Herausforderungen. Wir stehen vor einem neuen Technologieschub in den Büros, aber auch im Rettungseinsatz und in den Leitstellen, vor einer Verlagerung von der Mechanik zur Elektronik. Das verursacht oft Unbehagen, die Notwendigkeit hinzuzulernen, schürt oft Angst, verstärkt manchmal Widerstand gegen Veränderungen. Herausforderungen kommen aber auch von der Tendenz zur Arbeitszeitverkürzung. Die Arbeitszeit wird zunehmend kürzer. Das wurde spätestens seit der groß angelegten Forderungskampagne der Gewerkschaften für die 35-Stunden-Woche vielen Menschen bewußt. Arbeitszeitverkürzungen bedeuten neben mehr Freizeitspielraum aber auch Anstieg der Arbeitskosten. Dadurch entstehen eine Fülle von personalpolitischen und personalorganisatorischen Fragen.

Als Trends der Arbeitszeitentwicklung lassen sich allgemein nennen:

- Die Arbeitszeitverkürzung setzt sich tendenziell fort.
- Verkürzungen vollziehen sich nicht primär bei der tatsächlichen Wochenarbeitszeit (z. B. 40-Stunden-Woche); sondern bei anderen Formen der Arbeitszeitverringerung (z. B. Urlaubsverlängerung), Betriebs- und Arbeitszeit decken sich nicht mehr.
- Arbeitszeitflexibelisierung verstärkt sich weiter (z. B. Teilzeitarbeit, Schichtarbeit, individuelle Arbeitsgestaltung).
- Der Trend zur Verkürzung der Lebensarbeitszeit setzt sich fort (früherer, flexiblerer, individuellerer Übergang in den Ruhestand durch stufenweisen Abbau der Arbeitszeit).
- Arbeitszeitverkürzungen kommen einigen Problemgruppen stärker zugute (Ältere, Wechselschichtler, Behinderte, Kranke).

Die Folgen für die Personalführung und Unternehmensführung werden deutlich. Wie lassen sich Kostensteigerungen auffangen? Wie läßt sich mehr

Beweglichkeit bei technischen Abläufen und organisatorischen Regelungen, mehr individuelle Anpassung an die Bedürfnisse und Bedingungen der Mitarbeiter erreichen? (Organisationsentwicklung).

Der Eigendynamik der gesellschaftlichen und betrieblichen Entwicklung muß mehr und mehr eine Dynamik der Führung folgen. Führung muß:

- flexibler, dynamischer werden, die Handlungsmenge erhöht sich;
- mehr wagen, nach dem Prinzip „trial and error" zu handeln, prozessual denken, d. h. Neuerungen werden zuerst erprobt, dann eventuell korrigiert und nicht von vornherein als „fix und fertig" verordnet.

Den Wandel von der repräsentativen zur partizipatorischen Führung zeigt folgende Übersicht:

Von:	→ zu:
1) gesellschaftlich-politischer Partizipation	Partizipationsbedürfnis am Arbeitsplatz
2) Praxis der hierarchischen Repräsentation, Entscheidung über Betroffene	Einbeziehung der Betroffenen, zur Prozeßbeteiligung
3) Vertrauen in die Kompetenz der Führenden	Vertrauen zu sich selbst, zur eigenen Fähigkeit
4) Pflichterfüllung, Sich-hinein-fügen, ausharren	Emanzipation, Mitspracherechte, Bedürfnis, Initiativen einzubringen
5) Arbeitserfüllung	Vorstellungen von Lebensqualität und -werten
6) übertragene, gesellschaftlich übliche Identifikationen	Identifikation aufgrund von Mitwirkung und Übereinstimmung
7) Kommandeurhaltung „Von-obenherab-Art"	kooperativ-situative Führung
8) Engagements, Motivationsdefiziten	Arbeit mit Handlungsspielraum
9) standardisiertes, kollektivem Abhängigkeitsverhältnis im Betrieb	Flexibilisierung und Individualisierung der Arbeitsverhältnisse, Arbeitsformen und Arbeitszeit
10) zentrale Führung und Steuerung	dezentralisierte Führung
11) gesellschaftsabstinenter Führung	Arbeitsplatzzirkel

Personalführung wird gesellschaftsorientierter

Die Personalführung im Rettungsdienst, z. B. durch den Kreisgeschäftsführer, vollzieht sich immer weniger im Glashaus, d. h. isoliert, ohne Einflüsse von außen. Persönliche, soziale, arbeitsrechtliche Veränderungen, die Einflüsse von Medien und Politik machen Anpassungsmaßnahmen im Rettungsdienst notwendig. Das Umfeld mit seinen Werten und Regelungen (z. B. Arbeitszeitregelungen in der gewerblichen Wirtschaft) erzeugt einen Anpassungsdruck auf die Personalführung. Es wird daher immer schwerer möglich, eine reine zweckorientierte Personalführung zu betreiben. Neben dieser Zweckdimension treten sozialkreative, personal-, beziehungs- und gesellschaftsorientierte Aufgaben. Zusammenfassend läßt sich dieser Wandel in der Führung wie folgt darstellen.

Ammelburg (1985, S. 59) kommt im Hinblick auf die dargestellten Veränderungen in den Rahmenbedingungen der Führung zu folgenden Schlußfolgerungen bzw. Prämissen, die keine Wertfolge darstellen:

Prämisse 1 - Die Menschen sind heute weltweit besser, breiter und schneller informiert als früher. Mitarbeiter sind daher nicht mehr ohne weiteres bereit, Anweisungen eines Vorgesetzten zu akzeptieren, ohne erfahren zu haben, warum dies so getan werden muß.

Prämisse 2 - Der Mensch wird zukünftig im Mittelpunkt stehen; denn nicht der Mensch ist für das Unternehmen da, sondern das Unternehmen muß für den Menschen geschaffen sein.

Prämisse 3 - Das Unternehmen muß als lebendiger Organismus betrachtet und behandelt werden und nicht als eine tote Institution.

Prämisse 4 - In unserer Zeit vollzieht sich ein Wandel des Autoritätsverständnisses; wir kommen weg von der Autorität „ex officio" (kraft des Amtes) hin zu jener „ex persona" (aus der Persönlichkeit heraus).

Prämisse 5 - Kontrolle ist gut und notwendig, aber Vertrauen muß die Grundlage jeglicher Kommunikation sein.

Prämisse 6 - Unternehmensführung ist immer unabdingbar auch Menschenführung.

Prämisse 7 - Lernen ist wie Rudern gegen den Strom; wenn man aufhört damit, treibt es einen zurück.

3.2.4 Das Burnout-Phänomen als Leistungskiller

Immer häufiger findet sich auch das Burnout-Syndrom bei Mitrabeitern des Rettungsdienstes. Rettungsassistenten sind ausgebrannt, saft- und kraftlos und von einer Gefühlsleere befallen. Es handelt sich hierbei um eine psychosomatische Zivilisationskrankheit. Eine präventive, positive und einfühlsame Führung kann eine solche Störung schon frühzeitig erkennen und die Ursachen angehen.

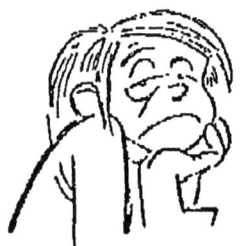

Gefühlsleere und Ausgebranntsein als neue Zivilisationskrankheit

Betroffen sind meist 30- bis 49jährige, einst dynamische Menschen voller Ideen und Ideale, die selbst schwierigste Aufgaben durch den Glauben an ein bestimmtes Ziel gemeistert haben.

Doch eines Tages

▶ ist das Ziel zu hochgesteckt;
▶ schlagen die vergeblichen Anstrengungen in Frustration um und enden mit der Erschöpfung aller körperlichen und seelischen Kräfte;
▶ wird die Tagesarbeit nur noch mechanisch erledigt und bereitet keinerlei Vergnügen mehr;

▶ verändert sich die Arbeitshaltung;
▶ weichen Optimismus Energie und Schaffensfreude. Die inneren Spannungen verbrennen alle Energiereserven, bis der Mensch schließlich „ausgebrannt" ist.

Charakteristische Merkmale für das Krankheitsbild des Ausgebranntseins
▶ Verlust geistiger Spannkraft und körperlicher Energie,
▶ verbunden mit Gefühlen
  - der Hoffnungslosigkeit,
  - der Sinnlosigkeit,
  - einer negativen Einstellung
    - zur Arbeit,
    - zum Mitmenschen,
    - zum Leben.

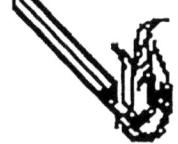

Der Endzustand
▶ Gefühlsmäßige Leere,
▶ Ausgebranntsein: Über nichts kann man sich mehr freuen, zu nichts kann man sich mehr aufraffen, nichts interessiert einen mehr.

Der Burnout-Gefährdete wird im Anfang – im Gegensatz zum Depressiven – den nachlassenden Leistungs- bzw. Einsatzwillen durch verdoppelte Aktivitäten zu kompensieren versuchen.

Ursache der Burnout-Krankheit

Es ist der Ärger
- über das eigene Versagen vor den zu hochgesteckten Erwartungen und Zielen,
- über die Hindernisse auf dem Weg zum Erfolg, über Termindruck, die Schwerfälligkeit der Verwaltung, die Intrigen und die Gleichgültigkeit der Kollegen bzw. Mitmenschen

Der Körper setzt
- empfundene Hilflosigkeit (hilflose Helfer),
- Ärger über zerbrochene Ziele und Ideale,
- die Angst vor dem eigenen Versagen

um in
- körperliche Störungen (Mattigkeit, Schlaflosigkeit, hoher Blutdruck, Magengeschwüre),
- Gefühl der Leere, und Sinnlosigkeit.

Die geistigen und körperlichen Kräfte brennen aus.

Wege, um dem "Ausbrennen" vorzubeugen

1) „Take it easy": das Leben nicht so ernst nehmen, auch über sich selbst einmal lachen.
2) Prioritäten setzen.
3) Realistische, angemessene Ziele setzen.
4) Sich so nehmen, wie man ist, auch ein momentanes Tief akzeptieren, das im Biorhythmus begründet sein kann.
5) Innere Energien in unterschiedlichen Lebensbereichen auftanken (Familie, Freizeit, Freunde, Hobbys).

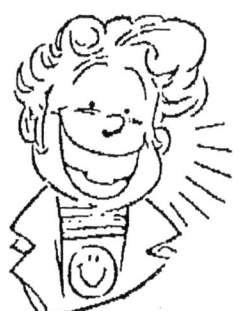

„Was nützt es, wenn wir die ganze Welt gewinnen, aber Schaden an unserer Seele leiden."

3.3 Menschenführung in der Bereitschaftssituation

Menschenführung als eine Form zwischenmenschlicher Beziehungen darf nicht nur den rationalen, zweckhaften, sondern auch den persönlich-emotionalen, den zwischenmenschlichen Bereich ansprechen. Gerade weil der Einsatz, die Auftragsabwicklung vorrangiges Ziel im Rettungsdienst darstellt, muß zeitgemäße Menschenführung den einzelnen Rettungssanitäter mit seinen Energien, seinen Fähigkeiten, seiner Motivation, aber auch mit seinen Sorgen, Nöten und Problemen im Blick haben.

3.3.1 Bereitschaftsführung als Grundlage der Einsatzfähigkeit

Sowohl der Geschäftsführer, also Rettungswachen und Leitstellenführungskräfte haben die Aufgabe der Bereitschaftsführung. Sie dient in besonderer Weise dem Herstellen der Einsatzbereitschaft. Die Führungskraft hat durch ihr Verhalten die Voraussetzungen für eine erfolgreiche Einsatzarbeit zu schaffen. Das Klima der Bereitschaftssituation, die Führungsbeziehungen im Bereitschaftszustand beeinflussen wesentlich auch den Einsatzwillen der Rettungssanitäter. Eine gute und harmonische Einsatzführung kann manche „Opfer" sowie manchen Verzicht auf persönliche Ansprüche im Einsatz kompensieren.

Ziele der Bereitschaftsführung wären es deshalb, die Mitarbeiter so zu fordern und zu fördern, daß sie sich einsetzen können (Einsatzfähigkeit) und wollen (Einsatzmotivation). Im einzelnen ergeben sich daraus folgende Führungsaufgaben:

▶ Herstellen einer Vertrauensbasis,
▶ Einbeziehung der Mitarbeiter (Rettungssanitäter, Helfer, Zivildienstleistende u. a.),
▶ hohe Anforderungen an die eigene und die Leistungsfähigkeit der Mitarbeiter,
▶ realistische Einsatzausbildung und sinnvolle Dienstgestaltung,

▶ Personalentwicklung, Aus- und Weiterbildung,
▶ Förderung und Bildung dauerhafter Gruppenbeziehungen,
▶ Vermeidung und Lösung von Konflikten, Abbau von Streß,
▶ Schaffung von Gemeinschaftserlebnissen, die Zusammenhalt und Kameradschaft fördern,
▶ Entwicklung einer persönlichen, auf fachlichem Können aufbauende Führungsautorität,
▶ Hinnehmenkönnen von Fehlern der Mitarbeiter, wenn auch nicht aller Fehler,
▶ Sorge um das Wohl und die Zufriedenheit der Mitarbeiter,
▶ Motivation durch Vorbild.

Führen in der Bereitschaftssituation ist also in besonderer Weise Menschenführung. Sie soll den „Einsatzkräften" Sinn und Zweck ihrer Tätigkeit erschließen. Kompensatorische Wirkungen zum Einsatz fördern, aber auch Haltungen und Einsatzwerte, wie mitdenkender Gehorsam, Mitverantwortung, selbständiges Handeln ins Bewußtsein bringen. Diese Menschenführungsaufgabe drückt Schiller wie folgt aus:

Menschen führen

Jedwedem zieht er seine Kraft hervor,
die eigentliche, und zieht sie groß,
läßt jeden ganz das bleiben, was er ist,
er wacht nur darüber, daß er's immer sei
an rechtem Ort, so weiß er aller Menschen
Vermögen zu dem seinigen zu machen.

(F. Schiller: *Wallenstein*, „Piccolomini", 1. Aufzug, 4. Auftritt)

3.3.2 Führungsphilosophie als Grundlage der Menschenführung

Philosophieren im Führungsbereich heißt, über die Grundlagen der Führung nachdenken, sich mit den Schlüsselfragen auseinandersetzen:

– Welchen Sinn hat Führen?
– Welches Menschenbild liegt der Führung zugrunde?

Universalprinzip der Wechselseitigkeit in der Führung

Führungsphilosophie wäre dann ein Wertsystem für das Handeln der Führungskraft, ein Bekenntnis zu Prinzipien und Grundsätzen, welche für die Führungsbeziehung Richtschnur sein könnte.

Eine solche Führungsphilosophie ist gerade in Zeiten der Turbulenz, der nicht überschaubaren Veränderungen notwendig, insbesondere aber im Hinblick auf die rettungsdienstliche Einsatzarbeit. Die vorgelebten Werte in der Bereitschaftsführung sind zugleich auch die Grundlagen für eine menschlichengagierte Hilfe im Einsatz.

Grundlage einer Führungsphilosophie des Rettungsdienstes könnte das Prinzip der Wechselseitigkeit sein. Soziale Beziehungen entstehen und stabilisieren sich nur durch die Wechselwirkung: „Wie du mir, so ich dir."

Dieses Prinzip der Wechselseitigkeit in der Führung läßt sich auch durch folgende Lebensweisheiten ausdrücken:
„Was du nicht willst, was man dir tue, das füge auch keinem anderen zu."
„Liebe deinen Nächsten, wie dich selbst."
„Wie man in den Wald hineinruft, so schallt es heraus."

Ein solches Prinzip der Wechselseitigkeit verkörpert ein umfassendes, universelles Prinzip der sozialen Interaktion (Wechselbeziehungen), welches in seiner Wirkung aus zahlreichen Forschungsrichtungen und Lebensbereichen belegt (Roth 1985, S. 24). Die dabei zu praktizierende Partnerschaft ist keine „weiche Welle", kein Laisser-faire („Laufenlassen"), sondern ein anspruchs-

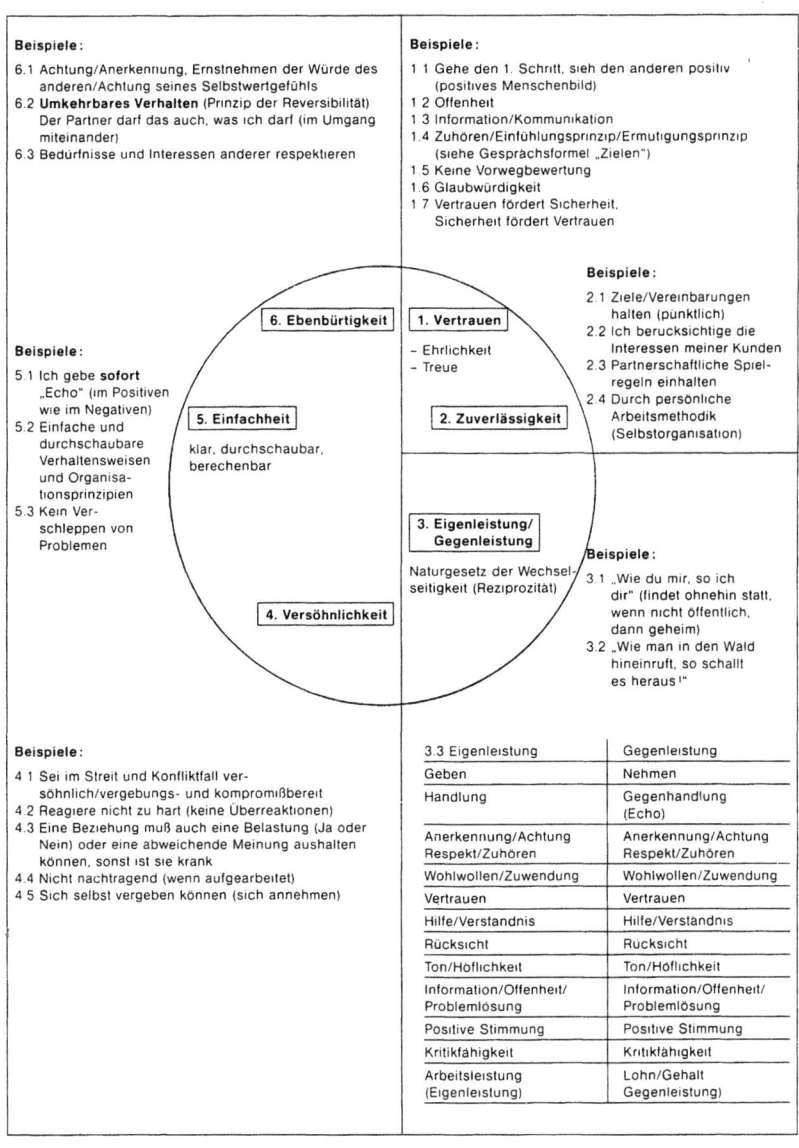

volles, anstrengendes zwischenmenschliches Verhältnis, das auf folgenden Grundsätzen (1.-6.) beruht:
Es ist der Kern von zahlreichen Austauschprozessen:

- Kommunikation,
- Partnerschaft,
- Gleichberechtigung,
- Leistung und Gegenleistung,
- Angebot und Nachfrage,
- Partizipation,
- gegenseitige Wertschätzung,
- Liebe.

Die Bedeutung eines solchen Wechselseitigkeitsprinzips läßt sich in einer negativen Beziehung verdeutlichen. Werden Mitarbeiter nicht ausreichend informiert, unhöflich behandelt, nicht einbezogen, entsteht das Gefühl: Ich werde nicht ernstgenommen, vom Vorgesetzten bzw. anderen abgelehnt. Der Mitarbeiter führt in einer solchen negativen Beziehung Anweisungen ohne Überzeugung nur unter Druck aus, die Motivation sinkt, innere Kündigung kann die Folge sein. Wer erfolgreich führen will, sollte positive Wechselwir-

Das freiwillige Geben	Gefühle
– informieren	der Anerkennung
– auf den anderen zugehen	der Wertschätzung
– ihn ernstnehmen	der Erwiderung
– ihm helfen	des Vertrauens
– ihn einbeziehen	der Motivation
fragen, partizipieren lassen	des Engagements
	der Zuneigung
Sich in den anderen hinein-denken	**Kooperation**
– mitempfinden	Zusammenarbeit
– sich in seine Lage versetzen	

└──────── bewirkt beim anderen ────────┘

kungen arrangieren, z. B. den ersten Schritt tun und damit veranlassen, daß der andere nachzieht.

Der bekannte Anthropologe Leaky und der Biochemiker Lewin sind sogar der Meinung, daß dieses Band der Wechselseitigkeit alle menschlichen Gemeinschaften zusammenhält. „Ein tief verwurzelter biologischer Zwang treibt uns dazu, kooperativ und gruppenorientiert zu sein" (Roth 1985, S. 26).

Ein solches Grundprinzip der Führungsphilosophie wäre dann die Basis für jeden Führungsvorgang und jede menschliche Beziehung.

Grundprinzipien für erfolgreiche Menschenführung

Aus dem Universalprinzip der Wechselseitigkeit läßt sich eine Reihe von Grundprinzipien für eine erfolgreiche Menschenführungsarbeit ableiten. Werner Roth nennt folgende:

1) Vertrauen,
2) Zuverlässigkeit,
3) Eigenleistung/Gegenleistung,
4) Versöhnlichkeit,
5) Einfachheit,
6) Ebenbürtigkeit,

Menschenführung entwickelt sich aufgrund dieser Grundprinzipien zu einem gegenseitigen Geben und Nehmen, zu einem Miteinander, zur Kooperation und Partizipation.

Dadurch kann vermieden werden, daß sich der Mitarbeiter im Rettungsdienst als bloßes Mittel zum Zweck fühlt oder so betrachtet wird, zum bloßen Gegenstand von Planungen, Einsätzen, Kontrollen. „Er strebt danach, als Selbstzweck Achtung zu finden, als Subjekt selbst- und mitbestimmend zu entscheiden und zu handeln und dafür selbst- und mitverantwortlich zu sein" (Sahm, zit. nach Günther 1984, S. 5).

Solche Grundprinzipien sind nur als Realisierungsprozeß zu sehen, so wie Philosophie und auch eine Führungsphilosophie eine „Bergsteigerkunst" darstellt (C. F. von Weizsäcker). Die Führungsphilosophie läßt sich in ihrem Bewußtseinsbildungs- und Realisierungsprozeß vergleichen mit einer Wanderung auf einem stetig ansteigenden, festen Pfad, der durch immer neue Erkenntnisse, durch Auseinandersetzungen, Sinndeutungen zu einem höheren Bewußtsein und zu Handlungsweisen führt. So ist Menschenführung auch ein steter Prozeß auf immer neuen Wegen, mit immer anderen Schneisen, Lichtungen, Gefährdungen, Herausforderungen, mit einfach begehbaren Stücken und schwierigen. Jeder Weg und jeder Mensch, jede Beziehung ist anders. Dadurch gibt es in der Menschenführung keine für alle verbindlichen Techniken.

Führung ist primär Menschenführung

Führung bedeutet also Menschenführung zur Steuerung der gestellten Aufgaben des Unternehmens. Gerade in einer Zeit des strukturellen Wandels geht es besonders um die Verhinderung von persönlichen Fehlentwicklungen, um Beurteilungs-, Akzeptanz-, Anpassungs-, Motivations- und Qualifikationsschwierigkeiten der Menschen, der Mitarbeiter und Führungskräfte. Technisch können wir heute schon viel. Im Bereich der Organisation und der Softwaregestaltung haben wir schon mehr Schwierigkeiten, aber im menschlichen Bereich sind wir weit zurückgeblieben. Vielen Mitarbeitern und Führungskräften fehlt oft die Einsicht in sich verändernde Abläufe, in Zusammenhänge und Aufgaben. Die Angst vor moderner Technologie, die heute weit verbreitet ist, läßt sich oft auf einen Mangel an Verständnis der Zusammenhänge zurückführen. Den Fluß des Wissens, von Veränderungen bzw. Neuerungen werden wir in einer Zeit des Wandels nicht stoppen können. Zur Führung gehört die zentrale Aufgabe, Einsicht in Neuerungen bewußt zu machen, die Zusammenhänge zu vermitteln, die Auseinandersetzung mit der Ratlosigkeit gegenüber vielen Problemen unserer Zeit in Gang zu setzen und dabei Lösungen, Lichtblicke, aber auch Schattierungen einsichtig zu machen. Ständige Bildungsarbeit ist dabei ein wichtiger Weg zur Bewältigung. Das Werben um Einsicht, das Bewußtmachen von zunehmend erklärungsbedürftigen Abläufen, Problemen, Entscheidungen, die Ermöglichung von Gesprächen werden immer wichtigere Führungsaufgaben. Was wir nicht durchschauen, motiviert uns nicht, sondern lähmt uns eher - in Angst.

Wir brauchen auch bei der Arbeit „die Pflege echter Humanität ... Im betrieblichen Alltag müsse Zeit sein für kleine Zeichen der Wertschätzung, für ein gutes Wort, für ein Zuhören, für Wohlwollen. Diese humane Sphäre muß einen besonderen Rationalisierungsschutz genießen" (Bayerisches Staatsministerium für Arbeits- und Sozialordnung 1984).

Menschenführen wird wichtiger und zugleich schwieriger, weil sich diese, ihre Einstellungen, Werte und Motive z. B. zur Arbeit und ihr demokratisches Verständnis gewandelt haben. Die Rahmenbedingungen der Führung, die gesellschaftliche, politische und wirtschaftliche Situation, der Zeitgeist sind andere als z. B. in der Nazizeit oder in der Aufbauphase der BRD. Führen wird wichtiger und zugleich schwieriger, weil es in Zeiten schneller Umbruchprozesse unumgänglich ist, daß Führungskräfte, Mitarbeiter, Bürger von Vertrautem, von Arbeitsweisen, Zielen, Gewohnheiten Abschied nehmen und sich für Neues offen halten müssen. Durch Führen muß die Lernbereitschaft und Lernfähigkeit der Mitarbeiter, aber auch die eigene, wachgehalten werden. Nur so können Mitarbeiter mit neuen Arbeitsmitteln umgehen, neue Aufgaben übernehmen. Mit solchen Veränderungsprozessen sind z. T. auch größere geistige und psychische Umstellungen verbunden. Unsicherheiten, Ängste, Orientierungslosigkeit können die Folge sein. Führungskräfte dürfen ihre Mitarbeiter bei alledem nicht allein lassen, müssen Hilfen anbieten, fördern, vertrauensvoll zusammenarbeiten. Zur Führung gehört also, das Bewußtsein für Neuerungen und für Umstellung auf etwas Neues wachzuhalten und dabei Hilfestellung zu leisten. Durch Führung werden Anreize geschaffen, Absichten und Ziele präsentiert, neue Ideen produziert, Lerngelegenheiten entwickelt, Mitarbeiter auf den Weg geschickt.

Der Führende sollte jedoch Verständnis dafür aufbringen, wenn Mitarbeiter bei neuen Aufgaben, bei veränderten Anforderungen und Umstellungen Schwierigkeiten haben. Wird Mitarbeitern Verständnis entgegengebracht und versuchen Führungskräfte, sich in sie hineinzuversetzen, so ist ihnen schon viel geholfen.

Den Mitarbeiter als Menschen fördern bedeutet dann zugleich auch, von ihm etwas fordern können. Für viele Mitarbeiter geht es zuerst einmal darum, sich selbst bzw. ihre Persönlichkeit zu entwickeln. Die Führungskräfte haben solche veränderten Einstellungen in ihr Führungskonzept einzubeziehen. Das macht ihre Führungsaufgabe nicht leichter, sondern schwieriger.

Erst aus der ständigen Entwicklung der persönlichen Innenwelt von Führungskräften und Mitarbeitern, erst aus einer stabilen Persönlichkeit wächst die Kraft einer solchen Balance, die nur auf dem Fundament einer intakten, fruchtbaren, ehrlichen sozialen Beziehung möglich wird. Wir müssen wegkommen von einer Führung der Einwegkommunikation, des anonymen einseitigen Macht- und Erfolgsstrebens sowie einer ichbezogenen Denkart, die im Erfolg des einen den Mißerfolg des anderen sieht, an bloßes Befehlen des einen das ausführende Tun des anderen knüpft. Was wir brauchen, ist eine Führung der Wechselseitigkeit, der Integration, mit einer „Logik der Addition" (Sahm, zit. nach Günther 1984, S. 6) und einer Balance zwischen unterschiedlichen Zielen, Verhaltensweisen, Rollen und Aufgaben. Für ein solches mehrdimensionales vernetzt-ganzheitliches Denken gilt dann auch: Wer als Führungskraft will, daß es ihm wohlgeht, wer etwas erreichen möchte, muß wollen, daß es allen seinen Mitarbeitern wohlergehe. Zusammenfassend läßt sich die neue Beziehungsqualität in der Führung wie folgt formulieren:

Was alles die Beziehungen beeinflußt

Motivationale Faktoren

- Persönliches Engagement
- Streben nach
  - sozialer Anerkennung
  - Macht, Einfluß
  - guter Arbeit, Leistung
  - Bequemlichkeit
  - Streßabbau
  - Existenzsicherung
  - Nächstenliebe

Persönlichkeitsfaktoren

- Fachqualifikation
- Fähigkeit der
  - Wahrnehmung
  - Kommunikation
- Erfahrungen
- Selbstvertrauen
- Persönlichkeitstyp
- Charakter
- Gesundheit
- Alter

Situative Faktoren
- Art der Aufgabe
- Bedingungen der Aufgabenbewältigung
- Zeitdruck, Komplexität
- technische Gegebenheiten
- organisatorische Gegebenheiten

3.3.3 Auf Bedürfnisse, Erfahrungen und Geprägtsein der Mitarbeiter eingehen

Bei erfolgreichen Unternehmen und Organisationen ist nichts deutlicher zu spüren als die „Achtung vor dem einzelnen". Sie behandeln Menschen wie Partner, gehen auf ihre Individualität ein, machen aus Lieschen und Otto Müller erfolgreiche, sich selbstentfaltende Menschen. Führung bedeutet, diese im einzelnen vorhandenen Anlagen, Energien und Kräfte fördern und entwickeln helfen.

Jeder Mensch ist anders, hat spezifische Bedürfnisse, Erfahrungen, Verhaltensweisen, ein individuelles Wissen und den Wunsch, seine eigene Persönlichkeit, seine eigene Ausprägung zur weiteren Entfaltung und zur Geltung zu bringen (Selbstdarstellung). Das gilt besonders für Erwachsene sowie in der heutigen Zeit, in der Selbstentfaltung einen großen Wert darstellt.

Das hat Konsequenzen für:

- die Gruppenaktivitäten und die entsprechende Gestaltung,
- den Umgang mit Mitarbeitern und für den Führungsstil. Führen wird verstärkt mitarbeiterorientiert.

Der Mitarbeiter heute

- mit eigenen Zielen, Ansprüchen
- mit persönlichen Vorgeprägtheiten,
- mit spezifischen Werten, Einstellungen, Motivationen,
- mit unterschiedlicher Ausbildung und Fähigkeit, Spezialisierung,
- mit Ängsten, Mißtrauen, Aggressionen,
- wurde durch den Zeitgeist, die wirtschaftliche Situation geprägt.

Neben der sachlichen Arbeit besitzen persönliche Bedürfnisse eine große Rolle.

Diesen Mitarbeiter gilt es anders zu führen als früher.

Einflüsse des Wandels in der Gesellschaft und bei den Mitarbeitern auf die Gruppenarbeitsgestaltung

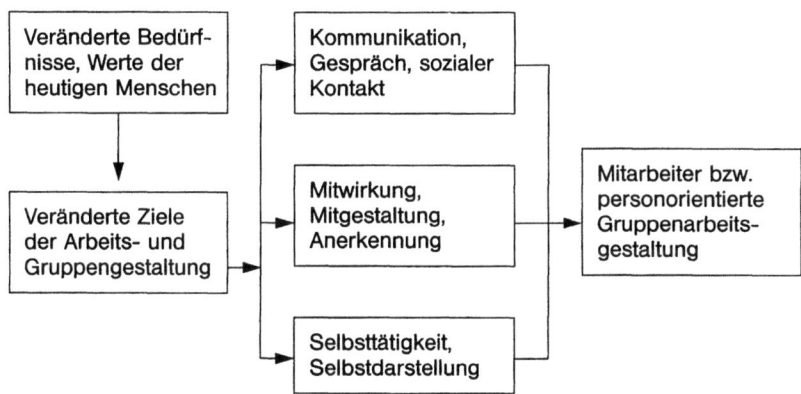

Die Führungskraft muß bei der Gruppen- und Arbeitsgestaltung, bei der Planung und Realisierung von Arbeitsaufgaben, bei der Besprechung von Themen in der Gruppe stärker auf die Bedürfnisse, Erfahrungen und das Geprägtsein, auf die Persönlichkeit der Gruppenmitglieder eingehen.

Erwartungen als Ausgangspunkt und Ziel

Allgemein gilt als unbestritten, daß bei der Gestaltung von Arbeit bzw. Gruppenarbeit vom Erwachsenen als einem mündigen Menschen ausgegangen werden muß. Das läßt sich wie folgt begründen:

- Der Erwachsene besitzt bereits eine bestimmte soziale und berufliche Position, verfügt über Lebenserfolge, füllt ihm aufgetragene oder selbstauferlegte Rollen und Aufgaben aus. Er ist in der Regel fähig und bereit, diese bewußt zu gestalten. Er besitzt also eine *personale Kompetenz* im Leben.

Bedürfnis- bzw. Motivpyramide nach Maslow (1981)

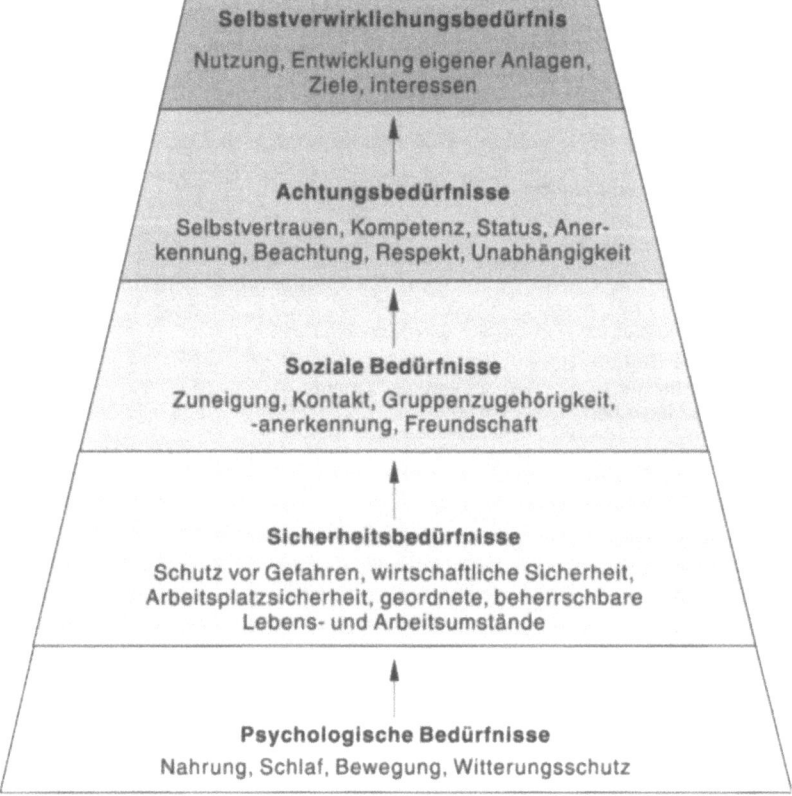

3.3.4 Führungsprobleme durch unterschiedliches Bildungs- und Ausbildungsniveau

Bildung besitzt heute eine zentrale Bedeutung. Personen mit geringem Bildungsniveau haben im Vergleich zu anderen geringere Chancen. Bildung ist sowohl für die materielle Situation, die Berufsposition und die immaterielle Lebenssituation von Bedeutung.

Bildung beeinflußt direkt oder indirekt die immaterielle Lebenssituation. Für die soziale Partizipation, die geistige Beweglichkeit und Lernfähigkeit, aber auch das Anspruchs- und Erwartungsniveau der Menschen spielt das Bildungsniveau eine relativ große Bedeutung. Je höher das Bildungsniveau, je größer sind die Kenntnisse von Alternativen, je höher die statusbedingten Erwartungen und Ansprüche, je höher die Partizipationserfahrung bzw. -erwartung (vgl. Glatzer u. Zapf 1984, S. 262).

Bei Frauen und der älteren Generation zeigen sich noch bildungsmäßige Benachteiligungen und damit auch Auswirkungen auf die anderen genannten Bereiche.

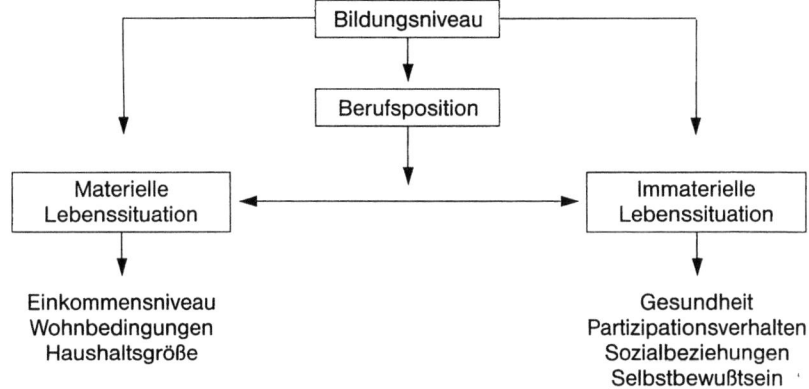

Das Bildungsniveau breiter Bevölkerungsschichten ist in den letzten 20 Jahren erheblich gestiegen und wird auch noch weiter steigen.

Hinzu kommen ständig wachsende fachliche Anforderungen am Arbeitsplatz und damit einhergehend ein gestiegenes Niveau in der hierfür erforderlichen Ausbildung.

Von Relevanz ist weiter die Notwendigkeit, innerhalb eines Arbeitslebens u. U. mehrere – vollkommen unterschiedliche – Tätigkeiten/Berufe ausüben zu müssen.

Ein steigendes Bildungsniveau bedeutet – auch im Rettungsdienst – u. a.:

- Die geistige Beweglichkeit, das Wissen, die Denk- und Kommunikationsfähigkeit hat zugenommen.
- Das Selbstbewußtsein, das Von-sich-überzeugt-sein, die Ich-Bezogenheit, aber auch die Ansprüche, z. B. auf Informiertwerden, auf Begründung einer Anordnung oder auf Übertragung einer Aufgabe sind gewachsen.
- Mit der höheren Bildung wuchs auch das kritische Bewußtsein, neue Einstellungen und Werte bildeten sich heraus. „Industrielle Werthaltungen" veränderten sich. Die Wandlungsprozesse stehen teilweise erst am Beginn, teilweise sind sie weiter fortgeschritten. In einigen Bereichen hat eine Ablösung der bisherigen Werthaltungen stattgefunden.
- Vielfach entsteht gerade aufgrund der höheren Bildung der jüngeren ein Generationskonflikt mit den älteren Mitarbeitern.
- Oft geht mit der mehr intellektuellen Höherqualifizierung ein Schrumpfen in anderen Bereichen einher. Geschrumpft sind in den letzten 15 Jahren die psychosoziale Stabilität, die Motivation, das Engagement, die Ausdauer und Belastbarkeit. Die Bedürfnisse der Mitarbeiter ändern sich.

Für die Führung bringt diese Entwicklung eine Reihe von Herausforderungen.

So wird ein autoritärer Führungsstil, das einseitige Befehlen und das gefügige Ausführen von Arbeiten von vielen als unwürdig empfunden. Führung muß kooperativer werden.

*Das Abstimmen von Person, Sache und Beziehungen
als eine wichtige Aufgabe der Führung*

```
            Sache
            Aufgaben
            Probleme
            Struktur

              Es
             /\
            /  \
           /    \
          /      \
         /_____\
Ich                    Wir
Person                 Beziehungen
Bedürfnisse            Kommunikationen
Ansprüche              Prozeß
Interessen
```

Lernen wird in einer Zeit schneller Veränderungen als ein permanenter Prozeß gesehen.

Gerade im Rettungsdienst erhält Weiterbildung in Zukunft einen größeren Stellenwert. Eine solche zielgruppenorientierte Weiterbildung sollte dann auch zum Ausbalancieren bestehender Bildungsunterschiede beitragen und Möglichkeiten im Krankheits- und Altersfall schaffen, aus dem Rettungsdienst in andere sozialmedizinische Arbeitsbereiche überzuwechseln (vorzeitige Umschulungsaktivitäten).

Zentrale Führungsaufgabe im Bildungsbereich ist es, eine Balance bzw. Abstimmung zwischen Person – Gruppe und Aufgabe durch Bildungsarbeit zu erreichen.

3.3.5 Motivation als Aufgabe

„Wenn ich all die Scheintoten in den Betrieben sehe, die erst nach Feierabend zu wirklichem Leben erwachen, wird mir ganz schwindelig bei dem Gedanken daran, wie die Bilanzen aussehen könnten, wenn . . . der ganze Unternehmensorganismus wiederbelebt werden würde" (*Börsenblatt* 3.4.84, S. 49). Treffender läßt sich die Situation nicht schildern. Motivation entwickelt sich daher in Schule, beruflicher Arbeit, in der Erwachsenenbildung aber auch in den zahlreichen gesellschaftlichen Gruppen und Organisationen zu einem zentralen Problem.

Ist der Mensch von heute weniger motiviert, engagiert als früher, oder sind die Anreize, die Ziele nicht mehr erstrebenswert?

Muß man den Menschen mehr zu seinen Zielen drücken, zwingen – auch in einer Demokratie – oder sollte die Entscheidung zum Handeln, zum Arbeiten,

zum Engagement ausschließlich von den individuellen Bedürfnissen und damit auch vom Wollen, der Lust und dem Begehren des einzelnen abhängen?
Wie kann man ihn dann anreizen, motivieren zu Zielen hinbewegen?
Besitzen wir heute noch attraktive zeitgemäße Ziele als Anreize, werden sie noch ausreichend akzeptiert besonders wenn sie über den Interessenhorizont des einzelnen hinausgehen?
Das sind nur einige Fragen, welche die Komplexität der Motivationsproblematik andeuten.
Man spricht heute sogar von einer Motivationskrise.
Kennzeichen der Motivationskrise sind u. a.:

- mangelnde Lern- und Identifikationsbereitschaft,
- nachlassende Sorgfalt,
- abnehmendes Pflichtgefühl,
- Scheu vor Risiko und Initiative,
- mangelnde Konzentration, geringe Anstrengungsbereitschaft,
- mangelnde Belastbarkeit und fehlendes Durchhaltevermögen,
- Fernbleiben von Unterricht, Dienstveranstaltungen . . . ,
- Unfähigkeit zur Kooperation,
- nachlassende Kreativität,
- mangelndes Engagement.

Werden die Motive eines Menschen, also jene Komponenten, die bestimmen, was Menschen wollen oder wünschen, durch bestimmte Anreize aktiviert und somit auch verhaltensbestimmend, so spricht man von Motivation (vgl. v. Rosenstiel 1977). „Motivieren" aus der Sicht einer Führungskraft heißt dann, z. B. einen Menschen zu einem bestimmten Verhalten, zu einer Absicht bzw. Handlung zu bewegen, wobei dieser dabei auch persönliche Bedürfnisse und Ziele realisieren kann. Motivierung ist für Heckhausen „die momentane Bereitschaft eines Individuums, . . . seine sensorischen, kognitiven und motorischen Funktionen auf die Erreichung eines künftigen Zielzustands zu richten und koordinieren" (zit. nach v. Rosenstiel 1977, S. 3). Jede Motivierung ist stets ein Wechselwirkungsprodukt von motivierter Person, ihren überdauernden Persönlichkeitszügen und der motivierenden Umwelt bzw. Situation in Gesellschaft, Wirtschaft, Schule, Familie u. a. Motivation ist demnach kein abstraktes isoliertes Phänomen, sondern eingebunden in die Persönlichkeitsstruktur, den Sinnzusammenhang menschlichen Erlebens, Verhaltens und Strebens innerhalb einer bestimmten gesellschaftlichen Situation.

Motivation findet heute im Rettungsdienst noch zu wenig Beachtung. Die ursprüngliche Selbstmotivation vieler Rettungssanitäter vermindert sich – wie in anderen Berufsbereichen – in Gesellschaft und Wirtschaft. Die Vorstellung, daß mit guter Bezahlung Motivation möglich ist, trifft heute kaum noch zu. Motivation ist nicht nur mit Geld zu machen. Unter den Führungsaufgaben im Rettungsdienst wird die Motivation als Auslösungsenergie immer wichtiger.

Die Motivation im Rettungsdienst zu steigern ließe sich auf die Formel bringen: Die Mitarbeiter müssen sich unter Kollegen und in ihrer Beziehung zum Vorgesetzten bei ihrer Aufgabenerledigung und mit den Bedingungen ihrer Arbeit wohlfühlen. Besonders die Führungskraft besitzt die Aufgabe,

Auslöser von Motivationen zu sein, die der einzelne Mitarbeiter oft nicht allein finden kann. Dies ist unter anderem möglich durch:

▶ Bewußtmachen von Sinnzusammenhängen,
▶ Anteilnahme und Vertrauen,
▶ Vermeiden und Lösen von Konflikten,
▶ Verbreiten und Begründen von Zuversicht und positiven Einstellungen.

Von besonderer Bedeutung für den Rettungsdienst ist auch die Erkenntnis, daß Gruppenmotivation stärker sein kann als die Motivation des einzelnen. Das mag das folgende alte Beispiel von Carnegie (1938, S. 80) darlegen:

Charles Schwab, vor vielen Jahren Präsident der Bethlehem Steel Cie., machte einen Rundgang durch eines der Walzwerke des Konzerns, das in seiner Leistung stets hinter den vergleichbaren anderen Werken zurückblieb. Abends gegen Ende der Tagschicht (man arbeitete damals noch in zwei Schichten zu 12 Stunden), frug er einen Arbeiter, wieviel Vorwärmungen die Schicht heute gemacht habe. Als die Antwort „sechs" lautete, malte Schwab mit einem Stück Kreide eine große „6" auf den Fußboden und ging wortlos davon. Als die Arbeiter der Nachtschicht zur Ablösung kamen und nach der Bedeutung dieser 6 frugen, erklärten die Kollegen von der Tagschicht, daß der oberste Boß hier gewesen sei und aufgrund der Mitteilung, man habe sechs Vorwärmungen gemacht, diese Zahl hingeschrieben habe.
Als am anderen Morgen die Tagschicht wieder ihren Dienst antrat, sahen die Männer, daß die Sechs weggewischt und durch eine Sieben ersetzt worden war. Mit der Einstellung, dies sei ja wohl noch schöner, wenn die Nachtschicht sie übertreffen wolle, gingen sie mit Feuereifer an die Arbeit - und als am Abend die Nachtschicht wieder die Arbeit aufnehmen wollte, stand eine große „9" auf dem Boden. Und binnen kurzem leistete das Werk wesentlich mehr als jedes andere Werk.

Selbst wenn uns das Beispiel heute primitiv vorkommt, läßt sich die Tatsache, daß Schwab mit einfachen Mitteln Gruppenmotivation bewirkte, nicht leugnen. Das Prinzip läßt sich in vielfacher Weise auch auf den Rettungsdienst, v. a. in der Bereitschaftssituation, übertragen. Teamwork setzt oft Motivationen frei.

Je mehr es gelingt, einen positiven Teamgeist zu entwickeln, die Aufgaben als eine sinnvolle, anregende Arbeit zu gestalten, je weniger schleichen sich tödliche Langeweile, Monotonie und innere Kündigung – das Gegenteil von Motivation – ein. Diesen Prozeß der inneren Kündigung und Demotivierung beschreibt M. Ende in seinem Märchen *Momo* (S. 243):

Momo starrte Meister Hora fassungslos an. Leise fragte sie: „Und was ist das für eine Krankheit?"
„Am Anfang merkt man noch nicht viel davon. Man hat eines Tages keine Lust mehr, irgend etwas zu tun. Nichts interessiert einen, man ödet sich. Aber diese Unlust verschwindet nicht wieder, sondern sie bleibt und nimmt langsam immer mehr zu. Sie wird schlimmer von Tag zu Tag, von Woche zu Woche. Man fühlt sich immer mißmutiger, immer leerer im Innern, immer unzufriedener mit sich und der Welt. Dann hört nach und nach sogar dieses Gefühl auf, und man fühlt gar nichts mehr. Man wird ganz gleichgültig und grau, die ganze Welt kommt einem fremd vor und geht einen nichts mehr an. Es gibt keinen Zorn und keine Begeisterung, man kann sich nicht mehr freuen und nicht mehr trauern, man verlernt das Lachen und das Weinen. Dann ist es kalt geworden in einem und man kann nichts und niemand mehr lieb haben. Wenn es einmal soweit gekommen ist, dann ist die Krankheit unheilbar. Es gibt keine Rückkehr mehr. Man hastet mit leerem, grauem Gesicht umher, man

ist genauso geworden wie die grauen Herren selbst. Ja, dann ist man einer der ihren. Diese Krankheit heißt: Die tödliche Langeweile."
Momo überlief ein Schauder.

Gerade in Zeiten des gesellschaftlichen, wirtschaftlichen und technischen Umbruchs – auch im Rettungsdienst – muß Führung Sicherheit geben und damit auch zur Motivation der Mitarbeiter beitragen.

Jeder Mensch braucht ein gerütteltes Maß an Sicherheit (Verhaltenssicherheit, Arbeitsplatzsicherheit u. a.). Ein ständiges Nichteintreffen von Erwartungen würde zur völligen Demotivation führen. Gerade in Zeiten des rascheren Wandels von Tätigkeiten, aber auch privaten Veränderungen nimmt die Unsicherheit der Mitarbeiter zu und damit die Leistungsenergie ab.

Menschenführung wird heute und in Zukunft wesentlich dazu beitragen müssen, Wege und Möglichkeiten zu suchen, die es den Mitarbeitern erlauben, ihre Leistung für angemessene Aufgaben zur richtigen Zeit in der richtigen Gruppe erbringen zu können. Es gehört zu den Grundbedürfnissen der Menschen, etwas leisten zu können, was sich materiell und immateriell lohnt. Diese Wege und Möglichkeiten gilt es ständig zu suchen.

3.3.6 Wandel zu einer neuen Beziehungsqualität

Aus dem bisher Gesagten wird bereits deutlich, daß es bei der Menschenführung wesentlich auf die zwischenmenschlichen Beziehungen ankommt. Aber gerade hier gibt es – auch im Rettungsdienst – aufgrund von allgemeinen Veränderungen zunehmend Defizite und Schwierigkeiten.

Art und Qualität der zwischenmenschlichen Beziehungen und der Kommunikation haben sich in unserer technisch-rationalen Welt mit ihren psychosozialen Entwicklungsdefiziten stark verändert.

Gewandelte zwischenmenschliche Beziehungen

Das moderne Wirtschaftsleben, das Konkurrenzdenken („Ich will mehr haben", „Ich will weiterkommen") aber auch das abstrakte Denken und verstandesmäßige, „coole" Verhalten der Menschen erschwert die zwischenmenschlichen Beziehungen. Das zeigt sich in folgendem:

- Kontakte von Mensch zu Mensch, besonders am Arbeitsplatz sind oft nur auf das Zweckmäßige beschränkt (kalkulatorische Beziehungen)
- Man zeigt keine Gefühle. Bloß niemanden in sein „Inneres" hineinschauen lassen.
- Das Berufsleben und z. T. auch der Privatbereich ist anonym, „entpersönlicht". Das wird sich durch Computer und Automationsverarbeitung noch weiter verstärken (Mensch-Maschinen-Kommunikation).
- Die mündliche Kommunikation wird durch die schriftliche, durch Telefon und andere Medien ersetzt. Unmittelbarer Kontakt fehlt.
- Der einzelne ist oft isoliert (ich-bezogen, Narzißmus), ein Single, alleinstehend, Einzelkämpfer. Die Führungskraft besitzt vielfach nicht mehr den Kontakt zu allen Mitarbeitern. Sie sitzt oben, ihre Tür ist nicht für jeden offen, man muß den Dienstweg einhalten.

- Die Gefühle der Mitmenschen bzw. Mitarbeiter erkalten und damit auch alles, was durch positive Emotionen gefördert wird: Arbeitsfreude, Motivation, Engagement, Hilfsbereitschaft, persönliche Entfaltung.
Gefördert wird durch diese psychosoziale „Unterkühlung" Mißtrauen zwischen Kollegen, Aggressionen, Resignation, mangelndes Verständnis.

Notwendig wird für die Zukunft verstärkt eine personale Führung, mehr Kontakt und die Fähigkeit, mit Persönlichkeit zu führen.

Förderung der informellen, offenen Kommunikation als Führungsaufgabe

Erfolgreiche Wirtschaftsunternehmen und Sozialgebilde sind ein einziges Netz informeller, offener Kommunikation. Dadurch stehen die Mitarbeiter untereinander in intensivem Kontakt. Dabei werden vielfältige Formen informeller Kommunikationen gepflegt:

- *Politik der offenen Tür*
  Die Tür des Vorgesetzten ist für jeden Mitarbeiter offen.
- *Sichtbares Management „management by walking about" (Führung durch Herumspazieren)*
  Der Vorgesetzte bewegt sich öfters vom Schreibtisch weg und fördert so auch den informellen Gedankenaustausch.
- *Kommunikationsfördernde räumliche Gestaltung*
  Einrichtung von Stammtischen, von großen Mittagstischen, von Rolltreppen statt Aufzügen; durch Wandtafeln und Flip-charts.
- *Spontane Besprechungen,*
  statt schriftlicher Kommunikation.

Fruchtbare informelle Kommunikation bewirkt:
▶ zu einem großen Teil Motivationssteigerung,
▶ mehr Lerneffekte,
▶ besseres Informiertsein,
▶ mehr Dynamik,
▶ weniger Konflikte,
▶ bessere Leistungen und
▶ verbesserte zwischenmenschliche Beziehungen.

Gerade die Kommunikation, das Gespräch zwischen Führungskräften und Mitarbeitern hält durch den richtigen Informationsfluß und anregende Kontakte alles zusammen; vergleichbar mit dem menschlichen Nervensystem. Informationen sollten immer in 3 Richtungen laufen: von oben nach unten, von unten nach oben und quer, von Mitarbeiter zu Mitarbeiter, von Führungskraft zu Führungskraft. Gerade in dieser Vernetzung liegt die effektive und partizipative Wirkung der Kommunikation.

Die Gruppe als Einflußfaktor

Menschenführung wird durch die Gruppen wesentlich beeinflußt. Führen gegen den Gruppenwillen ist unmöglich.

Welches sind nun die Wirkkräfte der Gruppe, welche die Führungskraft nutzen sollte und der Gruppe im Einsatz aber auch im Bereitschaftsalltag Kraft und Leistung geben?

▶ Die bedeutendste Kraft ist die Gruppenkohäsion (Wirgefühl, Zusammenhalt). Diese Kraft ist besonders bei „Elitegruppen" ausgeprägt. Eine solche Kohäsion verstärkt die Innenorientierung. Die gesellschaftlichen Einflüsse bzw. andere äußere kommen nur schwer an die Mitglieder bzw. die Gruppe heran (z. B. Konfliktmentalität, 35-Stunden-Woche). Die Gruppe wirkt dann durch ein Gefühl gegenseitiger Verpflichtung ihrer Mitglieder zueinander.
▶ Einen großen Stellenwert besitzt auch das geistige Klima der Gruppe für ihre Kraft und Leistung. Gemeint ist damit Hoffnung, Lebens- und Arbeitseinstellung, positives Denken, Selbstbewußtsein, Optimismus statt depressiver Stimmungen.
▶ Physische und psychische Fitness wirken als unterstützende Faktoren auf Kraft, Leistung und Einsatzfähigkeit.
▶ Ein wesentliches Merkmal erfolgreichen Gruppenverhaltens ist die Kameradschaft. Sie zeigt sich besonders im gegenseitigen Helfen, Unterstützen, Einstehen füreinander besonders bei Mühe und in schwierigen Einsatzsituationen. Vorgesetzte, die in der Gruppe sind, werden oft durch Kameradschaft mit der Gruppe fest verbunden. Falscher Ehrgeiz, Selbstsucht und Unaufrichtigkeit zerstören diese Kameradschaft.

Diese positiven Einflußfaktoren sind vertrauensbildende Faktoren. Sie zu fördern ist Aufgabe der Menschenführung, nicht Mißtrauen säen, Brunnenvergiftung betreiben, den Zusammenhalt verhindern, es sei denn, Menschenführung will nicht die Einsatzmoral und die Hilfemotivation finden. Menschenführung ist aber immer auch Gruppenführung und bedeutet: die positiven Einflußfaktoren nutzen und verstärken.

Gerade im Rettungsdienst mit seiner Gruppenstruktur und Gruppenarbeit sollten sich Führungskräfte bewußt machen, daß die Gruppe selbst auch führt und bestimmte Leistungen besser bewältigt als einzelne, auch als einzelne Führungskräfte.

Die Gruppe besitzt in bestimmten Situationen psychologisch begründete Vorteile gegenüber einzelnen, die zu einer höheren Wirksamkeit führen können. Sie verfügt oft über eine größere Autorität (Gruppenautorität) und eine stärkere Motivation. Dazu ein Beispiel: Eine Schicht, d. h. die Rettungssanitäter einer Schicht, wollen als Gruppe einen Ausflug machen. Einer will sich bewußt ausschließen und nicht mitfahren. Der Schichtleiter ist überzeugt, daß seine ganze Autorität nichts nützt, den Kollegen umzustimmen. In einem vertraulichen Gespräch mit einem Rettungssanitäter aus der Gruppe hat der Schichtleiter dem sich Ausschließenden zu sagen, daß die gesamte Gruppe großen Wert darauf legt, daß er am Ausflug teilnimmt. Es wäre nicht gut, wenn er sich ausschließen würde. Der Rettungssanitäter entschließt sich daraufhin, doch mitzufahren.

Wenn auch eine solche Gruppenautorität bzw. -motivation nicht immer wirkt, so ist doch oft die Gruppenführung stärker als die einzelner Führungskräfte. Jede Führungskraft wird versuchen, diese Gruppenkräfte in den

Dienst der gemeinsamen Zielsetzung zu stellen. Dazu bietet sich besonders die Bereitschaftssituation an, weil hier die positiven Gruppenkräfte besonders gefördert werden können.

3.3.7 Die Bedeutung des Betriebsklimas

Jeder Betrieb und auch ein Rettungsdienstunternehmen verkörpert ein Sozialgebilde, in dem interne und externe Einflüsse wirken, in dem es übereinstimmende und konträre Interessen und Wirkkräfte gibt. Aufgabe der Personal- und Menschenführung ist es, bei allen Beteiligten ein ständig aktives Bemühen zu fördern, eine möglichst breite Übereinstimmung zu erreichen.

Zunehmende Unzufriedenheit und Beziehungsstörungen

Nicht nur im Rettungsdienst – auch in anderen Unternehmen – ist der Ton wieder rauher geworden. Der Betriebston, die Betriebsatmosphäre, der Betriebsgeist, das Betriebsklima verschlechterten sich. Das hat seine Ursache u. a. darin, daß Mitarbeiter sich generell weniger denn je gefallen lassen. Sie sind mündiger, kritischer, konfliktbereiter geworden. „Trotz Massenarbeitslosigkeit nehmen sich Mitarbeiter ganz selbstverständlich Freiheiten heraus (sofern sie ihnen nicht bereits vertraglich zugestanden sind), die auszukosten ihnen vor 20 Jahren zumindest ein ziemlich schlechtes Gewissen bereitet hätte" (Derschka 1986).

Seit den 60er Jahren, so drückte es der amerikanische Managementberater Diebold (1986) aus, „habe die Gesellschaft ihre Vorstellungen von den legitimen Pflichten eines Unternehmens um viele qualitative Aspekte erweitert".

Die 68er Generation, die 1968 als erste auf der Straße für mehr Lebensqualität protestierte, hat einen Wandel des Anspruchsniveaus eingeleitet. Emanzipation, Kritikbewußtsein, Konfliktbereitschaft entwickelten sich.

Seit der Zeit wächst die Kritik- und Konfliktkompetenz von unten. Die Mitarbeiter sind intelligenter und aktiver geworden. Das Wissen um die wirklichen betrieblichen Zusammenhänge entwickelt sich immer mehr auch zu den Mitarbeitern. Die Belegschaften können sich immer schneller, besser und wirkungsvoller ein Bild von betrieblichen Zusammenhängen machen. Gleichzeitig nimmt die Außensteuerung der Mitarbeiter durch Medien, gesellschaftliche Sozialisation, Gewerkschaften zu. Kommunikative Wahrheit und Glaubwürdigkeit im Unternehmen gewinnen an Bedeutung.

Auch Rettungssanitäter sind „Kinder dieser Zeit" und dieser Ent-wicklungen. Auch sie sind kritischer und konfliktbereiter geworden, übernehmen Ansprüche und Forderungen aus anderen Gesellschafts- und Wirtschaftsbereichen. Das zeigt folgender Zeitungsartikel, der sicherlich kein Ausnahmeproblem darstellt (Schwäbische Zeitung 11.04.1986).

Es geht um Geld und die 40-Stunden-Woche

24 unzufriedene Sanitäter klagen gegen das Rote Kreuz

Von unserem Redaktionsmitglied
▬▬▬▬ - 24 mit ihrem Arbeitgeber unzufriedene hauptberufliche Ret tungsssanitäter aus
▬▬▬▬ und ▬▬▬▬ die bislang 2500 und 3500 Mark verdienten, klagen vor dem Arbeitsger'icht gegen den ▬▬▬▬ Kreisverband des Deutschen Roten Kreuzes. Es geht um Geld, Bewertung der Arbeitszeit und Mitsprache.
Bisher sind die allgemeinen Streitpunkte der ▬▬▬▬ Sanitäter beispielhaft an einem der Fälle abgehandelt worden. Eine Einigung zwischen den Tarifpartnern wurde nicht erzielt. Die Fälle müssen vom Gericht entschieden werden. Das Urteil wird am 30. Mai verkündet.
Angelpunkt des Verfahrens ist ein neuer Tarifvertrag, den der Kreisverband durchsetzen will, den die Sanitäter aber nicht akzeptieren. Beide aus gutem Grund: Der Arbeitgeber kommt mit den vorhandenen und eingehenden Mitteln nicht mehr zurecht, die Arbeitnehmer wollen eine Rückstufung mit Lohnverlusten bis 200 Mark nicht hinnehmen.
Nicht nur das: Sanitäter müssen zwar Einsätze zu jeder Tages- und Nachtzeit durchführen, sie wünschen jedoch wie viele andere Berufstätige auch „unterm Strich" eine wöchentliche Arbeitszeit von 40 Stunden. Darum begehrten sie auf, als im neuen Tarifvertrag die Stundenzahl offen blieb. Es folgten Änderungskündigungen von der einen und juristische Schritte von der anderen Seite.
Vor dem Arbeitsgericht bringen die Sanitäter vor, daß sie in Zukunft für weniger Geld mehr arbeiten sollen, sei unzumutbar. Sie hätten mit hohen Einbußen im Jahr zu rechnen. Diese Verluste müßten ausgeglichen, zunächst einmal jedoch die Kündigungen zurückgenommen werden. Schließlich möchten die von der Gewerkschaft unterstützten Sanitäter zukünftig auch beim Aufstellen des Dienstplans mitsprechen.
Das Rote Kreuz hält dagegen, daß sich die Kosten des Rettungsdienstes um rund 25 Prozent verteuern, wenn den Wünschen nach Lohn, Freizeit und Personal gefolgt wird. Im übrigen gebe es bei der Neuregelung der Arbeitszeit kein Mitbestimmungsrecht des Betriebsrates. Die Fronten zwischen Arbeitgebern und -nehmern des Roten Kreuzes im haben sich verhärtet.

Hier werden die Ansprüche der Mitarbeiter deutlich, aber auch die wirtschaftliche Situation des Unternehmens. Führung bewegt sich in einem solchen Spannungsfeld.

Ein solcher Konflikt steht nicht allein. Es gibt noch andere Formen von Konflikten, die sich auf das Betriebsklima auswirken. Für den Rettungsdienst lassen sich folgende das Betriebsklima beeinflussende Beziehungsstörungen nennen:

- *gruppeninterne Beziehungskonflikte*, z. B. Konflikte zwischen einzelnen Rettungssanitätern,
- *intermediäre Gruppenkonflikte*, z. B. zwischen Rettungssanitätern und Zivildienstleistenden, zwischen haupt- und ehrenamtlichen Rettungssanitätern, zwischen Rettungssanitätern und Helfern,
- *Konflikte zwischen unterschiedlichen Hierarchieebenen*, z. B. zwischen Geschäftsführung und Rettungssanitätern, wie das Beispiel zeigt.

Das Betriebsklima als Sozialindikator

Wo Mitarbeiter schlecht geführt werden, treten bald Spannungen auf, macht sich eine schlechte Stimmung breit, wird schneller gewechselt, wird häufiger

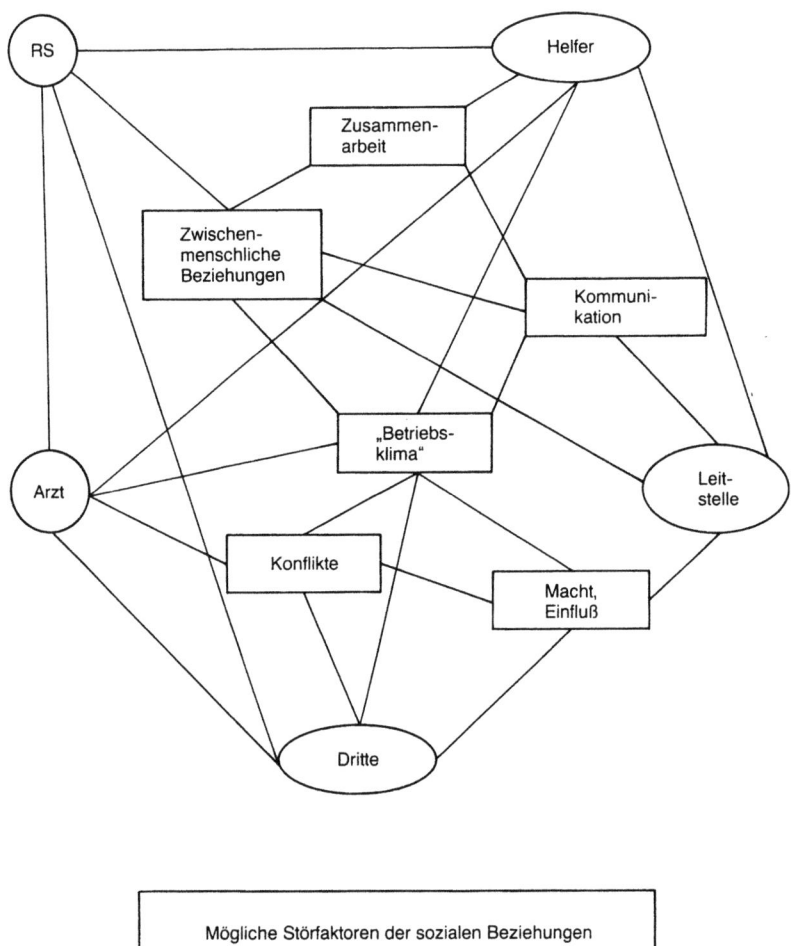

Mögliche Störfaktoren der sozialen Beziehungen

krankgefeiert, sinkt die Leistungsbereitschaft und wächst die Neigung zu innerer Kündigung. Das Betriebsklima ist ein Indikator für diese Faktoren.

Betriebsklimaforschungen ist es bisher nicht gelungen, den Begriff einheitlich zu fassen. Vielfach verwendet man für den gleichen Sachverhalt unterschiedliche Begriffe wie Arbeitszufriedenheit, Arbeitsmoral, Organisationsklima, Unternehmenskultur u. a.

Eine Münchner Gruppe von Wissenschaftlern entwickelte 1982 eine neue inhaltliche Beschreibung des Begriffs Betriebsklima (Bayerisches Staatsministerium für Arbeit und Sozialordnung 1982). Zu diesem Begriff zählen folgende soziale und sozialpsychologischen Indikatoren:

- das Betriebsimage, das bei der Belegschaft besteht,
- die Einschätzung der Kollegen,
- die Einstellung gegenüber Vorgesetzten,

- die Bewertung der Organisationsstruktur, der Informations- und Mitsprachemöglichkeiten, der Interessenvertretung sowie
- der Einstufung der betrieblichen Leistungen für die Mitarbeiter.

Ursachen für Störungen im Betriebsklima

Welches sind nun die hauptsächlichen Störungsquellen des Betriebsklimas. Eine allgemeine Ursachenanalyse ergibt sich aus einer Befragung in der vorher genannten Untersuchung bei Mitarbeitern. Daraus ergeben sich folgende Ergebnisse:

- die Bereiche „Organisation" und „betriebliche Leistungen" werden deutlich schlechter eingeschätzt als etwa „Kollegenbeziehungen" oder die „Interessenvertretung",
- das Betriebsklima wird von Mitarbeitern kleiner und mittlerer Betriebe besser beurteilt als in größeren,
- jüngere und ältere Mitarbeiter schätzen das Betriebsklima günstiger ein als Mitarbeiter in mittleren Jahren.

Aus anderen Aussagen (vgl. Weber 1986) wird deutlich, daß von allen Faktoren der Einfluß des Vorgesetzten, sein Führungsstil und -verhalten sehr bedeutsam sind. Setzt sich der Vorgesetzte zwar voll für den Betrieb, die Sachaufgabe, aber kaum für die Mitarbeiter ein, dann wirkt ein solches Verhalten bald auch in anderen Betriebsbereichen fort. Ein schlechtes, ja aggressiv aufgeladenes Betriebsklima ist dann oft die Folge. Das bedeutet: Das Führungsverhalten ist eine der Hauptursachen für Zufriedenheit bzw. Unzufriedenheit bei den Mitarbeitern.

Nach Meinung von Praktikern und Wissenschaftlen sind es immer wieder die gleichen Führungsfehler, die das Klima „vergiften":

- Willkür gilt als die schlimmste Führungssünde. Dazu neigen z. B. schwache Führungskräfte, die einen Laissez-faire-Stil pflegen, solange alles gut läuft, aber sofort autoritär werden, wenn sie damit nicht zurechtkommen. Wer als Vorgesetzter Rettungssanitäter in der Bereitschaftssituation lasch, d. h. überhaupt nicht führt, sich nicht darum kümmert, ist auch ein schlechter Einsatzführer.
- Ungerechte Behandlung von Mitarbeitern trägt ebenfalls zur Verschlechterung des Klimas wesentlich bei.
- Konflikt- und Kritikscheu der Führungskraft belastet ebenfalls das Betriebsklima.
- Unvermögen, die Mitarbeiter ausreichend zu informieren und ihre Leistungen anzuerkennen, trägt wesentlich zu Klimaverschlechterungen und Konflikten bei.
- Weil sich viele Führungskräfte für besser einschätzen, als sie Mitarbeiter beurteilen, kümmern sie sich weniger um ihre Mitarbeiter und sind überzeugt, es herrsche ein gutes Betriebsklima.
- Nicht wenigen Führungskräften fehlt es an menschlichen Qualitäten und damit an Führungsfähigkeiten. „Jeder 5. Chef ist ein Stoffel" war das Ergebnis einer Umfrage (Weber 1986).

Keine Leistung mittels Zwang
Zusammenhang von Führungsstil, Betriebsklima, Leistung (nach Litzwin u. Stringer 1968)

Führungsstil	Organisationsklima	Ergebnisse
autorität	strukturiert, nicht unterstützend, bestrafend, ohne Möglichkeit zur Verantwortungsübernahme, konfliktgeladen	niedrige Leistung und Zufriedenheit
partizipativ und beziehungsorientiert	unstrukturiert, kooperativ und freundlich	Produktivität und Innovation mittelmäßig, Zufriedenheit sehr hoch
leistungsorientiert, Kreativität verstärkend, Leistungsabhängigkeit von belohnendem Verhalten	unstrukturiert, verantwortungsorientiert, Risikoübernahme und Initiative werden belohnt, schlechte Leistung bestraft, mittlere Konflikthäufigkeit	Produktivität und Innovation sehr hoch, Arbeitszufriedenheit hoch

Betriebsklimaförderung als Führungsaufgabe

Es gehört zur Daueraufgabe der Führung, eine Balance zwischen den verschiedenen Faktoren des Betriebsklimas herzustellen. Hierzu brauchen die Führungskräfte Wahrnehmungsinstrumente, wie z. B. ein Social monitoring, oder Mitarbeiterbefragung (s. Testblatt). Nur so kann man sensibel werden für evtl. aufkommende Unzufriedenheit und Veränderungen. Die gesellschaftlich-kulturellen Wandlungen erzeugen einen dauernden Anpassungsdruck.

Immer mehr Unternehmen versuchen aktiv mit dem sozialen Wandel Schritt zu halten, ihn für die eigenen Zwecke zu nutzen und soziale Experimente zu wagen.

Dazu ist notwendig, Betroffene zu Beteiligten zu machen, Mitarbeiter einzubeziehen. Wir brauchen partizipative Formen des Miteinanderumgehens, der Regelung von Arbeitsbedingungen. Wie sich das Betriebsklima fördern läßt, zeigen folgende Anregungen. Nicht selten führen die Führungskräfte zentral und entsprechend autoritär. Den Zusammenhang zwischen Führungsstil, Betriebsklima und Mitarbeiterleistung untersuchen 2 amerikanische Wissenschaftler.

Passen Sie zu Ihrer Firma? (Nach Dichter 1984)
Test zur Ermittlung des Verhältnisses von Betriebsklima zu individuellen Ansprüchen

1.
Nehmen Sie an, die Firma wäre ein Blutsverwandter. Was könnte sie sein?
a) Sohn oder Tochter ☐
b) Bruder und Schwester ☐
c) Vater oder Mutter ☐
d) Onkel oder Tante ☐

Menschenführung in der Bereitschaftssituation

2.
Wenn Sie über Ihre Firma sprechen, mit welchem Gefühl (in bezug auf Wärme) tun Sie das?
a) Sehr warm und angenehm. ☐
b) Geschäftsmäßig. Interessiert. Aber nicht begeistert. ☐
c) Ein Mißverständnis, nicht besonders emotionell. ☐
d) Eher kühl. ☐

3.
Welcher Werkzeuge müßten Sie sich bedienen, wenn Sie in der Verhaltensstruktur Ihrer Firma etwas ändern wollten?
a) Eines Vorschlaghammers ☐
b) Eines Preßluftbohrers ☐
c) Eines Hobels ☐
d) Eines Ventilschlüssels ☐
e) Eines Meißels ☐

4.
Wenn der psychologische Abstand, den Sie zu Ihrer Firma haben, auf einer Skala symbolisch dargestellt würde und das eine Ende Sie und das andere die Firma wäre, wie würde das aussehen? (Kennzeichnen Sie Ihre Stelle!)

	10	9	8	7	6	5	4	3	2	1	
Sie											Firma

5.
Sie haben gehört, daß ein Angestellter Kritik an der Firma geübt hat. Als er zur Rede gestellt wurde, hatte er eine Menge Entschuldigungen dafür. Welche würden Sie am ehesten akzeptieren?
a) Ich habe Führungsstil erwartet, aber es gab keinen. ☐
b) Ich hätte klare Instruktionen hinsichtlich meines Aufgabenbereiches gebraucht, aber da kam nichts. ☐
c) Es hat mich nie jemand nach meiner Meinung gefragt. Es schien keiner daran interessiert zu sein. ☐
d) Ich wollte nur auf die Unzulänglichkeiten in der Firma hinweisen, in der Hoffnung, daß man dies als konstruktive Kritik auffassen würde. ☐

6.
Wenn Sie, bildlich gesprochen, Ihren Rhythmus, Ihren Stil und Ihre Melodie mit jenen der Firma vergleichen würden, was käme Ihnen in den Sinn? (Merken Sie eine Zahl für sich und für die Firma an und verbinden Sie sie.)

Ich bin wie ein   Meine Firma ist wie ein
1. Walzer   1.
2. Marsch   2.
3. Tango   3.
4. Jazzkonzert   4.

Auswertung
1. a) 5
   b) 4
   c) 1
   d) 3
   e) 2

2. a) 4
   b) 3
   c) 2
   d) 1
3. a) 2
   b) 1
   c) 4
   d) 5
   e) 3
4. Schreiben Sie die Zahl, die Sie für Ihren Abstand zur Firma angezeichnet haben, hin: 1, 2, 3, 4, 5, oder mehr.
   Abstand 1 bringt Ihnen 5 Punkte, 2 = 4, 3 = 3, 4 = 2, 5 oder mehr = 1.
5. a) 2
   b) 1
   c) 3
   d) 4
6. 1 − 1 = 5
   2 − 2 = 4
   1 − 3 = 3
   1 − 4 = 2

Die höchste Punktzahl ist 28. Bis zu 18 Punkte zeigen an, daß Sie sehr gut auf die „Kultur" Ihrer Firma eingestimmt sind. Sie sprechen psychologisch dieselbe Sprache.

12 bis 17 Punkte bedeuten, daß Sie sich in Ihrer Firma nur teilweise wie zu Hause fühlen. Das mag darauf zurückzuführen sein, daß Ihre Beziehung zur Firma nicht eng genug ist, oder darauf, daß Sie das Gefühl haben, Ihre Firma − im übertragenen Sinne − nur mit einem Vorschlaghammer ändern zu können.

7 bis 11 Punkte bedeuten schlechte Anpassung, möglicherweise in mehr als einer Hinsicht.

Dabei ergab sich: Je autoritärer die Führung, um so niedriger die Leistung. Betriebsklima und Führungsstil stehen dabei in einem engen Zusammenhang.

In jüngster Zeit üben aber auch zunehmend die betrieblichen Organisationsstrukturen einen Einfluß auf das Betriebsklima aus. Überholte, nichtzeitgemäße vergleichbare Arbeitsstrukturen (Mitwirkungsmöglichkeiten, Arbeitszeitregelungen, Arbeitsbereicherung u. a.) wirken sich auch negativ auf das Betriebsklima aus, weil sie den allgemeinen Entwicklungstrend und den Erweiterungen der Mitarbeiter nicht gerecht werden.

Was fördert das Betriebsklima?

1) Offensein für andere, für neue Entwicklungen, für Experimente, eine Trial-and-error-Mentalität.
2) Glaubwürdigkeit, Echtheit, Gerechtigkeit anstreben. Heuchelei, Doppelzüngigkeit, Taktik werden abgelehnt.
3) Ausreichende Information und Kommunikation (horizontal und vertikal in allen Richtungen).
4) Identität zwischen Mitarbeiter und Aufgabe, Betriebs- und Personenzielen, Tätigkeit und Auftrag.
5) Führung durch Nähe, durch qualitative, auch informelle Kontakte, nicht nur Zweckkontakte.
6) Zeitgemäße, angepaßte Arbeits- und Organisationsstrukturen.

7) Partizipation, prozessuale Einbeziehung, z. B. in Planungen oder gar Vorüberlegungen, nicht nur im Aufgabenbereich, sondern auch bei sozialen Fragen.
8) Anstelle von Amtsautorität personale Autorität mit Überzeugungskraft, Sinnstiftung, positives Denken und Vorbildverhalten.
9) Vermeidung von Reibungsverlusten, Lösen von Konflikten und Aufbau einer Verständigungskultur.

Probleme des Betriebsklimas sind in 1. Linie Probleme der zwischenmenschlichen Verständigung. Wer da erfolgreich führen will, braucht eine positive, offene Kommunikationshaltung. Dadurch entsteht dann auch ein Klima, wo es sich zu engagieren lohnt. Ein solches Klima der Verständigung und auch Zusammenarbeit wird maßgeblich vom Chef geprägt.

Wie muß eine Führungskraft sein, damit sich eine solche Verständigungskultur entwickelt? Techniken und Tricks helfen da nicht weiter. Rogers (1983) formulierte 3 wie selbstverständlich klingende und doch höchst anspruchsvolle Forderungen an die Führungskraft:

– Akzeptanz des anderen, da sich dieser sonst abschottet und seine Motivation verliert.
– Echtes Zuhören und echtes Interesse, die wegen des Zeit- und Aufgabendrucks oft fehlen. Fehlen sie jedoch, entstehen Blockaden, Engagementsverlust und innere Kündigung.
– Eigenes Authentischsein.

Das bedeutet „durchlässig", „fassadenfrei", offen und glaubwürdig sein mit einer ehrlichen Sprache und dem Willen, Verständigung einzugehen. Authentischsein bedeutet auch „Vorgesetzter zum Anfassen" sein.

3.3.8 Suche nach einer zeitgemäßen Arbeitskultur

Gerade im Rahmen der Bereitschaftsführung, einem Kompensations- feld der strafferen Einsatzführung muß Menschenführung zur Suche nach einer zeitgemäßen Arbeitskultur beitragen.

Eine demokratische Kultur ist das Kennzeichen unserer Gesellschaft, „in der sich mündige und freie Menschen nach ihren Vorstellungen und Wünschen ihr Leben gestalten und nach eigenem Ermessen handeln können ... Wäre es nicht an der Zeit, wenn wir nun eine demokratische Unternehmens- und Arbeitskultur entwickelten" (Then 1986, S. 447).

Was bedeutet das? Mitarbeiter und auch Führungskräfte müßten mehr Mitgestaltungsmöglichkeiten und mehr Freiräume erhalten. Führung mit sozialer Kompetenz würde die Menschen nicht nur stärker motivieren, sondern auch eine stärkere Identifikation ermöglichen.

Sicherlich, wer Menschen positiv führen will, ist oft mit einem nervenaufreibenden Verständigungsstreß konfrontiert. Führung besitzt eine integrierende, verbindende Aufgabe.

Mit Sicherheit wird die Phase der turbulenten Entwicklungen weitergehen. Auch das System Arbeit wird davon betroffen sein. Die rasante Wissenszunahme, die technischen Innovationen, die gesellschaftlichen Wandlungsprozesse aber auch die psychologischen und heilmedizinischen Fortschritte werden auch im Rettungsdienst eine weitere Anpassung und integrative Veränderung notwendig machen.

Ein Problem der Führung besteht darin, daß Menschen und Organisationen unterschiedliche Anpassungsschwierigkeiten besitzen. Menschen passen sich neuen Situationen in der Regel weit schneller und schmiegsamer an als die Organisationen, die Gesellschaft und der Privatbereich schneller als die Arbeitswelt. Zentrale Aufgabe der Führung wird es deshalb sein, die gesellschaftlichen und technischen Innovationen mit sozialer und organisatorischer Innovation in den Arbeitsbereichen zu begleiten. Das System Arbeit muß v. a. flexibilisiert werden (nicht nur bei der Arbeitszeit). „Nach mehr als 30 Jahren gelebter demokratischer Kultur mit ihren Freiheiten erwarten unsere Menschen nunmehr auch freiheitlichere Bedingungen mit mehr Wahlmöglichkeiten in der Arbeitswelt und in unseren Unternehmen" (Then 1986, S. 448).

Die Menschen überdenken gegenwärtig ihr Verhältnis zu Arbeit, Konsum, Besitz. Auswirkung davon wird wahrscheinlich sein, daß die bisher kulturbestimmende Erwerbsarbeit, welche die Basis der persönlichen Identität war, an Bedeutung verliert. Arbeitssinn, Sinnproduktion und eine freiere Gestaltung des Arbeitsprozesses werden zentrale Führungsaufgaben. Kann nicht im Rahmen der Bereitschaftssituation eine solche Such- und Innovationsarbeit eingeleitet werden?

Bei einer solchen innovativen Führungsarbeit sind noch viele Blockierungen und Verkrustungen zu beseitigen. Es geht dabei um die Gestaltung der Zukunft einer neuen menschlichen und zugleich effektiven Arbeit unter anderen technisch-organisatorischen Voraussetzungen und neuen Wertansprüchen der Menschen. Doch noch fehlt der eigentliche Durchbruch zu einer neuen betrieblichen Gestaltung. In der Zeitschrift *Der Arbeitgeber* lesen wir daher nahezu beschwörend (Then 1984, S. 448).

Fahren wir aber künftig so fort, wir handelten wie Vormünder und unterschätzten den aufgeklärten Wirtschaftsbürger. Noch scheinen wir viel zu ängstlich – oder vielleicht gar zu undemokratisch – zu sein, um den Menschen auch in der Arbeitswelt und bei der sozialen Sicherung mehr Entscheidungsräume zu gewähren. Der kleine Mann aber ist groß geworden, und die soziale Mündigkeit der Menschen ist in den letzten Jahren beachtlich gewachsen.

Es gibt für den Rettungsdienst 4 entscheidende Fragenkomplexe, die zugleich Kernaufgaben der Führung sind.

1) Wie sichern wir in Zukunft weiterhin eine wirkungsvolle, zeitgemäße, rettungsdienstliche Hilfe, möglicherweise über den bisherigen Aufgabenbereich hinaus zu einem psychosozialen Rettungsdienst?
2) Wie können wir die Kosten bzw. die betriebswirtschaftlichen Probleme in den Griff bekommen, ohne daß die menschlichsoziale Hilfe zurückgedrängt und das Ethos der Nächstenliebe verdrängt wird?
3) Wie finden bzw. erhalten alle im Rettungsdienst tätigen Menschen Sinn und Selbstverwirklichung? Wie können wir rettungsdienstliche Arbeit freier machen und sie mit dem gewandelten Leben und den Ansprüchen an die Lebensqualität noch mehr in Einklang bringen?

4) Wie können all diese Ansprüche, die es primär in der Bereitschaftssituation zu verwirklichen gilt, dennoch auch zu einer neuen Einsatzkultur führen? Denn auch in der Einsatzsituation findet die Wertediskussion statt, bei Ärzten, Sanitätern und auch Verletzten.

3.3.9 Schwierigkeiten und Reibereien vermeiden – Konfliktlösung als Aufgabe

Es besteht ein Dilemma darin, daß gerade in der streßreichen Einsatzsituation, unter Zeit- und Handlungsdruck leicht Konflikte und Mißverständnisse entstehen, die jedoch wegen der Notwendigkeit einer schnellen Hilfe am Patienten nicht immer vollständig gelöst werden können. Die Einsatzsituation erlaubt es nur in den seltensten Fällen, dem Konflikt, der Beziehungsstörung Vorrang vor der sachlichen Aufgabe einzuräumen. Deshalb muß die Führungskraft bei den Konfliktparteien oft um Verständnis bitten, Schwierigkeiten nach Abschluß des Einsatzes zu lösen. Andererseits sollten jedoch durch Aufgabenbewältigung störende Konflikte so schnell wie möglich abgebaut bzw. gemildert werden, um den Einsatzerfolg nicht zu gefährden. Es gehört sehr viel Selbstdisziplin dazu „Einsatzkonflikte" zu vermeiden bzw. zurückzustellen. Und dennoch lassen sich Schwierigkeiten, zwischenmenschliche Reibereien, Kompetenzgerangel und Beziehungsstörungen nicht immer verhindern.

Ursachen von Konflikten

Konflikte treten sowohl in den Gruppen als auch zwischen den einzelnen Gruppen immer häufiger auf.
    Konflikte können verschiedene Ursachen haben:

- Mißverständnisse,
  Mangel an Kommunikation und Information,
- Unsicherheit,
  Mangel an Selbstvertrauen oder Zielklarheit,
- Streß,
  Mangel an Zeit oder Methodik,
- Frustration,
  Mangel an Erfolg und Anerkennung,
- Abwehrhaltungen/Abwehrmechanismen,
  Mangel an Ich-Stärke (hierzu zählen v. a. aggressives und resignatives Verhalten),
- Außenseiterposition,
  Mangel an sozialer Anpassung,
- „Aus der Rolle fallen",
  Mangel an situativer Anpassung,
- Unvermögen,
  Mangel an Können, Wissen etc.,
- Unterschiedliche soziale Positionen und Kompetenzen, (z. B. Haupt- und Ehrenamtliche), Zivildienstleistender und Arzt der Rettungsleitstelle,

- unterschiedliche Einsatzstrategien und -erfahrungen bei unterschiedlichen Hilfsorganisationen (z. B. Polizei, Feuerwehr, Rettungsdienst),
- Wettbewerb-, Konkurrenzdenken,
- Machtstreben, autoritäres, bevormundendes Verhalten,
- unterschiedliche Kenntnisse und Erfahrungen,
- fehlendes Vertrauen, schlechte zwischenmenschliche Beziehungen, selbst wenn man auf der sachlichen Ebene (scheinbar) gut miteinander zurechtkommt.

Konflikte können sowohl auf der sachlichen Ebene, d. h. in Sachfragen entstehen, als auch auf der emotionalen, gefühlsmäßigen, auf der Beziehungsebene. In den meisten Fällen entstehen sie auf der Beziehungsebene. Im folgenden sind einige Konfliktmöglichkeiten auf den beiden Ebenen dargestellt.

Wandel in den Konfliktauffassungen

Da es weder möglich noch nützlich sein dürfte, Konflikte zu vermeiden, setzt sich immer mehr eine veränderte Konfliktauffassung durch.

Konflikte sind nicht, wie früher angenommen, immer destruktiv, vermeidbar, hemmend. Heute sieht man auch die Unvermeidbarkeit, besonders in Belastungssituationen.

Veränderungen in den Konfliktauffassungen

Früher	Heute
1) Konflikte sind vermeidbar.	Belastungssituationen sind unvermeidbar, unsere Zeit ist konfliktträchtig.
2) Konflikte sind destruktiv.	Konflikte sind produktiv nutzbar.
3) Konflikte sind hemmend	Konflikte können die Lösung von Problemen motivieren.
4) Konflikte werden verursacht durch Störenfriedler, Aufwiegler, schwierige Personen	Konflikte sind durch persönliche und strukturelle Faktoren bedingt.

Konflikte, Reibungen, Ärger, Mißverständnisse, die zwischen den unterschiedlichen Personen, Stellen, Zentren in der Notfallsituation entstehen, sind von der Führungskraft möglichst bereits im Vorfeld zu verhindern bzw. schnell und reibungslos aus der Welt zu schaffen.

Je komplexer die Einsatzsituation, d. h. je mehr Personen, Stellen, Hilfsorganisationen beteiligt sind, je größer die Führungsaufgabe, je größer sind mögliche Schwierigkeiten, Reibungen, Konflikte, Mißverständnisse, Störungen in der Zusammenarbeit, die es zu vermeiden bzw. zu beheben gilt. Findet dann der Rettungseinsatz auch noch in einer ungewöhnlichen Situation, z. B. Panik und Chaos, statt und treten Streß sowie individuelle Fehlreaktionen beim Hilfspersonal oder auch bei anderen Personen auf, so kommt es schnell zu Störungen, Reibungen, zu Ärger, Mißverständnissen in den Rettungsdienstgruppen, im Umgang mit Mitarbeitern, Übergeordneten, Betroffenen. Die Führung hat die

Menschenführung in der Bereitschaftssituation 89

Variante 1:
Rationaler Konsens
und emotionaler Konsens

In der Sache einig und
gefühlsmäßige Übereinstimmung

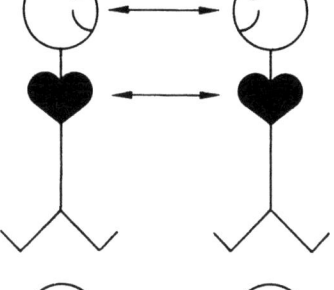

Variante 2:
Rationale Blockierung und
emotionaler Konsens

In der Sache uneinig und
gefühlsmäßige Übereinstimmung

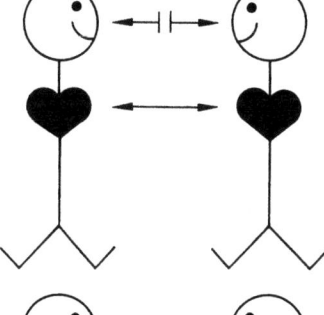

Variante 3:
Rationaler Konsens und
emotionale Blockierung

In der Sache einig,
gefühlsmäßig aber
keine Übereinstimmung

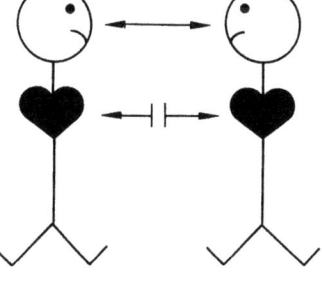

Variante 4:
Rationale Blockierung und
emotionale Blockierung

In der Sache uneinig,
gefühlsmäßig keine
Übereinstimmung

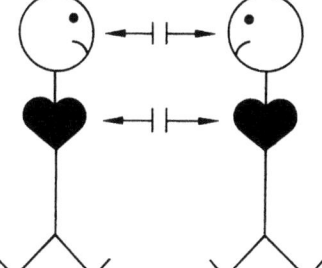

Arbeitsblatt
(nach Holzheu 1982)

Nennen Sie Beispiele aus Ihrem Erfahrungsbereich zu folgenden Konfliktmöglichkeiten.

Aufgabe, diese sozialen Spannungen bzw. Störungen im Interesse einer wirkungsvollen Aufgabenbewältigung zu verhindern bzw. abzubauen. Konflikte in bzw. zwischen den Gruppen können sein:

- *Mißverständnisse*
  Mangel an Kommunikation und Information
- *Unsicherheit*
  Mangel an Selbstvertrauen oder Zielklarheit
- *Streß*
  Mangel an Zeit oder Methodik
- *Frustration*
  Mangel an Erfolg und Anerkennung
- *Abwehrhaltungen/Abwehrmechanismen*
  Mangel an Ich-Stärke (hierzu zählen v. a aggressives und resignatives Verhalten)
- *Außenseiterposition*
  Mangel an sozialer Anpassung
- *„Aus der Rolle fallen"*
  Mangel an situativer Anpassung
- *Unvermögen*
  Mangel an Können, Wissen etc.

Konfliktlösung bzw. -bewältigung

Konflikte bewältigen bedeutet, den Spannungszustand beenden. Das verlangt weder die völlige Beseitigung der Unterschiede noch die völlige Beseitigung der Konfliktursachen. Beseitigt werden muß nur die empfundene Störung bzw. Herausforderung. Dabei ist es wichtig, v. a. die Gefühlsebene der Mitarbeiter anzusprechen, sie nicht zu verletzen und die Beziehungen zu zerstören. Das muß alles in einer sachlichen, vorurteilsfreien Form geschehen.

Konflikte sind ungesund und reduzieren die Leistungsfähigkeit und Produktivität, wenn einer auf Kosten des anderen gewinnt. Gordon (1972, S. 110) unterscheidet 3 Methoden der Konfliktlösung:

Wie man Konflikte mit Mitarbeitern löst

Methode 1
Der Vorgesetzte gewinnt
durch Strenge, Härte, Macht, Autorität, Unnachgiebigkeit
(Autoritäre Methode)

Methode 2
Der Mitarbeiter gewinnt
durch Nachgiebigkeit, Bequemlichkeit, Schleifenlassen, wenig Bereitschaft zu Konflikten
(Antiautoritäre Methode)

Oft wenden Vorgesetzte mal die eine, mal die andere Methode an. Dieses Schwanken zwischen beiden Methoden führt zur „Gummi-Welt", in der Mitarbeiter verwirrt sind, nicht wissen wo die Grenzen liegen.

Methode 3
Die Vernunft siegt
durch sachliche Problemlösung, durch Suche nach einer für beide Seiten akzeptablen Lösung, die Bedürfnis- und Interessenausgleich anstrebt. *Keiner unterliegt.*

Beide am Konflikt Beteiligte fragen:
„Können wir eine für alle akzeptable Lösung finden?"

6 Stufen des Problemlösungsprozesses
1. Beschreiben des Problems,
2. Sammlung möglicher Lösungen,
3. Wertung der Lösungsvorschläge,
4. Entscheidung für die beste Lösung,
5. Richtlinien für die Realisierung,
6. Bewertung der Effektivität der Lösung.

Nachwirkungen des Konflikts
Folgen eines Konflikts können z. B. eine bessere Zusammenarbeit aber auch vertiefte zwischenmenschliche Störungen sein. Konflikte werden oft nicht ausgetragen bzw. bewältigt. Sie werden zugedeckt, nicht ausdiskutiert, dann wirken sie weiter. Unterschiedlich ist auch die Verarbeitungsfähigkeit. Jeder Konflikt, jeder Streit oder auch jede Enttäuschung wird von jedem Menschen anders empfunden. Was der eine locker wegsteckt, trifft den anderen tief und belastet ihn. Das ist abhängig vom Temperament, von der Art mit Problemen umzugehen, aber auch von der augenblicklichen psychosozialen Befindlichkeit.

Im Bereitschaftszustand gibt es vielfältige Möglichkeiten, beigelegte Konflikte „nachzuarbeiten", sie auszudiskutieren, um dadurch auch zu lernen, im Einsatzfall Konflikte schon im Vorfeld, noch bevor sie entstehen, vermeiden zu können.

Bei den registrierten Veränderungen kommen wir ohne eine neue Personal- und Menschenführung auf der Basis einer demokratischen Kultur mit Opti-

Wandel in den Zielen und Aufgaben der Führung

von:	→	nach:
1)	Führungsschwäche	neue, innovative Führungsaktivitäten auf der Basis einer demokratischen Kultur
2)	analytische Verwirrung und Beschleunigung	Sinnstiftende, überzeugende Führung und Selbstverwirklichung
3)	autoritärer, sachlich-bürokratischer Führungsstil	kooperativer, anregender Führungsstil
4)	Befehl, Anordnung	Gespräch, Einsicht, Selbstverantwortung
5)	rationale, effektive Führung	ganzheitliche Führung (Kopf und Hand, Gefühl und Verstand)
6)	reine Sachgestaltung	Menschenführung
7)	Anweisung	Koevolution, partizipative und prozessuale Planung und Ausführung
8)	hierarchische Beziehungen und Kommunikationsqualitäten	persönliche Beziehungen und neue Kommunikationsqualitäten
9)	Amtsautorität	natürliche, persönliche Autorität mit sozialen und fachlichen Kompetenzen
10)	einheitlich-kollektive Arbeitsgestaltung	freiere, flexiblere Arbeitsgestaltung mit Options- und Gestaltungsmöglichkeiten

onsmöglichkeiten und Gestaltungsräumen für einzelne nicht aus. Folgende Übersicht faßt diesen Qualitätssprung in der Führung nochmals zusammen.

3.4 Zusammenfassende Verhaltensregeln für die Menschenführung

Wer aber dieses hätte: ein gelassenes Verhältnis zur Macht und zu den eigenen Möglichkeiten, Demut und Humor in einem, illusionslose Liebe zum Nächsten und den Willen und die Kraft zum strengen, entsagungsvollen Dienst am Ganzen, den dürfen wir für berufen halten.
(Kurt Georg Kiesinger)

Führen ist kein technisch-mechanistischer Vorgang, sondern immer an individuelle Gegebenheiten, auf unterschiedliche Menschen bezogen (persönliche Führung). Sie ist aber zugleich auch immer auf Beziehungen, Gemeinsamkeiten, Zusammenarbeit angelegt (soziale Führung).

Wie bei jeder Aufgabe, die es zu bewältigen gibt, lassen sich auch bei der Menschenführung gewisse Verhaltensregeln formulieren, die es zu beachten gilt. Dabei ist wichtig zu wissen, daß auch Menschenführung einen Lernprozeß darstellt.

Wichtig ist, daß man aus Fehlern lernt und sich ständig weiterentwickelt. Vor diesem Hintergrund sind folgende Verhaltensregeln zu verstehen.

Regeln für eine erfolgreiche Menschenführung und den Umgang mit anderen:

1) Sei zielstrebig und menschlich. Zeige dies auch:
   - Sei in 1. Linie Regisseur, Anreger, Beschleuniger, Visionär, nicht Akteur und Oberbefehlshaber.
   - Begeistere, sporne an, statt zu hindern und zu bremsen.
2) Behandle andere wie du selber behandelt werden möchtest:
   - Auch du bist auf andere angewiesen.
   - Wie man in den Wald hineinruft, so schallt es wieder heraus.
   - Nicht nur du bist o. k., sondern auch andere.
   - Liebe deinen Nächsten wie dich selbst.
3) Akzeptiere jeden, selbst wenn er anders ist als du. Das fördert auch in ihm die Bereitschaft, dich anzuerkennen.
4) Fordern und Fördern hängen eng zusammen. Überfordere Mitarbeiter nicht durch bloße Erwartungen.
5) Sei tolerant – hart in der Sache, jedoch verständnisvoll gegenüber der Person.
6) Sei auch kompromißbereit – wo es möglich ist – gerade, wenn du schon fast als der Gewinner giltst.
7) Sich selbst akzeptieren ist Voraussetzung dafür, daß auch andere dich akzeptieren. Sei engagiert und von der Aufgabe begeistert.
8) Beurteile nicht vorschnell andere.
9) Gehe mit deinen Machtbefugnissen „ökonomisch" um:
   - Führe auf natürliche Art, aufgrund echter Autorität.
   - Erzeuge Vertrauen, flöße nicht Furcht ein.

- Überzeuge, motiviere, statt zu zwingen,
- Mache nicht alles selber, sondern delegiere besser.
10) Achte jeden Mitarbeiter als Person:
    - Sieh ihn nicht als Untergebenen, sondern als Mitarbeiter und Kollegen.
    - Sieh ihn als Person und nicht als Funktionsträger.
    - Nicht nur dein Wille geschehe.
    - Helfen, beraten, fördern sind wichtiger als anweisen und sich durchsetzen.
11) Bemühe dich, Mitarbeiter individuell zu führen:
    - Versuche sie zu kennen und zu verstehen,
    - die Dinge auch aus ihrer Sicht zu sehen,
    - ihre Fähigkeiten, Neigungen, Charaktereigenschaften angemessen einzubeziehen,
    - ihre individuelle Lage, Situation zu berücksichtigen.
12) Balanciere das Ich, das Wir und die Sache aus, verknüpfe sie miteinander.
13) Löse Konflikte ohne Sieger und Besiegte, du darfst nicht immer recht haben wollen.
14) Fragen, fragen, fragen – nicht behaupten und selber reden. Reden ist Silber, Schweigen ist Gold.
15) Sei dem anderen gegenüber aufmerksam und aufgeschlossen. Zuhören muß man können.
16) Fördere Solidarität, Gemeinschaft, Zusammenarbeit:
    - Schaffe ein Klima des gegenseitigen Vertrauens.
    - Zeige gemeinsame Ziele, Werte, Aufgaben auf, kultiviere sie.
    - Vielfalt, Individualität und Einheit, Gemeinsamkeit gehören zusammen.
    - Es kommt primär auf die Mannschaft und erst in 2. Linie auf Einzelspieler an.
17) Führe durch deine Persönlichkeit, nicht aufgrund des Amts.

Durch Persönlichkeit führen bedeutet:

1) Hebe in 1. Linie den positiven Aspekt der Dinge hervor.
2) Versuche es immer zunächst mit Freundlichkeit. Lächeln verbindet.
3) Gib ein gutes Beispiel. Du bist ein Vorbild. Zeige Verständnis, nicht Schwäche.
4) Gebe Zuversicht, baue Angst ab. Der Mensch ist so stark wie seine Hoffnung.
5) Führe vorausschauend, zeige Wege auf. „Wer vorsieht, ist Herr des Tages" (Goethe).
6) Beziehe andere in dein Denken, Handeln, Fühlen mit ein (Koevolution) und sei gerecht.
7) Stehe über den kleinen Dingen.
8) Stifte Sinn, vermittle Einsicht.
9) Aufrichtigkeit und Glaubwürdigkeit überzeugen und verbinden. Lügen haben kurze Beine.
10) Kleine Fehler machen einen Menschen sympathisch.
11) Sei einfühlsam, verhalte dich nicht aufdringlich, direkt. Beziehe trotzdem Position. Sei konsequent, nicht hart.

94 Zeitgemäße Menschenführung im Rettungsdienst

12) Selbstbeherrschung, Selbstdisziplin sind genauso notwendig wie Selbstentfaltung. Lerne aus gemachten Fehlern. Auf den guten Willen kommt es an. Auch Persönlichkeit ist ein Lern- und Entwicklungsprozeß. Der Weg ist das Ziel.

Die rechte Einstellung zum Leben

Hier: Impulse L Das Programm macht jeder selber

1) Unser Leben ist das, was unsere Gedanken daraus machen (Marc Aurel).

Daher ein ZPO-Programm entwickeln.

Ich bin o.k.
du bist o.k.

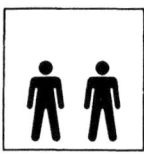

- Zuversicht hilft weiter
- Positive Lebenseinstellung:
- Ich bin o.k. — du bist o.k.

aber nicht so:

Ich bin o.k.   *Ich bin nicht o.k.*   *Ich bin nicht o.k.*
du bist nicht o.k.   *du bist o.k.*   *du bist nicht o.k.*

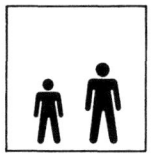 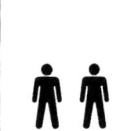

- Optimismus. Beachte aber die Kunst des „hier und jetzt Möglichen"

2) Zeige deine gute Seite!

Sei ein freundlicher, aufgeschlossener Mensch, lebe nach der „4M-Formel".

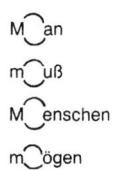 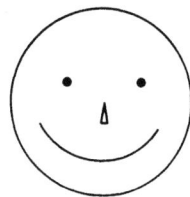

M an
m uß
M enschen
m ögen

Nimm die Menschen wie sie sind, es gibt keine besseren (K. Adenauer).

3) Entwickle Freude am herzhaften, engagierten, gelassenen Zupacken. Phantasievolle Vitalität hilft weiter.
4) Blicke realistisch in die Zukunft. Es ist schön zu leben, obwohl manches dagegensteht. Wie kann es dennoch weitergehen?
5) Alles braucht seine Zeit, alles wächst und vollendet sich.

4 Der Führungsvorgang im Rettungseinsatz

Alle Aufgaben der Führung stehen in einer logischen Abfolge und Beziehung. Auch der Rettungssanitäter ist vor Ort in einen Führungsvorgang eingebunden. Unter Führung versteht man auch einen Prozeß, der durch eine Vielzahl von einzelnen Schritten, von möglichst abgestimmten Maßnahmen bzw. Aktivitäten gekennzeichnet ist. Einen solchen. Führungsprozeß bzw. Vorgang gilt es optimal zu gestalten. Dazu werden von der Führungskraft personale und instrumentale Führungstätigkeiten erwartet.

4.1 Der Führungsvorgang als Ablaufprozeß

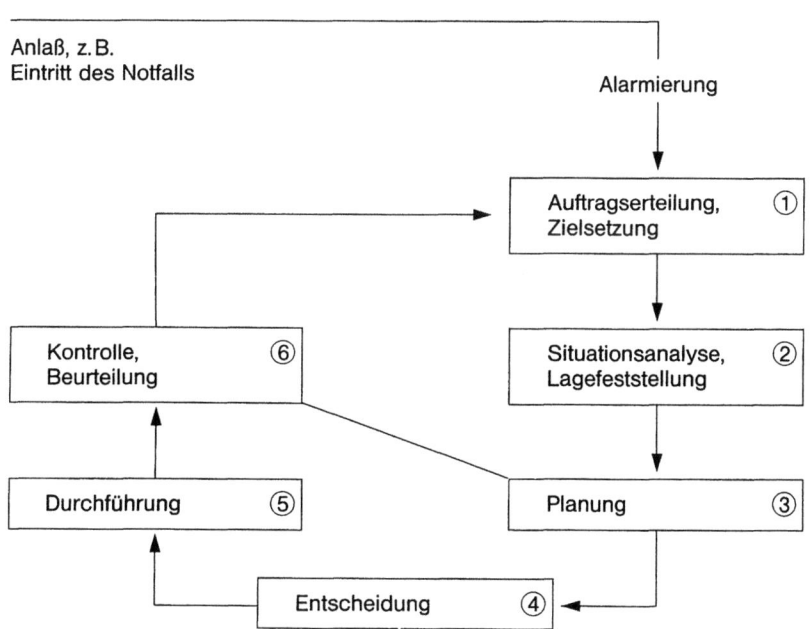

Die einzelnen Stufen des Führungsvorgangs

Ausgangspunkt eines Führungsvorgangs im Rettungsdienst ist immer ein Anlaß, z. B. der Eintritt eines Notfalls und die Alarmierung der Rettungsleitstelle.

Der Führungsvorgang im Rettungseinsatz

Fallbeispiel
Um 12.30 Uhr geht bei der Rettungsleitstelle von einem Autofahrer, der gerade eine mäßig belebte Bundesstraße passierte, ein Notruf ein: „Auf der Bundesstraße nach Ausgang des Ortes A in Richtung B ereignete sich ein schwerer Verkehrsunfall, in den ein Omnibus verwickelt ist. Wahrscheinlich sind mehrere Personen verletzt."
Damit wird der Führungsvorgang in Bewegung gesetzt. Die folgende Übersicht zeigt die einzelnen instrumentellen Schritte bzw. Stufen eines solchen Führungsprozesses.

Dieser Führungsvorgang muß als ein Problemlösungsprozeß verstanden werden, dessen oberstes Ziel es ist, dem Bedürfnis des Notfallpatienten oder des Kranken nach medizinischer Erstversorgung und pflegerischer Betreuung auf systematische Art und Weise zu entsprechen. Die dargestellten einzelnen Schritte dieses Führungsprozesses stehen wie in einem Regelkreis in einer logischen Folge und damit in einem Zusammenhang. Ein solcher „Prozeßkreis" ermöglicht einen schnellen und individuellen Führungseinsatz.

Der Vorgang ist nicht neu. Rettungssanitäter und Ärzte haben so oder ähnlich schon lange gehandelt. Nur gaben sich die meisten Führungskräfte kaum oder nur selten Rechenschaft über die einzelnen Schritte und darüber, welche Führungsfähigkeiten notwendig sind, um einen solchen Führungsvorgang optimal zu gestalten. Vielen fehlte dieses Führungswissen, andere taten es intuitiv, ohne erklären zu können, warum es so war. Doch Intuition allein genügt nicht.

4.2 Auftragserteilung und Zielsetzung

Führung ist immer auf ein Ziel gerichtet. Dies wurde z. B. durch die Zielzuweisung, die identisch ist mit dem Auftrag, festgelegt. Geht in einer Rettungsleitstelle z. B. ein Auftrag ein, an den Unfallort zu kommen oder einen Krankentransport abzuwickeln, dann erfolgt:

– zuerst die sog. Auswertung des Auftrags, bei der die wichtigsten Kriterien für die nachfolgende Informationsverarbeitung in der Leitstelle herausgearbeitet werden.

4.2.1 Führung durch Zielvorgabe (per Auftrag)

Das Ziel ist ein Zustand, den es zu erreichen gilt, z. B. eine angestrebte Rettung. Es gehört zu den Führungsaufgaben der Leitstelle, mit der Umsetzung dieses Ziels möglichst sofort zu beginnen.
Das kann z. B. durch die Beauftragung eines Rettungsteams geschehen. Im militärischen Bereich verwendet man dafür den Begriff der Auftragstaktik:

„Auftragstaktik bezeichnet das Führungsprinzip, Aufträge so zu formulieren, daß sie den Untergebenen so wenig wie möglich in der Durchführung einengen" (Zedler 1978, S. 11).

Im Rahmen einer solchen Auftragstaktik hat die Leitstelle dem durchführenden Team

1) das zu erreichende Ziel zu bestimmen und
2) die dazu benötigten Mittel bereitzustellen (s. Übersicht).

Mitdenken, Mitgestalten, Mitlenken im Rahmen des erhaltenen Auftrags

Leiten	Führen vor Ort
z. B. Leitstelle	z. B. Rettungssanitäter
↓	↓
1. Sachliche Gestaltung Führen durch Zielvorgabe Auftragsstatik, formale Regelung und Strukturieren sachlicher Aufgaben	1. Gestaltung sozialen Handelns und Führen im Rahmen der Zielvorgabe, individuelle Umsetzung der allgemeinen Regelung in die konkrete Situation und das Handeln
2. Überblicks- und „Grüne-Tisch-Kompetenz"	2. Detailkenntnis, reale Situationskompetenz
3. Bereitstellen der benötigten Mittel	3. Einsatz vorhandener technischer Mittel und Aufbau einer Einsatzorganisation
4. durch Leiten zur Koordination	4. durch Führen zur Kooperation

Zweiwegkommunikation

⟶ ⟵

Zusammenarbeit zwischen

Leitstelle ———————— und ———————— Vor-Ort-Führung

im Einsatz

„Art und Weise aber, wie er dieses Ziel erreicht, bleibt" – selbst im militärischen Bereich – „dem Durchführenden überlassen", also dem Einsatzteam (Zedler 1978, S. 11). Der Begriff Auftragstaktik als Form und Prinzip der Führung kommt ursprünglich aus der Führung im Gefecht.
Moltke, der Ältere, formulierte im März 1858 (zit. nach Moltke 1900):

> Als Regel ist festzuhalten, daß die Disposition alles das, aber auch nur das enthalten muß, was der Untergebene zur Erreichung eines bestimmten Zweckes nicht selbständig befehlen kann... Eine gewisse Freiheit ist... den Abteilungen immer zu lassen. Selbständig organisiert sollen sie den Willen des Oberkommandos unter nie vorher zu bestimmenden Verhältnissen nach eigener Beurteilung ausführen.

Ein solches Führungsprinzip gewährt einen gewissen Handlungsspielraum und realisiert – auch bei der Bundeswehr – das Postulat des mitdenkenden Gehorsams. Man könnte ein solches Prinzip auch Führung durch Zielvorgabe nennen.
Eine solche Führung durch Zielvorgabe bzw. Auftragstaktik stellt ein Mittel zur:

- Förderung des Einsatzwillens, des Engagements, der Motivation,
- Koordinierung der Leistungen und des Einsatzes,
- schnellen Abwicklung des Auftrags,
- Verbesserung der Gruppenleistung,
- teilautonomen Selbststeuerung, Selbstorganisation und Selbstverantwortung,
- situationsgerechten Einsatztaktik dar.

Ein solches Prinzip des mitdenkenden Geführtwerdens setzt jedoch voraus, daß die den Auftrag Erhaltenden sachlich und in bezug auf die Führungsfähigkeit qualifiziert sind, den erhaltenen Auftrag richtig auszuwerten und in orts-, zeit-, sach- und sozialgerechte Einzelmaßnahmen umzusetzen. Dies ist eine Frage der Ausbildung, der Verantwortung und des Menschenbildes der Führung.

4.2.2 Prinzipien der Ziel- und Auftragspräsentation

Die Leitstelle erläutert die Auftragssituation, die Zielvorgabe mit Problemfeld und -ursachen, nennt die Zielsituation („wie können wir erreichen, daß . . .") und mögliche Lösungskriterien.

Der Vorteil bei zielorientierten Einsätzen und Mitarbeitern ist, daß nicht nur das getan wird, was gerade verlangt wird, sondern ein Blick für das Wesentliche, vielleicht schon für Prioritäten entsteht.

Es lassen sich für die Auftragserteilung durch die Leitstelle folgende Prinzipien der Zielfestlegung nennen.

a) Zielabgrenzung
Der Auftrag muß eindeutig sein. Er muß auf den eigentlichen Schwerpunkt des Einsatzes ausgerichtet sein, da es sonst zu Verzettelungen kommen kann.
– Was soll erreicht werden?
– Was hat nichts mit dem Auftrag zu tun?

b) Realisierbarkeit
Was kann erreicht werden? Der Auftrag muß für das entsprechende Rettungsteam angemessen sein.

c) Voraussetzungen, Prämissen
Sind gewisse Bedingungen, Voraussetzungen vorhanden, so müssen diese zum Ausdruck gebracht werden, so z. B. wenn ein Rettungsfahrzeug der Rettungsleitstelle unterstellt bleibt, bis eine Änderung der Unterstellungsverhältnisse durch die Leitstelle angeordnet wird. Es soll ferner angegeben werden, welche Voraussetzungen unbedingt berücksichtigt werden müssen, wo Abweichungen und Selbstentscheidungen möglich sind.

d) Präzise Zielformulierung
Es muß konkret und genau umrissen werden, worin der Auftrag besteht, welche Informationen zur Situation vorliegen.

e) Zeitfaktor und Dringlichkeit
Die Dringlichkeit, genaue Zeitangaben (z. B. der Verursachung) sind notwendig.

f) Flexibilität und Kommunikation
Ziele, die einmal festgelegt worden sind, sollten in der Regel nicht mehr geändert werden. Stellt sich aber vor Ort heraus, daß die ursprünglichen Voraussetzungen und Gegebenheiten, die dem Auftrag zugrundelagen, nicht zutreffen, so muß eine Zielanpassung vorgenommen werden. Durch die Lagefeststellung und entsprechende Kommunikation kann aber auch das generelle Aktionsziel weiter konkretisiert werden.

4.2.3 Vorüberlegung zur Auftragserteilung

Die Leitstelle bzw. der dort Verantwortliche hat sich vor Erteilung des Auftrags, z. B. an ein Rettungsteam, folgende Fragen zu stellen:

1) Befugnis	Bin ich befugt, diesen Auftrag zu erteilen?	
2) Auftragsrahmen	Handle ich im Sinn des rechtlichen Auftrags der Hilfsorganisation? Handle ich im Sinn der eigenen Möglichkeiten?	
3) Organisatorisches	Soll der Auftrag durch Einzelne, ein oder mehrere Teams erledigt werden? Übergabe des Gesamtproblems oder Übergabe von Teilproblemen? Welche Befugnisse und Mittel muß ich zur Verfügung stellen? Welche stehen nur zur Verfügung? Welches ist der zeitliche Rahmen?	
4) Besondere Schwierigkeiten	Welches sind die kritischen Punkte des Auftrags? Welches sind besondere Schwierigkeiten, Belastungen? Welche weiteren Sicherungen muß ich einbauen?	
5) Personaleinsatz	Welche Mitarbeiter sind geeignet bzw. stehen zur Verfügung? Kann er bzw. können sie den Auftrag allein lösen? Wie wird er auf mögliche Schwierigkeiten und Streßeinflüsse reagieren?	

4.3 Situationsanalyse, Lagefeststellung

Der Auftragserteilung und Zielvorgabe folgt im Führungsvorgang die Analyse der Situation, z. B. am Unfallort. Sie erstreckt sich auf das Sammeln, Sichten, Darstellen, Analysieren und Bewerten von Informationen. Die folgende Übersicht zeigt die Situationsanalyse (Lagefeststellung) im Rahmen des Führungsvorgangs.

Unter Lagefeststellung versteht man: aus dem Chaos der Informationen müssen die wichtigsten herausgefiltert werden,

- die sich auf die Personen, d. h. den Patienten, Verletzten, Betroffenen,
- auf die Orts-, Zeit- und Sachinformationen,
- auf die Zusammenhänge, die logistische Situation, die Situation im Rettungsteam bzw. im Beziehungsgefüge zu anderen Hilfsorganisationen beziehen (welche anderen Teams sind bereits im Einsatz, welche Aufgaben haben sie bereits in Angriff genommen?).

Die Lagefeststellung ist ein eminent wichtiger und schwieriger Führungsvorgang. Hier werden neben umfangreichen medizinischen Querschnittwissen

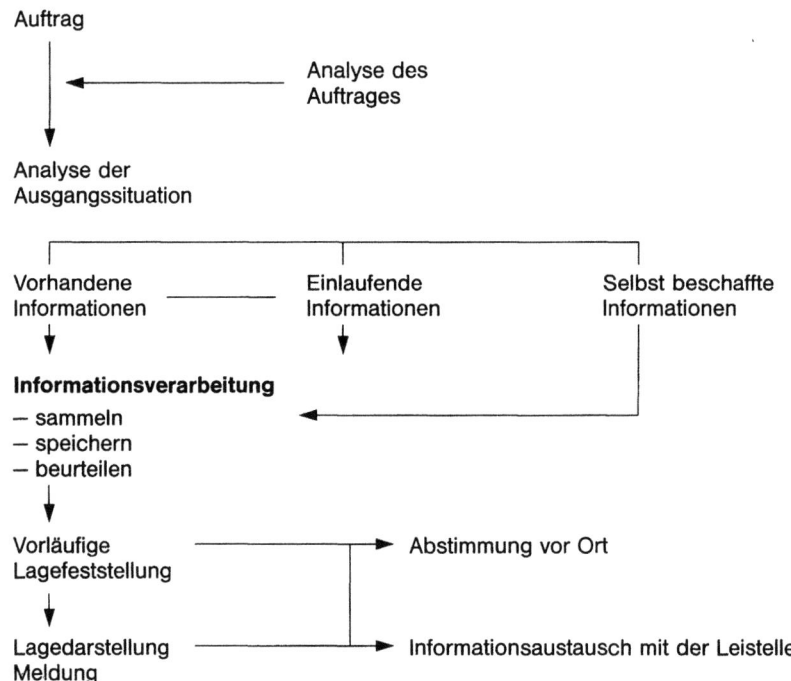

(d. h. einem Wissen, welches quer durch alle Gebiete der Medizin gehen muß) situationsangepaßtes, schnelles Führungsverhalten verlangt. Der Rettungssanitäter hat in kürzester Zeit die Aufgabe, die medizinisch-sanitätsdienstliche Lage festzustellen und sich einen Überblick über die Führungsaufgaben zu verschaffen. Hierzu ist die Klärung, die Sicherung folgender Punkte erforderlich:

1) Überprüfung der eingelaufenen Informationen sowie der Ergänzung durch eigene Erkundung.
2) Feststellen des Ausmaßes an Verletzungen von Personen und Einteilung in Behandlungsgruppen (in Zusammenarbeit mit dem Arzt):

- Personen, die unmittelbar versorgt werden müssen aufgrund vitaler Gefährdung
- Personen, deren medizinische Versorgung einen gewissen Aufschub erlaubt,
- Leichtverletzte,
- Tote.
3) Feststellung fördernder bzw. hemmender Situationsbedingungen im Umfeld:
   - Kann ich Laienhelfer einsetzen?
   - In welcher Weise behindern Passanten den Rettungsvorgang?
   - Wie erschwert der Notfallort die Rettung (z. B. unwegsames Gelände)?

4.3.1 Informationsbeschaffung und -aufnahme

Das Sammeln bzw. Feststellen von Informationen kann sich auf folgende Arten beziehen:

Analyse des erhaltenen Auftrags

Ein 1. Schritt, sich über die Lage zu informieren, besteht in der Analyse des von der Rettungsleitstelle erhaltenen Auftrags. Dazu lassen sich folgende Fragen nach Erhalt des Auftrags stellen:

- Ist die Absicht des Auftrags, der Zielvorgabe deutlich geworden?
- Reicht meine Kompetenz, meine Qualifikation aus, um diesen Auftrag auszuführen?
- Ist der Auftrag in der zur Verfügung stehenden Zeit sinnvoll und allein auszuführen oder brauche ich Verstärkung?
- Welche Durchführungsvarianten gibt es?
- Welche Rückfragen müssen noch an die Leitstelle gestellt werden?
- Wie ist die Informationsbasis? Gut, verworren, ausreichend?
- Welche Informationen benötige ich noch? Von wem?

Sammeln und Beschaffen von Informationen

1) *Vorhandene Informationen*
   In einem 1. Schritt orientiert sich die Einsatzleitung an den vorhandenen Informationen. Dazu gehören:
   - Informationen des Einsatzauftrags durch die Rettungsleitstelle,
   - Informationen aufgrund von Rückfragen zum Auftrag,
   - vorhandene Karten des Unfall- bzw. Schadensgebiets,
   - Ortskenntnisse.
2) *Einlaufende Informationen*
   - Meldungen unterschiedlicher Art, die von Passanten, Nachbarn, Betroffenen u. a. einlaufen,
   - Orientierungsmeldungen über die Lage, von Vorgesetzten, von anderen Hilfsteams (z. B. Feuerwehr, Polizei) und von Kollegen und Mitarbeitern aus dem eigenen Team,

– Informationen und Anweisungen von übergeordneten Dienststellen.

3) *Selbstbeschaffte Informationen*

Zur Abrundung der vorhandenen und zugeflossenen Informationen muß die Einsatzführung noch gezielt Informationen beschaffen.

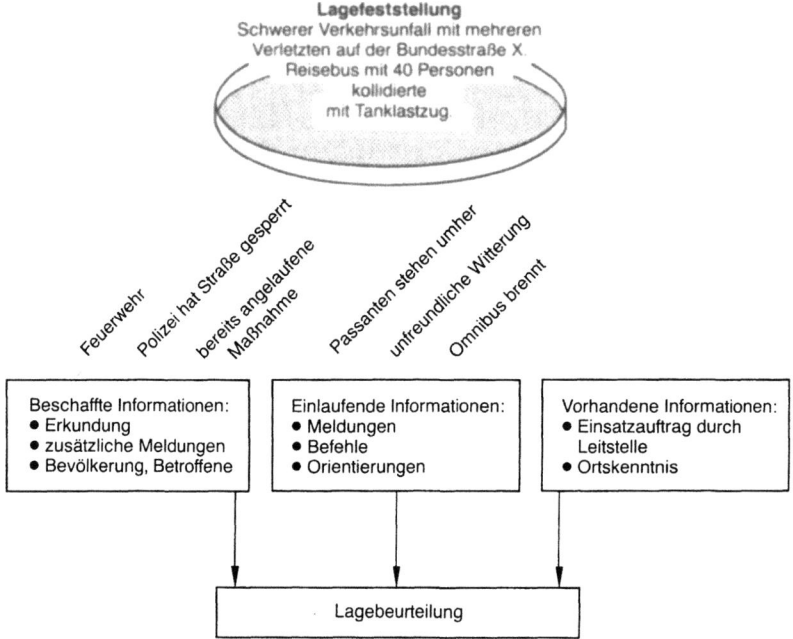

Dabei kann es sich um verschiedene Informationen handeln:

– Tatsachen, taktische, nachweisbare Informationen (Ist-Aussagen),
– Möglichkeitsinformationen mit Unbestimmtheitszuständen (Kann- Aussagen),
– wertende, normative Informationen (Soll-Informationen),
– wirre Informationen, z. B. von Betroffenen, die selbst verwirrt oder erregt sind,
– Eigeninformationen, die z. B. durch Erkundung selbst „erarbeitet" wurden,
– indirekte Informationen, von nicht unmittelbar Beteiligten, welche die Informationen nur vom „Hörensagen" haben.

Vielen dieser Informationen muß man prüfend begegnen, sie sachlich bewerten bzw. sie auf den sachlichen Kern zurückführen.

4.3.2 Triage als Führungsaufgabe

Diese Führungsaufgabe am Notfallort wird als Sicherung (engl. „sorting", franz. „triage") bezeichnet. Es müssen Prioritäten in der medizinischen Versorgung und im Führungsprozeß herausgebildet werden.

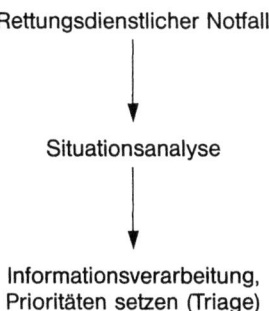

Die ersten wichtigen Führungsaufgaben am Notfallort

In dieser 1. Phase des Führungsvorgangs kommt es v. a. auf die Triage an, einer Form von Dringlichkeitsdiagnostik, mit dem Ziel, die Situation zu erkennen, Personenschäden zu sichten und Prioritäten zu setzen.

Zur Durchführung dieser Dringlichkeitsdiagnostik (Triage) steht im Notfall nur eine sehr begrenzte Zeit zur Verfügung. Es muß also schnell gehandelt werden. Die Triage als zentrale Führungsaufgabe erfordert in dieser Phase des Notfalleinsatzes:

▶ Erfahrung,
▶ Ortskenntnis,
▶ Situationsbeherrschung, Überblick,
▶ fachliches und führungsspezifisches Urteilsvermögen,
▶ Antriebsdiagnostik (in bezug auf Personen und Situationen),
▶ rasche Entschlußfähigkeit,
▶ Organisationsfähigkeit,
▶ Informationsverarbeitungsfähigkeit,
▶ Verantwortung,
▶ Einfühlungsvermögen.

Eine Triage geschieht in dieser Situation in der Zusammenarbeit von Arzt und Rettungssanitäter, weil hier medizinische, organisatorische, technische, logistische, personale und sozialkommunikative Befunde der Situation in ein Gesamtkonzept der Hilfe zusammengefügt werden müssen.

Die Triageentscheidung und damit der vorläufige Abschluß der Lagefeststellung kann maßgeblich von verschiedenen Faktoren beeinflußt werden:

- Ausmaß des Notfalls,
- Anzahl der geschädigten Personen,
- Notfallort (z. B. unwegsames Gelände),

- Infrastruktur (Notfallage, Zeitpunkt, mobile und stationäre Behandlungseinrichtungen, Anzahl und Qualifikation des Rettungs- und Hilfspersonals),
- Technische Ausrüstung (Anzahl und Ausstattung von Rettungs- bzw. Notarztfahrzeugen),
- Logistik (medizinische Verbrauchsgüter, Medikamente, Transportkapazitäten, Transportwege, Entfernung zum Krankenhaus, Rettungswagen- und Notarztwagenstandorte),
- Zeit.

Die Triage ist keineswegs ein einmaliger Vorgang, sondern ein permanenter Prozeß. Sie muß immer wieder neu vorgenommen werden, wenn sich die Lage ändert. Triage ist auch nicht auf die Situationsanalyse beschränkt, sondern ein grundlegendes Führungsverhalten in allen Phasen des Führungsprozesses.

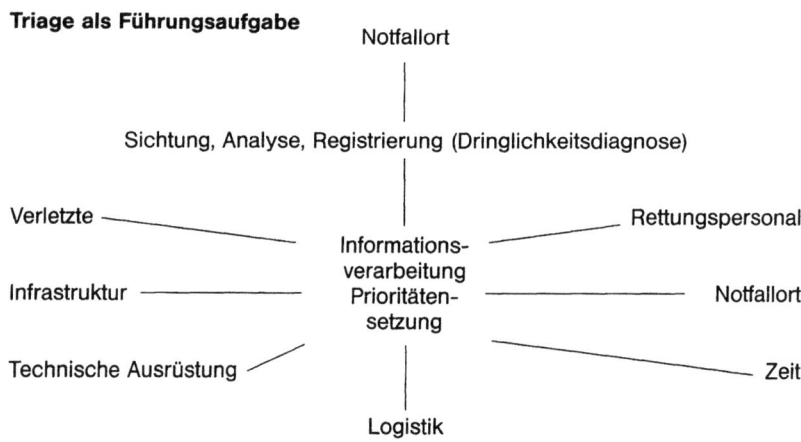

4.3.3 Differenzierte Wahrnehmung als Führungsfähigkeit

Es gehört zu den wichtigen Führungsaufgaben in der Phase der Situations- und Lagefeststellung, die sachlichen und örtlichen Gegebenheiten, die soziale Realität am Notfallort zu erkennen und die Probleme nüchtern, aber auch intuitiv und gefühlsmäßig zu erfassen, aus einem „Chaos" sich ein strukturiertes Bild zu machen. Dazu sind folgende Voraussetzungen beim Rettungssanitäter notwendig:

1) Wahrnehmungsfähigkeit
Darunter versteht man die Fähigkeit, außerhalb eines gewachsenen oder üblichen Rasters, einer Vorstellung, unabhängig von den persönlichen Prioritäten, Vorstellungen und Erfahrungen das aufzunehmen, was wirklich ist, was andere auch sehen und hören. Eine solche Wahrnehmungsfähigkeit ist eng verbunden mit:

- *„awareness"*, wache Aufmerksamkeit, Öffnen aller sinnlichen Wahrnehmungsorgane, unbeeinflußtes, vorurteilsloses Sehen, Hören, Fühlen usw.;
- *aktivem Zuhören*, verstehendem Aufnehmen und Akzeptieren von Aussagen der Betroffenen, Passanten und anderer, ohne eigenen Kommentar und ohne Bewertung,
- *der Funktion des „kleinen Professors"*, jener Instanz des Kindheits-Ich in der Transaktionsanalyse, die listig und intuitiv die Zusammenhänge einer Situation erfaßt und beurteilt.

Diese 3 Subfunktionen stellen die Wahrnehmungsfähigkeit im ganzen dar. Eine solche Wahrnehmungsfähigkeit bezieht sich sowohl auf die Sachsituation, die menschliche Situation, z. B. in der sich ein Patient befindet, aber auch auf die sozialen Beziehungen und die soziale Situation (z. B. Panik). Müri (1985, S. 48) nennt 4 Qualitäten für eine differenzierte Wahrnehmung:

Vier Qualitäten differenzierter Wahrnehmung

1) Hinsehen und Hinhören (etwas von mehreren Seiten wahrnehmen, auch Hinterseite und Nachhall einbeziehen).
2) Dem Gehörten und Gesehenen vertrauen (unvoreingenommenes Akzeptieren und Stehenlassen).
3) Sich mit dem Gehörten und Gesehenen konfrontieren (nicht dem Negativen, Unbequemen, Unangenehmen der Wahrnehmung ausweichen).
4) Dem Unscheinbaren, Kleinen und Unwichtigen folgen (die unauffälligen „Energiepunkte" mit großer Wirkung beachten).

Bei diesen Wahrnehmungsfähigkeiten handelt es sich um wichtige Führungsqualitäten, um jede Situation auch realistisch einzuschätzen. Ohne eine solche „richtige" Analyse sind weitere Führungsaufgaben wie Planung, Organisation und Entscheidung auf Sand gebaut.

2) Verarbeitungsfähigkeit

Eine differenzierte, reale Wahrnehmung hängt aber nicht nur von der Wahrnehmungsfähigkeit im engeren Sinn, sondern auch von der persönlichen Verarbeitungsfähigkeit ab. Darunter versteht man die Fähigkeit, komplexe, unstrukturierte Situationen, so wie sie sich darbieten, zuzulassen, ohne sie vorweg einzuordnen, zu beurteilen und sie in Erfahrungen, Vorurteile u. a. einzubinden. Eine solche Verarbeitungsfähigkeit ist eng verbunden mit der:

- *Frustrationstoleranz*
  Fähigkeit mit Enttäuschungen, mit bestehenden Gefühlen, z. B. dem der persönlichen Betroffenheit umzugehen.
- *Streßtoleranz*
  Fähigkeit, Streß abzubauen, auszuhalten, um so einen „kühlen Kopf" und normale Reaktionsfähigkeit zu erhalten.
- *Ambiguitätstoleranz*
  Fähigkeit, Gegensätzlichkeiten, unterschiedliche Erscheinungsbilder, Aussagen, Symptome zu verbinden bzw. auszuschalten.

– *"Unfreezing"-Toleranz*
Fähigkeit, die Auflösung bestehender Ordnungen und Prinzipien, „Durcheinander", Panik, Chaos zuzulassen, möglichst „unbeeindruckt zu bleiben", doch noch „Durchblick" zu besitzen.

3) Lernfähigkeit

Jeder Wahrnehmungsvorgang, besonders in ungewöhnlichen Situationen, wie einem Notfall, kommt ohne Verunsicherungen aus, in der feste Ordnungen „ver-rückt" werden. Es ist deshalb eine Aufgabe der Selbstentwicklung, der reflektierenden Erfahrung und ein Problem der Lernfähigkeit, daß ein Zustand persönlicher Verwirrung und Wahrnehmungstrübung möglichst gering gehalten werden kann. Die Toleranzen lassen sich durch Verhaltenstraining vergrößern und so eine bessere Wahrnehmungsfähigkeit erlangen.

4.3.4 Wahrnehmungsfehler vermeiden

Soll der Rettungssanitäter die Lage feststellen in einer Situation, die verworren ist durch Hektik und zuschauende Passanten, die gekennzeichnet ist durch Verletzte und andere Streßfaktoren, so besteht die Gefahr, die Informationen nicht genau zu ermitteln. Wahrnehmungsfehler schleichen sich schnell ein.

Arbeitsblatt

Fallbeispiel

„Wirklich keine Verletzten?"

Am Dienstag, den 18. 6., kam um 16.13 Uhr ein Anruf bei der Leitstelle des DRK in X. Gemeldet wurde von einem Autofahrer ein Unfall an der Baindter Steige. Der Anrufer meinte, in einer langgestreckten Linkskurve sei ein Tankfahrzeug ca. 15 m in eine Böschung gestürzt. Es sei dort ein steiles Gelände. Kein anderes Fahrzeug sei beteiligt. Verletzte seien ihm nicht bekannt.

Aufgabe:

1) Welche Informationen sind für die Einschätzung der allgemeinen Lage wichtig, und welche Konsequenzen ergeben sich daraus für die Alarmierung von Einsatzkräften?

Wichtige Informationen	Wer soll alarmiert werden?
1)	1)
2)	2)
3)	3)
4)	4)

2) Welche Wahrnehmungsfehler bzw. Informationsmängel von seiten des Anrufers könnten vorliegen?
   Wie würden sich diese auf die Einsatzplanung auswirken?

Wahrnehmung ist eine aus externen Sinnesdaten und zugleich aus internen Vorstellungen, Erfahrungen bestehende psychische Erscheinung, die zur Auffassung von Gegenständen, von Informationen über die Außenwelt führt. Jede Wahrnehmung ist eine subjektive Wirklichkeit. Informationen werden im Gehirn subjektiv verarbeitet.

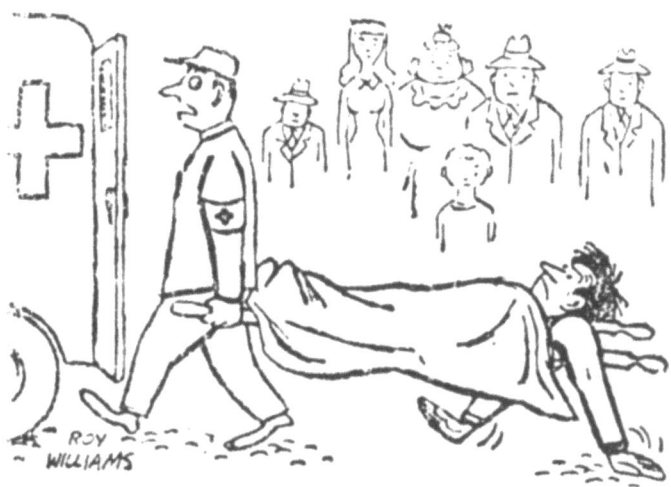

„Tut mir leid, bin heute allein im Dienst!"

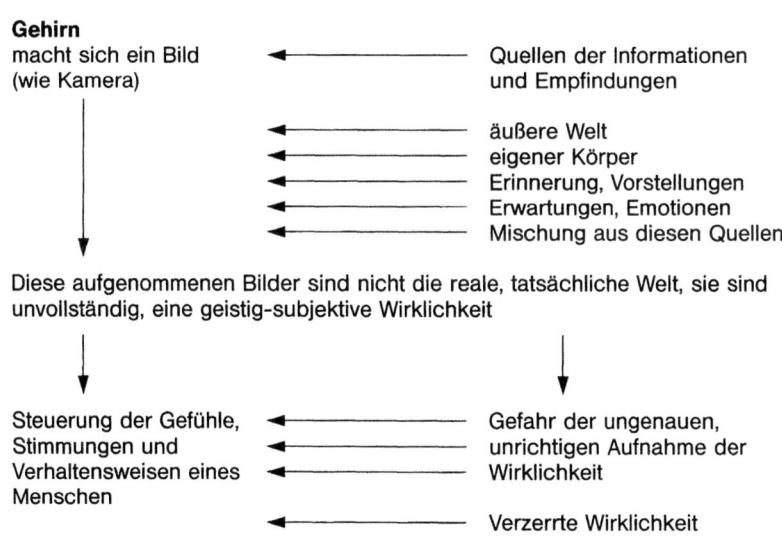

Es ist nicht einfach, die Lage möglichst sachlich festzustellen. Je größer der Streß, die emotionale Beteiligung, je größer die Verzerrung.

Auch Erlebnisberichte betroffener Menschen müssen sachlich bewertet werden. Von Panik gestreßte Menschen neigen zu Übertreibungen. Aufgrund der Informationsbeschaffung und -aufnahme entsteht die Lagefeststellung.

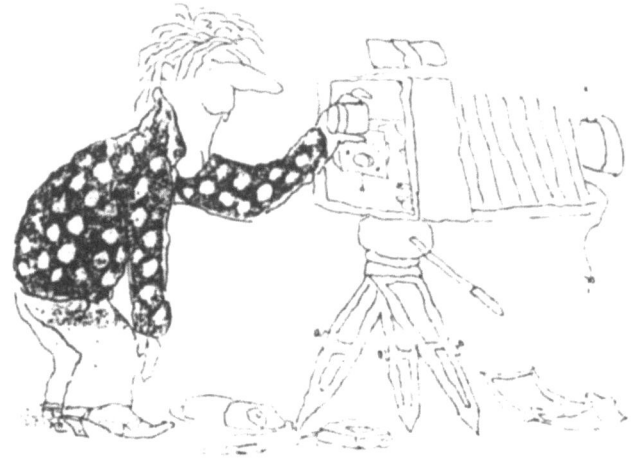

4.3.5. Vorläufige Lagemeldung

Aus den gesammelten, verabeiteten Informationen wächst jetzt ein 1. Lagebild, eine vorläufige Lagefeststellung.

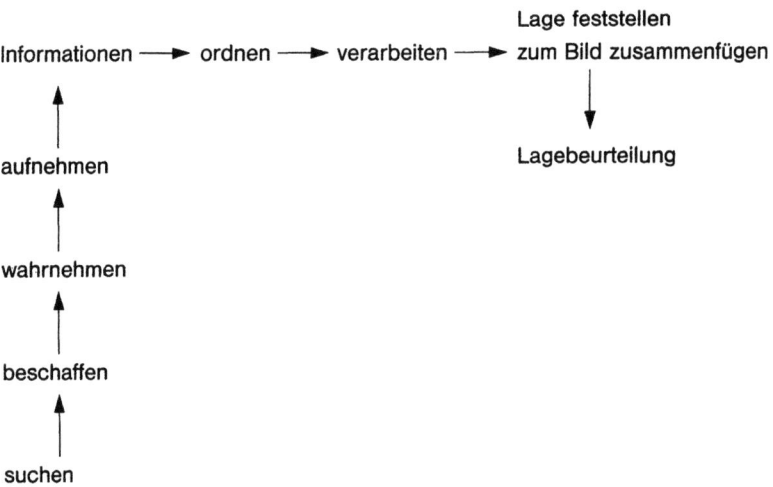

Diese wird von der Führungskraft vor Ort mit den Teamkollegen noch abgestimmt, koordiniert und dann mit der Leitstelle ausgetauscht. Diese vorläufige Lagefeststellung mündet letztlich in die Lagedarstellung bzw. -meldung. Sie wird der Rettungsleitstelle mitgeteilt.

Meldeschema

Führungskraft Rettungsteam	Ort	Fahrzeug	Zeit

Situationsanalyse/Lagefeststellung

1) Wann? ─────────────────────────────────────

2) Wo? ──────────────────────────────────────

3) Was ist geschehen? ────────────────────────

4) Wie? ─────────────────────────────────────

5) Wieviele? ────────────────────────────────

6) Was unternimmt der Meldende? ──────────────

7) Wer? ─────────────────────────────────────

Möglichst frühzeitig sollte die Führungskraft vor Ort einen vorläufigen Lagebericht an die Leitstelle geben.

4.4 Planung als Führungsaufgabe

Planen ist das gedankliche Vorwegnehmen der Organisation, des künftigen Geschehens, also des Führungsvorgangs, z. B. im Einsatz. Sie baut auf der vorangegangenen Situationsanalyse auf. Die Planung im Rahmen des Führungsvorgangs, also das Ausdenken der zu treffenden Maßnahmen oder das Vorbereiten des Vorgehens, welches zum gewünschten Ziel führen soll, erfolgt in enger Abstimmung mit der Leitstelle und den anderen Gruppen. Planung im rettungsdienstlichen Einsatz umfaßt:

- die Beurteilung der bisher gewonnenen Lageinformation mit dem Ziel der Erstellung eines Planes für die Operation,
- die eigentliche Planung, die Operationsplanung, d. h. die Umsetzung der Beurteilung in einen Plan für das Handeln.

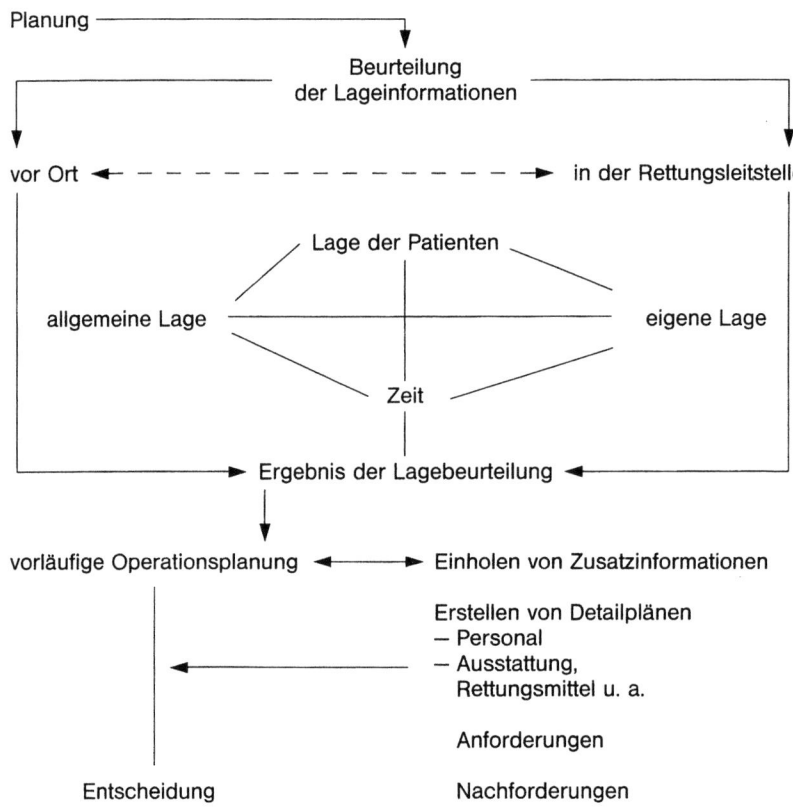

4.4.1 Beurteilung der bisherigen Lageinformationen

Je nach Zeitdruck und Situation erfolgt die Beurteilung der bisherigen Lageinformation mit den Beteiligten bzw. Verantwortlichen vor Ort und in Zusammenarbeit mit der Rettungsleitstelle.

Beurteilungsgegenstand sind:

1) **Allgemeine Lage**
Dabei soll versucht werden, eine möglichst realistische Lageeinschätzung v. a. in bezug auf folgende Faktoren zu erreichen:

- Art und Umfang des Schadens,
- Zahl der Betroffenen,
- zu erwartende Entwicklung,
- weitere mögliche Gefahren und Folgeschäden,
- Gelände, Straßenzustand (z. B. Schnee, Verkehrschaos),
- Verhalten der Betroffenen,
- Reaktionen anderer Beteiligter (z. B. der Polizei).

2) Eigene Lage als Beurteilungsgegenstand
Die Führungskraft muß vor Beginn der eigentlichen Auftragsabwicklung auch die eigene Situation, die seines Rettungsteams richtig einschätzen. Beurteilungsgegenstand sind:

- die eigene Einsatzstärke, d. h. das zur Verfügung stehende Hilfspersonal,
- die zur Verfügung stehenden Rettungsmittel, die technische Ausstattung, z. B. die Ausrüstung eines Rettungsfahrzeugs,
- die Zusammenarbeit mit anderen Hilfsorganisationen,
- die Möglichkeit zur Nachforderung weiterer Helfer und Einsatzmittel,
- die eigene Qualifikation, Erfahrung und Bereitschaft zur Verantwortung,
- die eigene psychosoziale Befindlichkeit (z. B. Streß, Betroffenheit).

3) Lage des Patienten
Zur Lagebeurteilung gehört in 1. Linie die Einschätzung der medizinisch-pflegerischen Situation des Patienten bzw. Unfallopfers. Liegt eine Bedrohung der Vitalfunktionen vor oder ist es gar zu deren Ausfall gekommen, ergibt sich dies aus Beurteilung:

- der Atmung,
- der Herzaktion,
- des Kreislaufs,
- der Lebensfähigkeit u. a.

Kann die Hilfe am Notfallort durch Arzt und Rettungssanitäter ausreichend erbracht werden? Welche personellen, organisatorischen und medizinisch-technischen Voraussetzungen sind notwendig?

4) Zeit als Beurteilungsgegenstand
Im rettungsdienstlichen Einsatz spielt die Zeit eine wesentliche Rolle. Von einem schnellen Reagieren und Planen können Menschenleben abhängen. Die Planung vollzieht sich daher oft unter Zeitdruck. Eine solide Planung verhindert aber andererseits Fehlzeiten, Zeitverluste aufgrund von Dispositions- und Koordinationsfehlern.

4.4.2 Mögliche Fehlerquellen bei der Beurteilung

Es gibt gerade unter Bedingungen wie Zeitdruck, Hektik, Streß oder gar Panik eine Reihe von möglichen Beurteilungsfehlern:

1) Stereotypisches Reagieren
„Der gleiche Fall wie gestern."
Anstelle von eigentlichem Denken bzw. der konkreten Situation laufen stereotype Handlungsmuster, Bilder, Vorurteile ab.

2) Voreilige Beurteilung im Affekt
Affekte, Erregungen, Betroffenheit verhindern, daß man einen klaren Kopf behält. Um die Spannung, z. B. bei Streß oder Erregung zu mildern, urteilt man schnell, ohne Überlegung. Ein vernünftiges Abwägen unterbleibt. Mitarbeitern wird Schuld zugesprochen oder sie werden angebrüllt.

3) Beurteilung ohne gründliche Situationserfassung
Bei aufregenden Ereignissen wehrt man sich oft gegen eine präzise und detaillierte Situationserfassung und geht oberflächlich darüber hinweg.

4) Falsche Gewichtung des Problems
Es kann von der eigenen Stimmung Laune, aber auch von der Arbeitseinstellung, vom Arbeitsethos und von der Verantwortung abhängen, für wie wichtig man eine Situation, ein Problem einschätzt und beurteilt. Leicht wird aus einer Mücke ein Elefant oder eine Situation bzw. ein Problem bagatellisiert.

Beurteilung der Lage
Ausgehend vom Auftrag wird beurteilt:

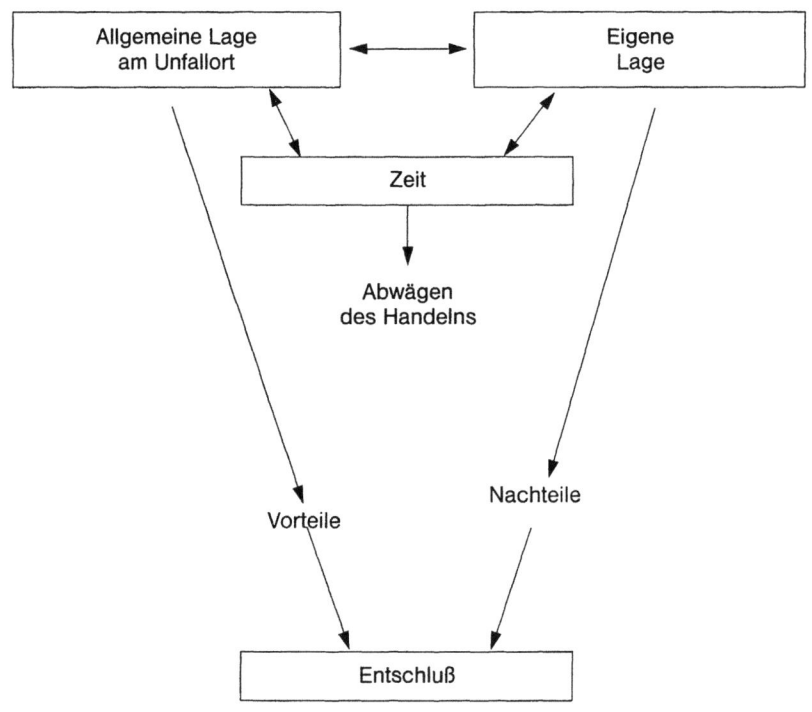

5) Mangelndes Ziel- und Auftragsverständnis
Eigene Unklarheit über den erhaltenen Auftrag muß auch zu Beurteilungsfehlern führen. Manchmal verrennt man sich auch in eigene Überlegungen, ist gar nicht aufgeschlossen für das erhaltene Ziel, hört nicht richtig zu.

6) Mangelnde Kenntnis von Maßnahmen bzw. Alternativen
Besonders in aufregenden, hektischen Situationen werden manche Menschen in ihrem Einfallsreichtum beschränkt, ihnen fällt nichts ein. Es können auch mangelnde Erfahrung und fehlendes Wissen die Ursache sein.

7) Schlechtes Abwägen von Problemen, Alternativen
„Wer die Wahl hat, hat die Qual." Es ist oft schwer, Vor- und Nachteile verschiedener Maßnahmen zu erkennen. Hinzu kommt, daß man je nach Persönlichkeitstyp, Temperament und Erfahrung unterschiedliche Maßnahmen, Aktivitäten bevorzugt. So wird es in der Praxis vorkommen, daß verschieden Führungskräfte zu unterschiedlichen Maßnahmen greifen.

4.4.3 Abschließende Lagebeurteilung

Nachdem alle Lageinformationen berücksichtigt, geprüft und bewertet wurden, mögliche Fehlerquellen in der Beurteilung bewußtgemacht wurden, beginnt die Aufgabe der Führungskraft, die Situation abschließend zu beurteilen, Vor- und Nachteile gegeneinander abzuwägen (s. Übersicht).

Der Vorgang bei der Beurteilung der Lage ist ein Denkprozeß, dem immer das gleiche Prinzip des gedanklichen Ablaufs entspricht.

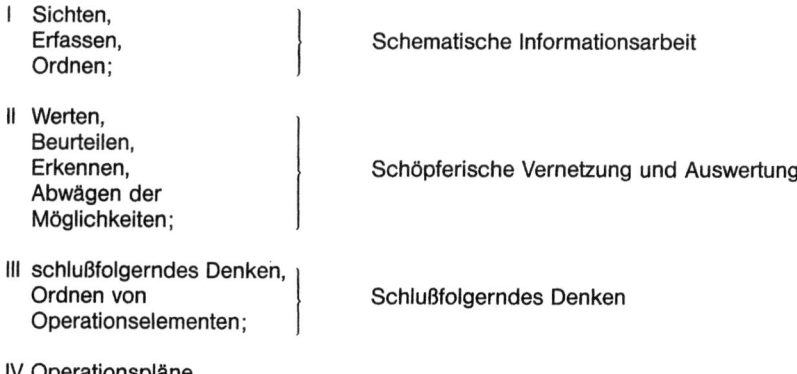

Von Stufe zu Stufe (I, II, III) im Rahmen dieses Denkprozesses steigen die Anforderungen an die Führungsfähigkeiten. Während noch auf Stufe I Mitarbeiter diese Informationsarbeit leisten können, sind die Stufen II und III typische Führungsaufgaben.

Eine so vorgenommene Beurteilung der Lage bzw. der Lageinformationen führt dann zur Erstellung der Operationsplanung bzw. -pläne (Stufe IV).

4.4.4 Vorläufige Operationspläne

Aus dieser Beurteilung erwächst dann der eigentliche Operationsplan bzw. die einzelnen Detailpläne, in der Regel Anforderungen an die Leitstelle, z. B.:

- Wir benötigen noch ein 2. Rettungsfahrzeug, aber nur einen Notarztwagen.
- Ferner benötigen wir folgende zusätzliche Rettungsmittel (...).

Anforderungen an Operationspläne
Sie sollten:

▶ den Anforderungen und Möglichkeiten angemessen,
▶ mit allen Verantwortlichen abgestimmt,
▶ zeitlich angemessen,
▶ in den größeren Zusammenhang sinnvoll eingefügt sein, z. B. unter Berücksichtigung der Pläne anderer Hilfsorganisationen vor Ort,
▶ ungewissen Umständen Rechnung tragen, aber bezogen auf Maßnahmen, die direkt zu treffen sind, möglichst präzise sein,
▶ genügend geschmeidig sein. Ein Plan soll neuen Momenten angepaßt werden können. Pufferzeiten sollen mitberücksichtigt werden.

Jeder Plan sollte das Prinzip der fließenden Planung berücksichtigen. Planung sollte durch neue Ereignisse und einen kontinuierlichen Dialog ständig angepaßt werden.

4.5 Entscheidung

Das Ergebnis der Lagebeurteilung und der eigentlichen Planung ist die Entscheidung, der Entschluß. So kann, soll oder muß es gemacht werden.-Mit der Entscheidung wird auch der endgültige Operationsplan festgelegt, „abgesegnet". Der Operationsplan beinhaltet das Konzept der Vorgehensweise, der nächsten Handlungen. Der durch Entscheidung sanktionierte, d. h. genehmigte Operationsplan wird dann zur Operationsanweisung (Operationsbefehl) ausgearbeitet und den Mitarbeitern im Rettungsteam weitergegeben bzw. mitgeteilt. Damit verbunden ist das Delegieren von Teilaufgaben bzw. das Erteilen von Einzelaufträgen. Das stellt zugleich die Grundlage für die Durchführung der Einsatzmaßnahmen dar.

4.5.1 Schwierigkeiten des Entscheidens

Führen bedeutet auch Entscheiden. Entscheidung stellt einen Entschluß dar, d.h. einen Willensakt, bestimmte Handlungen zu vollziehen oder zu unterlassen.

Merkmale der Weisungsbefugnis

Sie setzt immer Weisungsbefugnis voraus. Entscheidungsbefugnis ist nur ein Teil der Weisungsbefugnis, sie basiert auf folgenden Merkmalen:

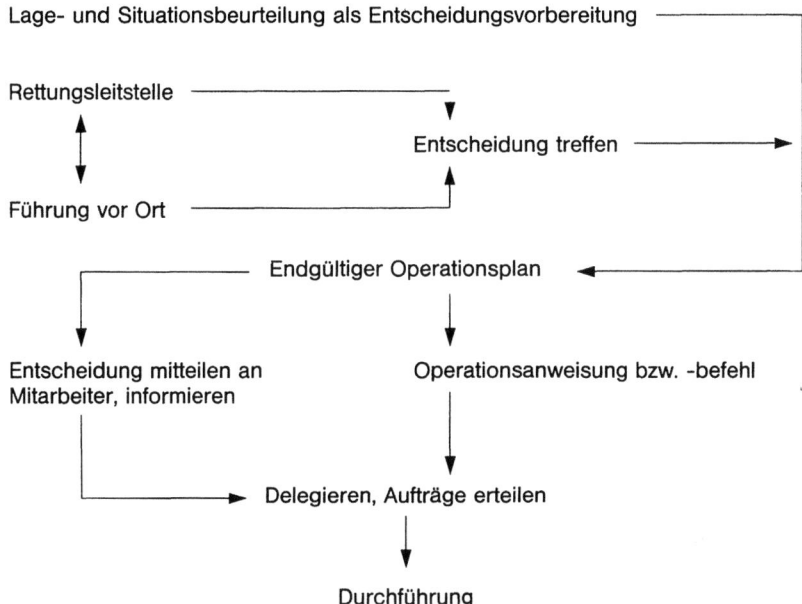

a) *Verfügungsgewalt*
Die Mitwirkung an der Durchführung bzw. Durchsetzung eines Auftrags macht Verfügungsgewalt (Macht, Einfluß) über Personen und Sachmittel notwendig. Der Rettungssanitäter besitzt in unterschiedlichen Situationen und Aufgabenbereichen eine solche Dispositionsmacht über Rettungsmittel, über Informationen (z. B. Zugriffsermächtigung), über Mitarbeiter und auch Patienten. Mit der Verfügungsgewalt einer geht auch die Verantwortung dafür.

b) *Entscheidungsbefugnis*
Das Treffen von Entscheidungen gilt als ein wesentliches Element des Führungsvorgangs. Der Rettungssanitäter kann, wie andere Führungskräfte, sowohl

- Routineentscheidungen als auch
- Führungsentscheidungen treffen.

Neben den wiederkehrenden, gleichartig ausführbaren Entscheidungen, die nach einem einmal eingeübten Schema immer wieder vollzogen werden, trifft er Führungsentscheidungen.

Sie werden aufgrund seiner festgelegten Verfügungsgewalt und Verantwortung von ihm getroffen. Führungsentscheidungen sind besonders im Notfalleinsatz gegeben, weil hier unterschiedliche situative Gegebenheiten immer neue Einsatzvariationen, Auftragsentscheidungen und neue Mittel und Behandlungsentscheidungen notwendig werden. Führungsentscheidungen sind immer individuelle situative Vorgänge.

c) *Machtausübung, Einfluß*

Neben der Befugnis zu verfügen und zu entscheiden gehört im Interesse der Zielerreichung bzw. Auftragserledigung auch die Durchsetzung von Entscheidungen in Form von Anweisungsmacht bzw. Einfluß, in Form von Dispositionsgewalt gegenüber nachgeordneten Personen und Instanzen. Dazu gehören auch Entscheidungen über Arbeitserledigungen, z. B.:

- die Festlegung von Prioritäten, mit denen die einzelnen Aufgaben zu erledigen sind,
- die Delegation,
- der Mitarbeitereinsatz,
- die Zuordnung der Rettungsmittel für die Auftragsabwicklung,
- die Festlegung von Zeitabschnitten.

d) *Akzeptanz*

Die von der Führungskraft beeinflußten Ziele, Mittel und Aufgaben im Führungsvorgang können nur dann reibungslos und ohne nennenswerte Konflikte realisiert werden, wenn die nachgeordneten Mitarbeiter die Entscheidungs- und Weisungsbefugnis der Führungskraft anerkennen (Akzeptanz). In der Gewinnung dieser Anerkennung, dieser Akzeptanz liegt ein wesentlicher Aspekt der Führungsautorität und -leistung. Es ist nahezu eine Voraussetzung für jede Führungsfähigkeit, ob es der Führungskraft gelingt, bei den nachgeordneten Mitarbeitern persönliche Anerkennung und Akzeptanz der Entscheidungen zu erlangen. Von daher ist es erklärbar, daß jemand mit der Einsatzleitung betraut ist, aber nicht führt, weil er als Führungspersönlichkeit (Autorität) nicht anerkannt wird und seine Entscheidungen ignoriert bzw. ganz oder teilweise nicht akzeptiert werden. Führung wird in besonderer Weise von der Persönlichkeit bestimmt. Scheitert die Akzeptanz der Entscheidungen einer Führungskraft, kommt es zu Spannungen, zu Fehlentwicklungen, zu einer informellen Führung oder einer „Führung aus dem 2. Glied". Viele Rettungssanitäter führen deshalb, obwohl sie nicht mit der Einsatzleitung betraut sind.

Besteht im Rettungsteam Übereinkunft, Vertrauen, Konsens über die gemeinsamen Ziele in den Werten, in der Ethik des Dienstes und in der Führungsphilosophie. können Führungskräfte Entscheidungen im Notfall treffen, ohne als willkürlich verurteilt zu werden. Sie erhalten dann schnell Akzeptanz. Die Führungspersönlichkeit besitzt auf dieser gemeinsamen Basis eine Position, von der aus sie schnell und mutig Entscheidungen treffen kann, auch harte. Voraussetzung dafür ist jedoch eine vertrauensvolle Beziehung, gemeinsame Wert- und Zielvorstellungen und Akzeptanz, v. a. aufgrund der persönlichen Autorität.

Einflußfaktoren auf die Entscheidung

Was beeinflußt die Entscheidung einer Führungskraft?
Für den Rettungsdienst lassen sich folgende Faktoren nennen:

1) Systematische Situationsanalyse und -beurteilung.
2) Planungsergebnis.
3) Einfluß der Leitstelle.

4) Eigene Verantwortung, Gewissen, Werte.
5) Einstellungen, Haltungen des übrigen Rettungspersonals, Absicherung der Entscheidung durch das Team.
6) Entscheidungsfähigkeit der zuständigen Führungskraft (Fachwissen, Erfahrung).
7) Psychosoziale Einflußfaktoren auf die Entscheidung (endogene Faktoren, z.B. Persönlichkeit, Streß, exogene Faktoren, z.B. Hektik, Panik, psychosozialer Druck u. a.)

Fallbeispiel
Ein Rettungssanitäter und sein Mitarbeiter werden zu einem Unfall gerufen. Ein 3jähriges Kind ist schwer verletzt. Das ruft beim Rettungssanitäter sofort Assoziationen an das eigene Kind wach. Er ist verwirrt, gerät in Streß, reagiert emotional. Er ist nicht in der Lage, die Situation am Unfallort realistisch zu bewerten. Die einlaufenden Informationen kann er nur sehr unvollständig aufnehmen und verarbeiten. Der Zeit- und Handlungsdruck verschärft das Problem. Die Entscheidungsfähigkeit ist eingeengt. Die Leitstelle hat das Problem nicht erkannt.

Welches sind nun die negative Einflußfaktoren auf die Entscheidung?
- Betroffenheit, innere Erregung
- Streß,
- Unsicherheit über die Situationsbeurteilung,
- Informationsmangel und
- unvollständige Hypothesen über den Verlauf des Führungs- und Geschehensvorgangs,
- Zeitdruck,
- Handlungsdruck, Entscheidungsrisiko,
- Führungsunsicherheit bzw. -unfähigkeit,
- nicht vorhandene bzw. mangelnde Delegationsbereitschaft bzw. Übertragung der Führung an eine andere qualifizierte Person,
- institutionelle Mängel an der Ablauforganisation und im Einfluß der Außenmitentscheider (Rettungsleitstelle)

Mit zunehmender Führungs- und Entscheidungsfähigkeit, aber auch mit steigender Erfahrung und der Fähigkeit, Streß einzugrenzen, kann das Entscheidungsrisiko verringert werden.

Entscheidungsverhalten

Im Entscheidungsprozeß spielt das persönliche Verhalten der Führungskraft eine bedeutende Rolle.

Schwierigkeiten beim Treffen von Entscheidungen

Die hohe Situationsdynamik, der Zeitdruck, die oft lebensbedrohende Situation machen bei hoher Verantwortung eine schnelle und verantwortungsbewußte Entscheidung notwendig. Möglichst viele Entscheidungen müssen je nach Situation, nach Lage des Patienten, auf unterster Ebene, vor Ort, getroffen werden. Lange Abstimmungen in der Entscheidung können sich nachträglich auf den Gesundheitszustand des Patienten auswirken. Solche Entscheidungen unter Zeitdruck setzen eine hohe Kompetenz und innere wie äußere Sicherheit voraus. Man schätzt, daß in 70-80% aller Einsätze der Rettungssanitäter allein – ohne Arzt – im Rettungswagen zur Unfallstelle fährt und dort tätig wird. Hier muß er selbst entscheiden, welche Maßnahmen vorzunehmen sind. „Am schwersten sind die schnellen Entscheidungen. Was muß ich zuerst tun? Soll ich den Arzt zuerst rufen? In der Schnelle läßt sich nicht alles überblicken. Oft entstehen echte Gewissenskonflikte." Diese Aussage macht das Problem des Entscheidungsverhaltens deutlich. Solche Entscheidungsnöte – unter Zeitdruck – setzen eigentlich eine rechtliche Absicherung des Handelns voraus. Die fehlt jedoch oft, selbst bei der Notkompetenz. Entscheidungskompetenz setzt aber auch ein entsprechend fachliches und führungsmäßiges Ausbildungsniveau voraus. Das fehlt jedoch in der Regel ebenfalls.

1) Theorie der kognitiven Dissonanz als Entscheidungsfaktor

Entscheidungsschwierigkeiten bereitet auch das Problem, welches in der Theorie als die „kognitive Dissonanz" bezeichnet wird. Diese Theorie von Festinger (1957) besagt: Jeder, der in einer Entscheidungssituation steht, strebt grundsätzlich nach Stabilität und Beharrung. Die Vorstellung, d. h. das Modell, welches er als Entscheider, von seiner Umwelt (der Summe der Erfahrungen, des Wissens und angelernten Könnens) hat, sträubt sich gegen die neue Situation. Jede neue Situation, d. h. jeder neue Entscheidungsgegenstand enthält neue Informationen, die durch die neue Situation und ihre Probleme entstehen. Die neuen Gegebenheiten stehen dann im Gegensatz zu den bisherigen Vorstellungen des Entscheidens. Es entsteht deshalb nach Festinger eine Dissonanz zwischen der äußeren Wirklichkeit, z. B. der Unfallsituation, und dem inneren Abbild.

Will oder muß der Entscheider eine Entscheidung fällen, so wird diese vorwiegend von seinem inneren Modell, d. h. Abbild beeinflußt. Das bedeutet:

- die externen Informationen werden so lange manipuliert, bewertet, umgedeutet oder gar abgelehnt,
- bis eine schließlich möglichst weitgehende Identität mit dem eigenen inneren Vorstellungen und Bewertungsmustern vorliegt,
- so entstehen Fehlentscheidungen,
- wird die getroffene Entscheidung als falsch angesehen, so wendet der Entscheider große Energien an, um seine Entscheidung noch im nachhinein zu rechtfertigen, denn diese war ja in seiner Vorstellung an sich richtig.

Die hier dargestellte kognitive Dissonanz führt – wie leicht einzusehen ist – zu Lern- und Erfahrungsblockaden, und damit besteht nur wenig Möglichkeit, das einmal programmierte Entscheidungsverhalten zu verändern. Es sei denn, durch systematisches Entscheidungstraining und Kreativübungen.

2) Entscheidungen sind Konflikte

Neben diesem dargestellten Konflikt gibt es noch den der Wahl zwischen mehreren Wegen. Entscheidungen stellen uns vor die Qual der Wahl und werden deshalb wie andere Konflikte gerne verdrängt und aufgeschoben. Ein solches Aufschieben ist sozusagen eine Flucht nach hinten, die Flucht aus der

Verantwortung. Aber auch voreilige, schnelle Entscheidungen befreien von Spannungen, Unsicherheiten und Ängsten (Flucht nach vorn).
Nicht selten wird schnell entschieden, weil der Entscheider die Spannung nicht mehr aushält.
Eine bedeutungsvolle Führungsaufgabe besteht darin:

▶ Spannungen gelassen auszuhalten,
▶ in Ruhe die Entscheidungstatbestände zu beurteilen,
▶ auftretende Ängste zu ertragen bzw. abzubauen
▶ und dann bedachtsam zu handeln.

Jeder, der in schwierigen Situationen zu entscheiden hat, muß sich seiner Unsicherheit und Angst nicht schämen. Er sollte zeigen, daß es trotz und mit Angst und Spannung möglich ist, gelassen die richtige Entscheidung zu treffen. Es ist in der Praxis jedoch oft so, daß man diese Gefühle bzw. Ängste niemandem oder nur vertrauten Personen bzw. Kollegen zeigen kann. In der Nachbereitung, in der Besprechung nach einem Einsatz sollte jedoch offen über solche Entscheidungsschwierigkeiten gesprochen werden.

3) Konsequentes Entscheiden
Jede Lösung, jede Lagebeurteilung hat Vor- und Nachteile. Das ist nicht immer leicht abzuwägen. Das gleiche gilt für die Wahl zwischen 2 Möglichkeiten. Es gilt, sich nach gründlicher Prüfung für eine Lösung zu entscheiden und diese Entscheidung konsequent durchzuführen. Fehlende Konsequenzen kann beide Möglichkeiten scheitern lassen.
Das Warten auf die perfekte Lösung ist nicht möglich.
Jedes Vorgehen, jedes Entscheiden schließt Unvorhergesehenes, Ungewisses, ein Risiko ein. Deshalb nicht folgende Entscheidungsfehler machen:

- Zaudern (aus Angst oder Schwäche),
- Voreiligkeit (aus Oberflächlichkeit, Unruhe, Ungeduld),
- Warten auf die perfekte Lösung,
- bürokratisches Deuten (Was darf ich?, Was darf ich nicht?) Kästchen-Denken: „Das gehört in den Entscheidungsbereich von Herrn Dr .... Der soll entscheiden, wenn er kommt. Deshalb abwarten und ... ‚Tee trinken".

Die konsequente Führungskraft sollte im Gegensatz dazu:
- wissen, was sie will und darf,
- ihre Verfügungsgewalt, ihre Entscheidungsbefugnis, ihren Einfluß ausschöpfen,
- rechtzeitig und verständig von der Ausgangslage zur Durchführung gelangen, ohne Zaudern und Voreiligkeit,
- ihre Entscheidung ruhig, gelassen und zuversichtlich treffen,
- auftretenden Entscheidungsschwierigkeiten energisch begegnen,
- sich eventuell im Team beraten lassen und absichern,
- die Verantwortung für eine Entscheidung und die Tätigkeit ihrer Mitarbeiter auf sich nehmen.

4) Rationale und irrationale Entscheidungen

Entscheidungen basieren in 80 % der Fälle auf irrationalen Momenten, nämlich auf emotionalen Werten, auf Gefühlen, Empfindungen, Erwartungen, Freuden, Ängsten usw.

Diese unsichtbaren, schwer erfaßbaren immateriellen Zustände verursachen Spannungen und Fehlentscheidungen. Gefühlsmäßige Entscheidungen werden nicht geplant. Es ist notwendig zu prüfen, wie stark die Gefühlseinflüsse sind.

Entscheidungen sollten so weit wie möglich in einen rationalen Planungs- und Entscheidungsvorgang eingebunden werden, um unberechenbare Gefühlseinflüsse zu reduzieren.

Entscheidungsfähigkeit

Entscheidungen zu treffen ist eine der zentralen Führungsaufgaben. Es wurde jedoch in empirischen Untersuchungen herausgefunden, daß bei vielen Führungskräften die Entscheidungsfähigkeit nur rudimentär ausgebildet ist und Entscheidungen nicht planvoll sachlich getroffen werden. Das mangelnde Entscheidungsvermögen beruht jedoch auch auf Angst vor Sanktionen bei Fehlentscheidungen. Viele Organisationen diskriminieren Fehlentscheidungen als persönliches Versagen ihrer Führungskräfte und tragen damit zu einer weiteren Reduzierung der Entscheidungsfähigkeit und -willigkeit bei.

Entscheidungen zu treffen, erfordert sehr viel Mut und Verantwortungsbewußtsein. Der Entscheidungsspielraum und damit auch die Verantwortung wird durch ein Netz von gesetzlichen und organisationsinternen Regelungen erheblich eingeschränkt. Diese Vorschriften können aber auch Absicherungen für den Entscheider darstellen. Je größer jedoch die einengenden Vorschriften, je geringer die Entscheidungsbereitschaft. Sicherheit in Entscheidungen gibt aber auch ein systematisches Vorgehen.

Systematische Überlegungen beim Treffen von Entscheidungen

▶ Abklären:	Was ist zu entscheiden? (Was) und wozu? Was könnte ich tun? Was sollte ich tun?
▶ Voraussetzungen:	Welche sind unbedingt und bedingt zu erfüllen?
▶ Orientieren:	Über welche Aspekte des Entscheidungsproblems muß ich mich noch unbedingt orientieren (lassen)? Was weiß ich?
▶ Lösungen:	Welche kommen in Frage?
▶ Vor- und Nachteile:	Welche sind wichtig? (Tragweite, Folge),
▶ Verhältnismäßigkeit:	Welche Entscheidung ist die verhältnismäßig geringste? Wieviel Zeit bleibt mir?

Unterschiedliche Entscheidungstypen

Es lassen sich folgende Entscheidungstypen unterscheiden:
- Der risikoscheue Zauderer
  Er sucht nach Identität und Parallelen, nach Mustern für sein Entscheidungsverhalten. Er sucht nach Absicherung.

- *Der risikofreudige Entscheider*
Hierbei handelt es sich um den anderen Extremfall. Er vernachlässigt die Informationsarbeit und entscheidet nach eigenem Gutdünken, nach Intuition und nimmt dabei das Risiko des Fehlschlags in Kauf.
- *Der dominante Alleinentscheider*
Er informiert sich selbst. Zum Entscheiden braucht er keine Mitarbeiter, die ihn informieren und beraten, mit denen er sich abstimmt. Er beurteilt die Lage selbst, d. h. „einsam" und bestimmt allein, ohne Rücksicht auf die Meinung anderer.
- *Der einfühlsame Entscheider*
Er bestimmt zwar auch allein, aber erkundet vorher das Feld: die Meinungen, Argumente, Werte, Informationen der Mitarbeiter bzw. anderer Betroffener.
- *Der partizipative Gruppenentscheider*
Hier sind die Betroffenen und Mitarbeiter vollverantwortlich an der Entscheidungsbildung und der Entscheidung (z. B. durch Abstimmung) mitbeteiligt. Die Führungskraft ist nur Moderator.

Die optimale Strategie des Entscheidungsverhaltens wird sicherlich in der Mitte zu suchen sein. Der Entscheider wird im Rettungsdienst weder einsam und allein noch durch Abstimmung entscheiden. Er wird ein bestimmtes Maß an Risiko eingehen, aber gleichzeitig seine eigenen Erfahrungen, die seiner Kollegen und der Organisation, die getroffenen Regelungen und Gesetze als Absicherung berücksichtigen.

Entscheidung als Führungsaufgabe

Entscheiden als Führungsaufgabe bedeutet, etwas für andere zu tun, Menschen fördern, Ungewißheiten ertragen, bei Spannungen ruhig und bedacht handeln. Die Art und Weise, wie eine Führungskraft entscheidet und dabei Macht ausübt, beeinflußt in starkem Maße den Arbeits- und Führungsvorgang und die Leistungsbereitschaft der Mitarbeiter. Entscheiden heißt:

- einerseits nach Lagebeurteilung zwischen verschiedenen Möglichkeiten wählen und
- andererseits sich willentlich festlegen (Willensakt). Als Führungskraft bin ich „entschlossen", entsprechend zu handeln. Dadurch bestimme ich, was geschehen soll.

Es ist eine alte Weisheit, daß man am liebsten Dinge tut, für die man sich selbst entschieden hat. Das ist jedoch nicht immer möglich. Bei Führungskräften ist es oft so, daß sie Entscheidungen treffen, die nur von anderen in die Tat umgesetzt werden müssen. Auch das ist ein Extrem. Deshalb ist es je nach Situation notwendig, Mitarbeiter, Betroffene bzw. Ausführende in entsprechender Form und Weise an der Entscheidungsfindung zu beteiligen, damit der Versuch unternommen wird, eine Identifikation mit der Entscheidung zu erreichen.
Dieses Erfordernis der Beteiligung kann im Entscheidungsprozeß 2fach sein:

- *In der Phase der Entscheidungsvorbereitung*
  Hier ist Beteiligung, z. B. bei der Informationsarbeit, bei der Situationsanalyse notwendig.
- *Beim Entscheidungsvollzug*
  Nach der gemeinsamen Entscheidungsvorbereitung ist je nach Führungsstil bzw. -situation Alleinentscheidung oder gemeinsame Entscheidung gegeben. Selbst in Notfallsituationen, in denen schnell entschieden und Anweisungen gegeben werden müssen, wird sowohl ein autoritärer Machtmißbrauch durch einsame Alleinentscheidungen als auch eine lange partnerschaftliche Beratung und kooperative Entscheidung nicht möglich sein.

Entscheidend ist vielmehr der Geist und die gemeinsame Grundlage, auf denen die Entscheidung aufbaut. Eine solche Grundlage ist z. B. Vertrauen. Gute Führung schafft Vertrauen und basiert auf Vertrauen. So, wie die Führungskraft Verständnis dafür haben muß, daß ihre Entscheidung den Mitarbeiter enttäuschen kann, so sollte der Mitarbeiter auch sehen, daß die Führungskraft – besonders in bestimmten Situationen, Vertrauen auf Vorschuß nötig hat, weil sie sich schnell entscheiden muß und nicht immer über alle Details mit den Mitarbeitern reden kann. So wird Vertrauen zum wichtigsten Element moderner Führung. Vertrauen entsteht allerdings, wenn man als Führungskraft sich selbst, aber auch den Mitarbeitern etwas zutraut, wenn man ihnen traut und dabei zugleich selbstkritisch und demütig bleibt. Wer Macht auskostet, machtbegierig ist, kann keine Entscheidung auf Vertrauen bauen und damit Akzeptanz und Leistung „ernten".

4.5.2 Formen der Entscheidungs- und Aufgabenübermittlung

Entscheidungen müssen in Handlung umgesetzt werden. Dazu werden sie den Mitarbeitern mitgeteilt, in kurzer, knapper, zusammengefaßter Form übermittelt und in entsprechende Aufgaben „gekleidet". Die Form, in der die Führungskraft diese Entscheidung „hinüberbringt", diese ihren Geführten mitteilt, damit sie den Führungswillen realisieren, nennt man Formen der Entscheidung und Aufgabenübermittlung. Es lassen sich 2 Führungsformen unterscheiden:

1) Die intensive, anweisende Führungsform
Dazu zählen:
- Anweisung,
- Befehl,
- Weisung,
- Kommando.

2) Die extensive, gesprächsorientierte Führungsform
Dazu zählen:
- Delegation,
- Auftragserteilung,
- Bitten,

- Briefing.

Unter Briefing versteht man dabei die Zusammenfassung von Informationen, Unterlagen, Entscheidungen, Tatsachen, um einen Auftrag ausführen zu können, auch Lagebesprechung genannt. Briefing ist die Grundlage für die Durchführung eines Auftrags. Beide Formen unterscheiden sich durch ihren Verbindlichkeitscharakter und die Form der Kommunikation und Beziehung.

Im Rettungsdienst wird man die 2. Führungsform mehr im Bereitschafts- und Ausbildungszustand oder in Fällen, in denen eine schnelle Entscheidung nicht notwendig ist, anwenden. Im rettungsdienstlichen Notfalleinsatz bleibt keine Zeit für eine gesprächsorientierte Übermittlung der Entscheidung. Hier bietet sich deshalb Anweisung und Befehl an.

Wie bereits dargestellt, kommen bei der Führung 2 Führungsstile zur Anwendung:

- im Gemeinschaftsleben allgemein der partnerschaftliche Führungsstil (kooperativer Führungsstil)
- bei Einsätzen der anweisend-straffe Führungsstil.

Dementsprechend werden aus der Notwendigkeit des Einsatzgeschehens heraus Aufträge durch Anweisung bzw. Befehle erteilt. Wichtig ist jedoch, dabei zu beachten, daß nach Beendigung des Einsatzes ganz bewußt wieder der kooperative Führungsstil gepflegt wird.

Wie und in welcher Form geführt wird, stets ist die Führungsform nur äußerlich, das „Gefäß", nicht der Inhalt und der Geist (Vertrauen). In einem harten Gefäß kann und sollte ein überzeugendes „Getränk" (Entscheidung) sein, aber auch auf die Verpackung, den Ton, der die Musik macht, kommt es heute in der Führung an.

Anweisung und Befehl als Führungsform in Sonderfällen (Befehlsgebung)

Sind Mitarbeiter und anderes Rettungspersonal nicht an der Lagefeststellung und -beurteilung sowie der Entscheidung beteiligt, so müssen die dabei gewonnenen Informationen und die festgelegten Aufgaben an diese weitergegeben werden. Das kann in Sonderfällen, wie im rettungsdienstlichen Notfall, in Form von Anweisung und Befehl geschehen.

Zum Wesen von Befehl und Anweisung

In beiden Formen handelt es sich um harte Formen der Entscheidungs- und Aufgabenübermittlung. Der Befehl stellt eine Anweisung zu einem bestimmten Verhalten dar, welche eine Führungskraft einem untergeordneten Mitarbeiter erteilt, und zwar allgemein oder für eine bestimmte Aufgabe. Jeder Befehl wird mit dem Anspruch auf Gehorsam ausgesprochen. Der Befehl hat also einen hohen Grad an Verbindlichkeit. Er ist eine Einwegkommunikation. In autoritären oder patriarchalischen Gesellschaften wurde und wird so geführt. Der Befehlende hat dabei die größte Erfahrung, kann die ganze Situation allein überblicken, weiß alles besser, hat ein alles umfassendes Wissen und dementsprechend neben der Amtsautorität auch die Fachautorität. Trifft dies alles zu, so funktioniert der Befehl. In Krisen- und Notfallsituationen kann es notwendig sein – selbst wenn diese genannten Bedingungen nicht erfüllt sind – zu befehlen, wenn es darum geht, rasch etwas Vernünftiges zu tun, weil keine Zeit besteht, die beste Lösung herauszuarbeiten.

Der in komplexen Situationen mit Mitarbeitern, die Anspruch auf Eigeninitiative und Beteiligung erheben, grundsätzlich immer autoritär befehlende Vorgesetzte, der in jedem Fall Gehorsam verlangt, „regiert sich leicht zu Tode" und steht schnell ohne Gefolgschaft da. Er macht alles allein, seine Mitarbeiter werden passiv, gehen in die innere Kündigung, warten auf Befehle, führen sie nur buchstabengetreu aus und zeigen keine Initiative.

Nur in Sonderfällen, z. B. in Krisen- und Notfallsituationen, sind demnach Anweisungen und Befehle gerechtfertigt. Jeder – Befehlender und Befehlsempfänger – weiß dann, daß sich dieser Befehl nicht von der Person des Befehlenden, von seinen Machtansprüchen her legitimiert, sondern von der Situation, der Aufgabenbewältigung und dem Zeitdruck her. Der Befehl in einer solchen Notfallsituation wird von einem neuen, demokratischen Geist getragen.

Führung ist kein mechanistisch-technokratischer Vorgang, kein Instrument eines einsam über alle hinweg entscheidenden Führungsgewaltigen – auch nicht in Notfallsituationen.

Führen ist ein zutiefst menschlicher Vorgang, ein individuelles Eingehen auf den Geführten (individuelle Führung), auch beim Befehl. Jedem Mitarbeiter muß ich diesen Führungsauftrag u. U. anders übertragen. Entscheidend ist, daß er in einer solchen Situation der Not und der eigenen Belastung und Herausforderung alles Notwendige tut, um Menschenleben zu retten.

Man muß deshalb u. U. jedem anders befehlen, dem einen härter als dem anderen. Gerade bei Menschen, die, wie bei Rettungshelfern, sich freiwillig in Sondersituationen führen lassen, habe ich nicht mehr den initiativlosen Untertanen vor mir, sondern einen disziplinierten Mitarbeiter, der weiß, worum es geht. Dieser Mitarbeiter handelt von sich aus im Sinne der Anweisung des Vorgesetzten und zum Vorteil der Rettung bzw. Aufgabenerledigung. Disziplin bedeutet also hier bewußte, freiwillige Einordnung in das Ganze und freiwillig übernommene Pflichterfüllung nach bestem Wissen und Gewissen.

Die Anweisung und der Befehl bauen also heute auf Selbstdisziplin, bewußte Einordnung, Initiative und Selbständigkeit. Das gibt dem Befehl einen anderen Sinn, nimmt ihm viel von der Härte, wenn diese Tugenden voll gegeben sind. Ein solcher Befehl entspricht nicht mehr der kollektiven Befehlsmentalität, sondern berücksichtigt die individuellen Voraussetzungen, die Güte der Disziplin, Eigeninitiative und Verantwortung des einzelnen.

Der „subsidiäre Befehl" in einer demokratischen Gesellschaft, der nur so weit autoritär ist wie notwendig, schließt auch Führungseigenschaften wie das Begleiten und Fördern, das Abbauen von Angst u. a. mit ein. Ein solches Befehlen ist demnach nichts anderes als eine bestimmte Sonderform der Übermittlung von Entscheidungen und Aufgaben, deren Wirkung auf die Mitarbeiter stark von der Persönlichkeit der Führungskraft des Befehlenden geprägt wird.

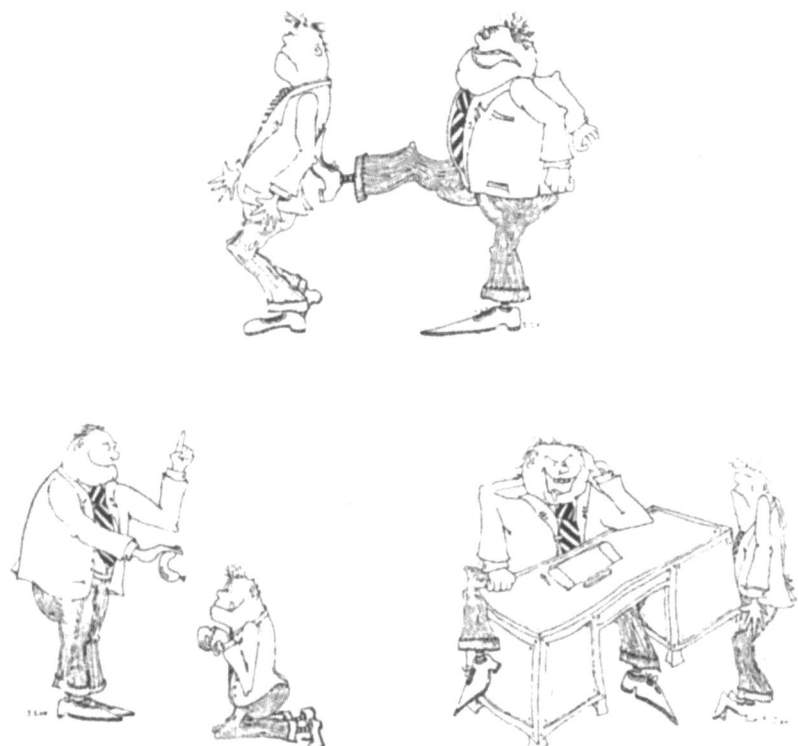

Die neuen Befehlsarten – auch im Rettungsdienst?

Was wir brauchen, ist nicht der Aufgeblähte, Befehlsgewaltige, mit seiner Amtsautorität, sondern die einfühlsame Führungspersönlichkeit, die weiß, was sie ihren Mitarbeitern zutrauen kann, wie sie sie zu nehmen, zu engagieren hat, die Verständnis hat:

▶ eine Führungspersönlichkeit mit Überblick, Durchblick,
▶ ein Katalysator und Moderator,
▶ eine Führungskraft, die Persönlichkeit, Vorbild ist. Nicht Macht ausüben steht bei Führung im Vordergrund, sondern andere durch seine Persönlichkeit zum gemeinsamen Ziel führen,
▶ Führen ist ein zutiefst humaner Vorgang gegenüber dem Mitarbeiter, aber auch dem Notfallpatienten gegenüber.

Ein Befehl in diesem Sinne ist also eine bestimmte, konsequente, verbindliche Anweisung, jedoch versöhnlich im Ton und aus dem Druck der Aufgabe in einer Notsituation legitimiert.

Befehlsgebung

Zur geistigen Vorbereitung für die Befehlsgebung sind vorher noch einige formale Überlegungen notwendig:

- In welcher Form soll der Befehl gegeben werden?
- Wie stark sind Selbsteinsicht, Selbstdisziplin, Selbstinitiative der Mitarbeiter, d. h. wie stark lenkend und hart in der Formulierung und im Ton muß der Befehl sein?
- Wie wird der Befehl übermittelt?
- Wer muß Befehle erhalten?
- Welche Inhalte müssen die Befehle haben?
- Sind die Befehle durchführbar?
- Genügt eine strikte Einwegkommunikation bei der Befehlsgebung oder ist eine reduzierte Zweiwegkommunikation notwendig?

Das Beherrschen von Grundregeln für die Befehlsgebung erleichtert die gedankliche Vorbereitung und die Ausführung des Befehls. In der Bundeswehr gelten für den Gefechtsbefehl folgende Grundregeln, die auch im rettungsdienstlichen Notfall angewandt werden können (Führungsakademie der Bundeswehr o. J.).

Grundregeln für die Befehlsgebung

1) Erst befehlen, wenn man weiß, was man will.
2) In der Reihenfolge der Dringlichkeit befehlen.
3) Befehle so übersichtlich gliedern, daß das Wesentliche sofort erkennbar ist.
4) Nach „Auftragstaktik" nur das befehlen, was der Unterstellte wissen muß, um selbständig handeln zu können.
5) Trotz „Auftragstaktik" vollständig befehlen!
6) Mitdenkend befehlen, indem man sich in die Lage des Empfängers versetzt.
7) Klare Unterstellungs- und Befehlsverhältnisse schaffen, „Vereinbarungen" können versagen.
8) Nicht in Stäbe „hineinbefehlen" oder über Führungsebenen „hinwegbefehlen". Ist der Dienstweg ausnahmsweise nicht einzuhalten, dann Zwischenstellen unverzüglich nachträglich unterrichten.
9) Besser ein nicht formvollendeter Befehl rechtzeitig, als ein formvollendeter Befehl zu spät.
10) Nichtssagende Redensarten vermeiden, denn sie verwirren (z. B. restlos, unter Umständen, unbedingt versuchen, baldmöglichst, „ständig kämpfend verzögern" usw.)

Zur Anwendung von Befehlen werden den Führungskräften in der Bundeswehr folgende Empfehlungen gegeben (Luftwaffen-Dienst o. J.):

1) Nur sachgemäße Handhabung der Befehlsgebung stärkt das Vertrauen in die Führung und sicher damit Disziplin und Schlagkraft der Truppe.
2) Das Befehlen erfordert charakterliche, geistige und fachliche Voraussetzungen neben ausgeprägtem Verantwortungsbewußtsein.
3) Sachkenntnis, schnelle Auffassungsgabe, Fähigkeit zum folgerichtigen Denken und Einfühlungsvermögen in künftige Entwicklungen sind die geistigen Grundlagen zu einer guten Befehlsgebung.
4) Um rechtmäßige und verbindliche Befehle geben zu können, sollen Befehlender und Führungsgehilfen die Regeln des Völkerrechts, die Gesetze, insbesondere das Wehrstrafgesetz und die Wehrdisziplinarordnung sowie die Dienstvorschriften kennen.

5) Nicht vorhersehbare Ereignisse und „Reibungen", die auf gegebene Befehle einwirken, müssen durch einen festen Willen des Befehlenden überwunden werden, ohne jedoch zur Starrheit (Sturheit) zu führen; sie erschwert eine rasche Anpassung an neue Lagen.

Anweisungsschema

Die Ausführung eines Befehls kann in 5 Schritten vorgenommen werden (Deutsches Rotes Kreuz 1981, S. 68):

1) Darstellung der Lage, der Situation.
2) Erteilung des Auftrags.
3) Angaben über die Durchführung.
4) Aufgaben zur laufenden Versorgung und Hilfe.
5) Aufgaben über Führung und Verbindung.

1) Lagedarstellung		
– allgemeine Lage:		– Art des Ereignisses,
		– Ort des Ereignisses,
		– Umfang des Ereignisses,
		– Wirkung des Ereignisses,
		– besondere Gefahren,
– eigene Lage:		– vorhandene Einsatzkräfte,
		– zu erwartende Einsatzkräfte,
		– unterstellte Kräfte/Material,
		– Abgaben, mögliche Nachforderungen;
– Lage des Patienten		
2) Auftrag		– Auftragsart, -umfang und -formulierung;
3) Durchführung		– eigene Absicht,
		– Aufträge an einzelne Gruppenmitglieder,
		– Schwerpunkte,
		– Abgrenzungen,
		– ggf. Erkundung,
		– Maßnahmen zur Zusammenarbeit der einzelnen Einsatzkräfte mit Dritten,
		– Maßnahmen zur Sicherung der Einsatzkräfte;
4) Versorgung		– Aufgaben zur laufenden Versorgung und Hilfe,
		– ärztliche Versorgung, Rettungsmittel und -fahrzeuge,
		– Instandsetzung;
5) Führung und Verbindung		– Fernmeldeverbindungen,
		– sonstige Verbindungen,
		– Platz des Führenden.

Delegation und Auftragserteilung

Findet die Übermittlung von Entscheidungen und Aufgaben nicht unter Zeitdruck, z.B. in einer Notfallsituation statt, so bedient man sich der Führungsformen von Delegation und Auftragserteilung.

Delegation

Delegieren heißt, einem Mitarbeiter oder einer Gruppe eine bestimmte Aufgabe mit den entsprechenden Befugnissen und Verantwortungen zur selbständigen Bearbeitung übertragen. Delegation dient der Förderung der Mitarbeiter und der Aufgabenbewältigung.

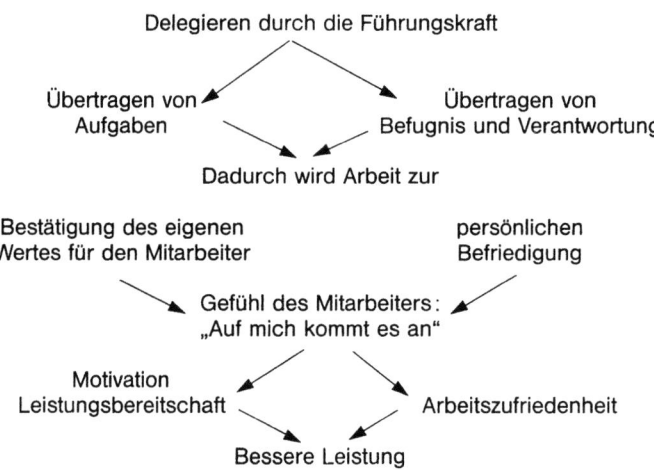

Was soll delegiert werden?

- Aufgaben, die der Mitarbeiter genausogut erledigen kann, wie die Führungskraft,
- Spezialistentätigkeiten, Routinearbeiten,
- Aufgaben zur Förderung der Entwicklung und Entfaltung der Mitarbeiter,
- besondere Aufträge, die den Mitarbeiter interessieren.

Wie soll man delegieren?

Die folgenden Grundsätze verdeutlichen, wie man delegieren soll.

Grundsätze für richtiges Delegieren

1) Immer sowohl Verantwortung wie entsprechende Befugnis übertragen.
2) Die Bedeutung der übertragenen Aufgabe herausstellen.
3) Den Verantwortungsbereich klar abgrenzen.
4) In den übertragenen Verantwortungsbereich nicht hineinbestimmen.
5) Immer zur Verfügung stehen, wenn es der Mitarbeiter wünscht.
6) Andere Mitarbeiter von der getroffenen Delegation benachrichtigen.
7) In geeigneter Form die Ergebnisse der übertragenen Arbeit kontrollieren.
8) Gelegentlich überprüfen, ob der Delegationsbereich noch angemessen ist.
9) Den Mitarbeiter und seinen Aufgabenbereich akzeptieren. Vertrauen haben und Vertrauen zeigen.
10) Tüchtige Mitarbeiter wollen ausgelastet sein.

Schwierigkeiten beim Delegieren können entstehen durch:

- Befürchtung, Ansehen zu verlieren, wenn Mitarbeiter erfolgreich sind,
- Machtbedürfnisse,
- Unsicherheiten, Mißtrauen,
- Angst,
- Gewohnheit,
- Unkenntnis über wirkliches Können der Mitarbeiter,
- Konkurrenzdenken,
- Ehrgeiz, Bedürfnis nach Prestige und Anerkennung.

Folgen der fehlenden Delegation von Verantwortung können sein:

- Überlastung des Vorgesetzten,
- Entscheidungsstreß,
- sich von Routinearbeiten „verschleißen" lassen,
- Unternehmen wird schwerfällig, unbeweglich,
- unkalkulierbare Entscheidungen,
- „erfolgreiches" Durchwursteln,
- Fehlen von sinnvollen, offenen, zielgerichteten Gesprächen,
- Ausbleiben bzw. Kündigung fähiger und guter Mitarbeiter,
- Rückgang der Motivation und Leistungsbereitschaft.

Aufträge erteilen

Während die Delegation sich in der Regel auf einen Aufgabenbereich bezieht, den der Mitarbeiter bis auf Widerruf übertragen erhält, handelt es sich hier um die Übertragung von einzelnen Aufgaben.

Informieren als Grundtätigkeit

Bei all diesen Formen der Entscheidungs- und Aufgabenübermittlung spielt das Informieren eine zentrale Rolle. Soll ich meine Mitarbeiter richtig und umfassend informieren, gelten folgende Grundsätze.

Verständlich, überzeugend und schnell informieren

1) Informationen gliedern und ordnen, in Portionen vermitteln, wiederholen und zusammenfassen;
2) sich einfach ausdrücken
   - einfache Sprache, kurze Sätze,
   - mündlich und schriftlich informieren;
3) auf Beziehungsbotschaft achten,
   - vorbereiten,
   - „mitsenden",
   - auf Blockaden achten;
4) Zuhörer interessieren,
   - anknüpfen,
   - appellieren,
   - wirkungsvoll zusammenfassen.

Dabei soll ich so informieren, daß der Mitarbeiter letztlich auch überzeugt ist und diese Entscheidung mitträgt bzw. für diese Aufgabe motiviert ist.

130   Der Führungsvorgang im Rettungseinsatz

Wovon hängt das Überzeugtwerden ab?

- Von erlebter Ähnlichkeit mit Ihnen,
- dem Eindruck, nicht beeinflußt bzw. manipuliert zu werden,
- Vertrauensverhältnis,
- Übereinstimmung mit anderen Mitarbeitern,
- persönliche Bedeutung der Information,
- Nutzen und Sinn der Information.

▶ *Wichtig:* Wenn man Ihnen glaubt – glaubt man auch Ihrer Information.

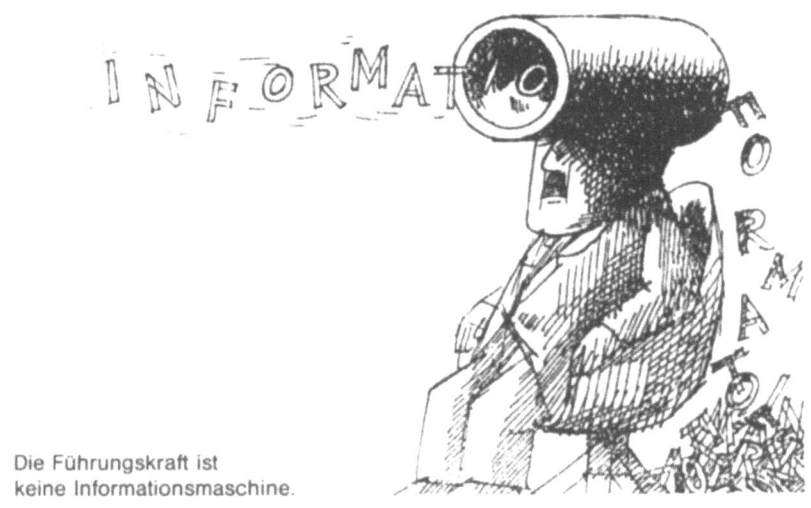

Die Führungskraft ist keine Informationsmaschine.

4.6 Durchführung des Auftrags

Wichtigster Takt des Führungsvorgangs ist die Durchführung oder Realisierung.

4.6.1 Phasen der Durchführung eines Einsatzes

Die Durchführung der Rettung kann in folgenden Phasen ablaufen:

1. Phase
Unmittelbar nach Eintritt des Notfalls beginnt oft die spontane Selbst- bzw. die Passantenhilfe.

2. Phase
Mit dem Eintreffen der Rettungsmannschaft beginnt die organisierte Hilfe durch qualifiziertes Personal und die Ablösung bzw. die Integration der Laienhelfer. Wenn ein Rettungssanitäter als erster am Notfallort ist, übernimmt er neben den anderen Führungsaufgaben auch die medizinische Leitung der Rettung, solange bis der Notarzt kommt. Er koordiniert die medizinische Hilfe

Durchführung des rettungsdienstlichen Einsatzes

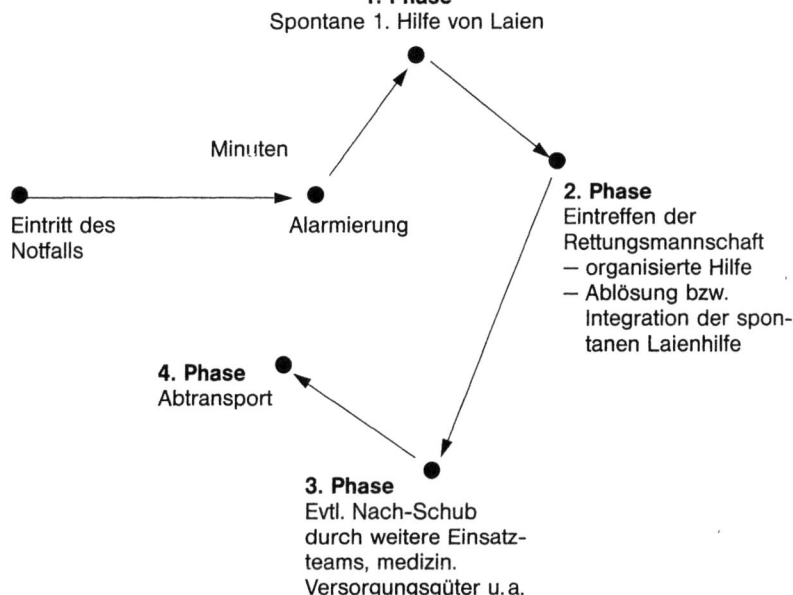

sowie die übrigen Einsatztätigkeiten. Die Durchführung des Einsatzes kann beginnen.

3. Phase
Ergibt die 1. Sichtung bzw. Prioritätensetzung ein Auseinanderklaffen von möglicher und notwendiger Hilfe, so müssen weitere Rettungsteams, andere Hilfsorganisationen oder auch zusätzliche medizinische Versorgungsgüter angefordert werden.

4. Phase
Je nach Ausgang der Triage bei Verletzten und nach entsprechender Erstbehandlung am Notfallort kann der Abtransport beginnen.

4.6.2 Durchführung als Führungsaufgabe

Dazu gehört das Steuern des Einsatzvorgangs. Auch die schönsten Ziele, Entscheidungen, Anweisungen nützen nichts, wenn sie nicht wirkungsvoll umgesetzt werden. Deshalb fallen in dieser Phase folgende Führungsaufgaben an:

1) Das Um- und Durchsetzen des Entscheids
Der Entscheid ist in konkretes Handeln, in ein schrittweises Vorgehen umzusetzen. Die Aufgaben sind optimal zu verteilen. Je nach Qualifikation und situativer Befindlichkeit erhalten die Mitarbeiter die entsprechenden Aufträge.

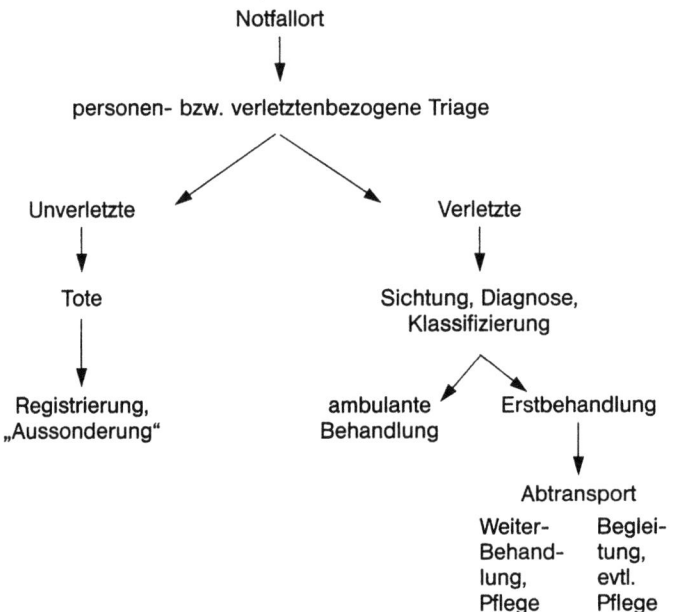

2) Informationsweitergabe
Zur Umsetzung und Durchsetzung eines Entscheids gehört die Weitergabe von Informationen in geeigneter Form.

3) Überblickhalten und disponieren
Es genügt nicht, die Aufgaben zu verteilen. Zur Führungsaufgabe gehört auch das „Überblickhalten", sogar neben der Arbeit an den selbst übernommenen Detailaufgaben. Man muß herausfinden, was schiefläuft, wo sich Fehlentwicklungen anbahnen, wo man eingreifen muß, um Fehler zu vermeiden. Das geschieht oft durch: „management by walking around".

4) Den Prozeß in Gang halten
Der Arbeitsablauf und die Zusammenarbeit müssen ständig in Gang gehalten werden, Mitarbeiter brauchen neue Zwischenziele, neue Arbeitsschritte müssen in Auftrag gegeben werden. Hier müssen Mitarbeiter „beschleunigt", motiviert, hier korrigiert und ergänzt werden.

Hier müssen Fehlschläge akzeptiert und neu begonnen werden, dort Konflikte abgebaut, vertagt und gemildert werden. Sand im Getriebe der Zusammenarbeit muß erkannt und beseitigt werden.

5) Mehrdimensionalität der Kommunikation
Der Kommunikation fällt – selbst in einer unter Zeitdruck stehenden Notfallsituation – große Bedeutung zu. In der Praxis gibt es jedoch hier oft Schwierigkeiten. Es fehlt oft an den einfachsten Grundlagen:

- der Fähigkeit zuzuhören,
- Mut zur Offenheit,

- Vertrauen in die Aussagen und die Person des anderen,
- Angst sich selbst zu entblößen bzw. Fehler zu machen.

Deshalb unterbleibt oft die notwendige Kommunikation, weil Abschirmungs- und Isolierungstendenzen vorherrschen.

Oft wird auch die Kommunikation in ihrer Vielgestaltigkeit nicht gesehen. Zwischenmenschliche Kommunikation – so meint man oft irrtümlich – bedeute nur: miteinander reden im Sinne des Austauschs von Fakten. Aber auch beim bloßen Reden, beim Informieren werden nicht nur Fakten ausgetauscht.

Die Vielschichtigkeit einer Aussage wird oft sträflicherweise nicht beachtet und dadurch eine Information falsch ausgelegt, überhört oder in ihrer Bedeutung nicht richtig eingeschätzt. Jede mündliche und z. T. auch schriftliche Datenübermittlung zwischen Menschen wird durch folgende Schichten charakterisiert. In jeder Botschaft, also auch bei Befehlen, Anweisungen u. a. schwingen diese tieferen Schichten mit. Sie werden als Signale – oft unbemerkt – gesandt und vom Empfänger wahrgenommen. Sie machen einen Großteil des Kommunikationsgehalts aus. Selbst bei nur kurzen, knappen Worten, die übermittelt werden, schwingen diese tieferen Schichten mit.

Dimensionen und Ebenen der Kommunikation

Jede Botschaft ist mehrdimensional. Hier sind nur die wichtigsten genannt:

1) **Informationsebene:**
   - Fakten, Daten, Ereignisse,
   - Kontext der Fakten, Daten,
   - subjektive Bedeutung der Fakten.
2) **Organisationsebene:**
   - Instanzenweg, Ablaufstruktur, Hierarchie,
   - beteiligte Personen auf den einzelnen Ebenen,
   - Länge des Weges der Information,
   - Art der Informationsübermittlung, Größe der Gruppe.
3) **Beziehungsebene:**
   Ausdrucksebene:
   - Gefühlsbesetzung der Daten,
   - Gefühle hinter der Sache,
   - Stimme.
   Befindlichkeitsebene:
   - Grundstimmung, die die Aussage begleitet,
   - Grundhaltungen (z. B. Mißtrauen, Skepsis, positives Denken).
   Begegnungsebene:
   - versteckte Appelle hinter der Aussage,
   - situativer Bezug zum anderen.
4) **Persönlichkeitsebene:**
   - Erregung, Betroffenheit,
   - Überzeugungskraft, Glaubwürdigkeit,
   - Sachkompetenz.
5) **Führungsebene:**
   - Führungsstil,
   - Arbeitsklima.

6) Beziehungspflege

Die Wirksamkeit der Führung hängt davon ab, ob der Mitarbeiter „ferngesteuert", z. B. über Papier, über Telefon, indirekt über andere oder direkt durch den persönlichen Kontakt, von Mensch, zu Mensch, gesteuert, geführt wird. Durch die Papierführung, die indirekte Führung werden das intuitive Denken und das Gefühl ausgeklammert. Führung reduziert sich auf einen rationalen Vorgang und ist daher in seiner Wirksamkeit stark reduziert. Bei der Führungsbeziehung werden 2 von 3 Einflußbereichen ausgeklammert.

Einflußbereiche in einer Führungsbeziehung

Bei jedem Menschen sind – aufgrund der Gehirnforschung – folgende 3 Bereiche nachweisbar:

Denken

Rationales Denken
(linke Gehirnhälfte)
- sprachlich,
- analytisch,
- logisch u. a.

Intuitives Denken
(rechte Gehirnhälfte)
- Synthese, Integration,
- Zusammenhänge,
- kreativität,
- Bildhaftigkeit.

Fühlen
(limbisches System im Gehirn)
- Gefühle,
- Grundeinstellungen, Werte, Haltungen,
- Stimmungen,
- Sympathie/Antipathie.

Die Dimensionen, welche nicht angesprochen werden, sind dann nicht nur nicht genutzt, sondern melden sich möglicherweise als „Widerständler", als „Quertreiber". Die Kommunikation wird erschwert bzw. unmöglich. Selbst wenn der Mitarbeiter die Information, die Botschaft verstanden, das Ziel erkannt hat, handeln wird er in diesem Sinn noch nicht können. Wenn er sich an die Arbeit gibt, kommen dann seine persönlichen Werte, Haltungen, Einstellungen und bewirken letztlich etwas ganz anderes, als von der Führungskraft beabsichtigt.

Führen muß also alle 3 Dimensionen menschlichen Erlebens mit einbeziehen und ansprechen.

Die Führungskraft kann und darf sich mit dem Mitarbeiter nicht nur über Fakten unterhalten, sondern auch die zugrundeliegenden Haltungen, Werte, Grundeinstellungen, Gefühle zum Gesprächsgegenstand machen. Führung ist also nicht nur eine Sachbeziehung, sondern hat auch eine gefühlsmäßige Beziehung. Je besser die gefühlsmäßige Beziehung und das Vertrauensverhältnis, der Kontakt, das Klima, je größer die Wirksamkeit der Führung. Wenn der Mitarbeiter gefühlsmäßig die Aufgabe mit trägt, wird er sie auch richtig verstehen und ausführen.

Das Gesagte gilt auch für die Führungskraft. Will sie eine Idee oder Information weiterleiten, so will sie zunächst ihre Intuition (2. Dimension) „spielen" lassen, um festzustellen, ob der Mitarbeiter ihre Botschaft auch emotional akzeptieren kann, ob sie mit ihren Einstellungen, Werten, Haltungen vereinbar ist (3. Dimension) oder ob grundlegende Unterschiede bestehen.

7) Widersprüchliches miteinander vereinen

Eine wichtige Führungsaufgabe – besonders in der Phase der Durchführung – besteht darin, Widersprüchliches miteinander zu vereinen, zu koordinieren und zu integrieren.

Führung hat die Aufgabe, unterschiedliche Aktivitäten miteinander zu vereinen, abzustimmen. Der Führungskraft fällt dabei die Geschehenssteuerung zu. Das ist oft ein Balanceakt zwischen unterschiedlichen Prinzipien und Widersprüchen. Die Führungskraft soll:

- ihren Mitarbeitern Vertrauen schenken und sie dennoch kontrollieren,
- Anreger, Motivator, Steuermann sein und doch wechselseitige Hilfen innerhalb der Gruppe fördern,
- weder zu dominant, bestimmend, noch zu lasch und passiv sein,
- die Mitarbeiter zielorientiert führen, einsetzen und ihnen gleichzeitig Spielraum bei Entscheidungen und Handlungen einräumen,
- die Individualität, die persönlichen Bedürfnisse und Interessen respektieren und dennoch den Teamgedanken pflegen,
- die Mitarbeiter fordern, ihnen damit Entwicklungsanreize geben und sie zugleich fördern, begleiten und Fürsorge entwickeln.

Das sind nur einige dieser Widersprüchlichkeiten, welche die Führungskraft miteinander verbinden sollte.

8) Situatives Führungsausmaß

Jede Führung ist an die Situation gebunden, in der sich die Menschen bei ihrer Arbeit befinden, an die Gegebenheiten und speziellen Herausforderungen. Deshalb muß eine Führungskraft auch das Ausmaß der Führung, der Intervention und sogar den Führungsstil dem Auf und Ab der Anforderungen in der Situation anpassen. Führung muß wohl dosiert werden. Hat eine Führungskraft einmal das aus persönlicher Erfahrung gewonnene Ausmaß an Interventionen, an Eingriffen gewählt, so fällt es ihr schwer, diese zu ändern, obwohl sich die Verhältnisse ständig ändern, die zu führenden Menschen ganz andere sind.

Führung darf jedoch weder über- noch unterdosiert sein. Das führt entweder zu einer Führungsabstinenz oder zu einer Übermacht und damit zu einer Unterdrückung der Mitarbeiteraktivitäten. Die folgende Übersicht zeigt die Varianten der Über- und Unterführung.

Dabei handelt es sich um Führungstypen, die entweder zu wenig oder zu viel führen und daher nur wenig Motivationskraft, Wirkung, Einfluß auf Mitarbeiter besitzen. Führungskräfte brauchen ein Gespür, eine Wahrnehmungsfähigkeit, um das richtige Führungsausmaß zu finden. Erleichtert wird die Einstellung auf eine richtige Dosierung von Führung durch:

- offenes Kommunizieren,
- Ausschöpfen von Beziehungen,
- das sich den Entwicklungsprozessen stellen,
- tieferes und differenziertes Wahrnehmen.

Formen der „Über"- und „Unter"-Führung

Qualität der Führung	Zu wenig Führung	Zu viel Führung
Führung über Papier, per Amt, per Vollmacht indirekte Führung	– Der Ängstliche, auf Vorschriften und Rechtssicherheit Achtende, – der Bürokrat, ohne Einfühlungsvermögen	– der Dominante, Geltungssüchtige, der seine Kompetenz und Befehlsgewalt voll ausschöpft, sie nicht den Mitarbeitern und der Situation anpaßt
Führung von Mensch zu Mensch, direkte Führung in der Gruppe	– der Gutmütige, Lasche, – der liebe Onkel ohne feste Ziele, ohne Zielstrebigkeit	– der kühle Macher, der sich nicht in seine Mitarbeiter hineinversetzen kann und nur seinen möglichen Erfolg sieht

Eine solche Steuerung und Lenkung der Durchführung des Rettungsvorgangs verlangt neben einer hohen Fach- und Organisationskompetenz eine ständige Beobachtung des Arbeitsvorgangs, die Fähigkeit, Überblick zu halten, Zusammenhänge zu sehen, vorausschauendes Denken, eine hohe Konzentration und die Fähigkeit, sich in Menschen hineinzufühlen, sie zu aktivieren und zu begleiten. Kurz: Gebraucht wird in dieser Phase eine *umsichtige, begleitende Führung*.

4.6.3 Kooperation als zentrale Aufgabe

Die Hilfsorganisation bzw. vorab der Rettungssanitäter sowie der Notarzt haben eine gemeinsame Aufgabe zu erfüllen, die eine enge Zusammenarbeit erforderlich macht. Dazu bedarf es verschiedener Absprachen. Die Kooperation und Koordination stellt eine wichtige Führungsaufgabe des Rettungssanitäters dar. Die rechtlichen Aspekte der Zusammenarbeit beruhen in der Regel auf vertraglichen Vereinbarungen der regionalen Rettungsdienste, da der Gesetzgeber auf jeden Typenzwang für die Einrichtung und Ausgestaltung der notärztlichen Versorgung verzichtet hat. Die Kooperation und Koordination basiert auf den unterschiedlichen Aufgabenstellungen von Notarzt und Rettungssanitäter. Der Notarzt ist für die notfallmedizinische Versorgung aufgrund seiner dienstvertraglichen Pflichten zuständig, der Rettungssanitäter vor Ort in Zusammenarbeit mit der Leitstelle für die Durchführung des Rettungsdienstes.
Daraus ergeben sich folgende Kooperations- und Koordinationsbereiche:

1) Ärztliche Hilfe am Notfallort
Hier kommt es darauf an, die originäre Kompetenz des Arztes zu unterstützen, zu begleiten und im Bereich der übertragenen Führungsaufgaben selbständig durchzuführen. Die Kooperation besteht in der Abstimmung von einzelnen Maßnahmen im medizinischen Bereich, in der Ablaufgestaltung, aber auch von

Technikeinsatz und menschlicher Hilfe. Je besser die persönlichen Beziehungen zwischen Arzt und Rettungssanitäter, je besser das Team eingespielt ist, je eher ist eine wirkungsvolle Versorgung sichergestellt. Das zu bewirken, ist Aufgabe des Rettungssanitäters. Er ist Katalysator, Beschleuniger, Gestalter von optimalen Bedingungen für diesen sozialen und sachlichen Zusammenarbeitsprozeß. Seine große Erfahrung, auch im Umgang mit vielen Ärzten, kann dabei hilfreich sein. Die Ermöglichung und Förderung der Kooperation und Koordination stellt eine zentrale Führungsaufgabe des Rettungssanitäters im medizinischen Versorgungsbereich dar.

2) Gestaltung und Steuerung der Rettung und des Transports
Die Rettung von Verletzten gehört zu den originären Führungsaufgaben des Rettungssanitäters. Der Notarzt übernimmt hier allerdings die patientenorientierte Überwachung. Er bringt sein ärztliches Können in diese Zusammenarbeit ein. Der Rettungssanitäter, der in der medizinischen Koordinationskette zwischen Arzt und Laienhelfer steht, gilt als ein Bindeglied. Er muß im Rahmen seiner Führungsaufgabe abstimmen, Informationen übertragen, Arbeitsabläufe koordinieren und die persönlichen Beziehungen im Interesse einer schnellen Abwicklung optimieren. Für den Rettungssanitäter geht es also darum, durch sein Führungsgeschick den Patienten so schnell wie möglich zu retten und zu transportieren. Es gehört zur Aufgabe des Arztes, zu entscheiden, ob bei dem Notfallpatienten eine akute Bedrohung vorliegt sowie ob und wann er transportfähig ist. Wir sehen, wie eng verzahnt die Aufgaben von Arzt und Rettungssanitäter sind und wie sehr dem Rettungssanitäter als Bindeglied in der Rettungskette Führungsaufgaben zufallen. Er ist der Koordinator und Gestalter der Kooperation eines jeden Rettungseinsatzes.

4.7 Ausführung und Kontrolle

Mit der Auftragserteilung ist zwar die Bearbeitung an die Einsatzkräfte übertragen, nicht aber die Aufsichtspflicht, die Kontrolle, das ständige Schauen, ob auch alles richtig läuft. Das ist Aufgabe der Führungskraft.

Jeder, der Rettungssanitäter als Führungskraft oder der Mitarbeiter, ist an einem erfolgreichen Arbeitsergebnis interessiert, einerseits weil die geleistete Arbeit eine Bestätigung darstellt, andererseits, um die Anforderungen zu erfüllen und den Einsatz optimal abzuwickeln.

4.7.1 Ziele der Kontrolle

Mit Kontrolle strebt der Rettungssanitäter:

- die vorbeugende Steuerung der Arbeitsprozesse,
- das Aufdecken von Schwachstellen im Einsatzablauf,
- Rückmeldung und Sicherheit an die Einsatzkräfte (Bestätigung oder/und Korrektur),
- nicht eine Jagd auf Fehler,
- die positive Beeinflussung des Verhaltens der Mitarbeiter an.

Es wird also sowohl das Verhalten, das Verfahren als auch das Ergebnis kontrolliert, und zwar in Form der Zwischen- und Endkontrolle sowie als Nachbesprechung nach Ende des Einsatzes (z. B. im Bereitschaftszustand).

Es werden sachgemäße Zwischenkontrollen durchgeführt, bei denen die Führungskraft nur korrigierend eingreift wenn etwas nicht klappt.

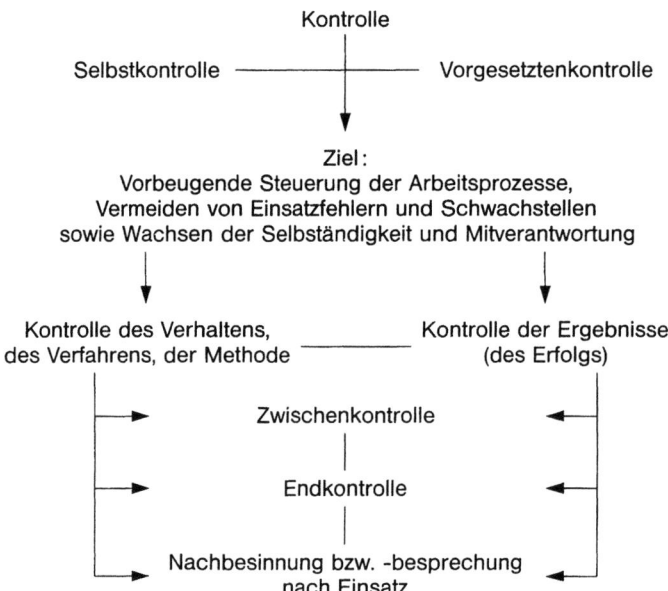

4.7.2 Kritische Nachbesinnung

Nach Beendigung des Einsatzes ist ein Nachbedenken wichtig, muß Streß abgebaut, verarbeitet werden, müssen wir uns immer wieder fragen: War alles richtig? Was können wir in Zukunft anders machen? War mein Verhalten wirkungsvoll? Welchen zurückgestellten Bedürfnissen müssen jetzt nachgekommen werden? Worüber müssen wir jetzt reden? War der Umgangston in dieser Hektik dennoch zu hart? Welche Konflikte, die im Einsatz vertagt wurden, müssen jetzt aufgearbeitet werden?

Dieses Nacharbeiten und in Frage stellen des eigenen Tuns und Vorgehens gehört zu den Merkmalen des guten Führens, um den Arbeits- und Führungsvorgang ständig wirkungsvoller zu gestalten und um ständig offen für Neuerungen, neue Einsichten, Erkenntnisse und Arbeitsmittel zu sein. Nacharbeit, in Frage stellen und Selbsterkenntnis ist der 1. Schritt zur „Besserung", zum weiteren Wachsen und Entfalten, nicht zuletzt bei der eigenen Persönlichkeit.

5 Führung in ungewöhnlichen Einsatzsituationen

Die Schwierigkeit, soziale Beziehungen und Prozesse im Interesse einer optimalen Aufgabenerledigung zu gestalten und zu steuern wird noch dadurch erschwert, daß die Arbeit des Rettungsdienstes oft in ungewöhnlichen Situationen und unter besonders erschwerenden Bedingungen erfolgt, wie z. B.:

- Panik,
- Streß,
- individuelles Fehlverhalten.

5.1 Panik

> *Panik* (griech.-frz., nach dem Gott Pan in Bocksgestalt, der als Ursache für undeutbare Schrecken von Menschen und Tieren angesehen wurde): heftiger Schrecken und Angst, die ein Individuum oder eine Gruppe von Menschen oder Tieren in einer gefahrvollen oder vermeintlich gefährlichen Situation unvermittelt befallen und die unkontrollierte Fluchtreaktionen auslösen. (Nach *Meyers großes Taschenlexikon* 1981. Bibliographisches Institut, Mannheim).

Unter Panik versteht man eine angstvolle, „kopflose" Erregung, die z. B. durch einen plötzlich und unerwartet hereinbrechenden Notfall bei Passanten, Betroffenen u. a. auftritt und von der auch Helfer und Rettungssanitäter „angesteckt" werden können. Charakteristisch für eine Panik ist der „Bewegungssturm" der Betroffenen, Herumstehenden u. a., chaotische und sinnlose Bewegungen und Reaktionen, welche die Arbeit des Rettungsdienstes behindern können. Je größer die innere Sicherheit der Rettungssanitäter, je klarer die Einschätzung der realen Situation, je geringer besteht die Gefahr, daß das Rettungsdienstpersonal von der Panik infiziert wird. Es ist deshalb eine wichtige Führungsaufgabe, die Lage in der Notfallsituation möglichst klar und nüchtern zu analysieren und die Mitarbeiter darüber zu informieren. Die persönliche Stabilität, Selbstsicherheit und auch Erfahrung in der Bewältigung von Notfallsituationen können eine „psychische Infektion" bei Panik verhindern. Ähnliches gilt auch für das Chaos in einer gemilderten Form von Panik oder, genauer gesagt, einer wirren, verworrenen, ungeordneten Situation. In einer solchen Situation psychischer Erregung kommt es leicht zu Reibungen, Mißverständnissen, Konflikten zwischen den Hilfspersonen, dem Rettungssanitäter, seinen Mitarbeitern und Übergeordneten. Führungkräfte haben hier die Aufgabe, ausgleichend, dämpfend, abkühlend zu wirken.

Führung in ungewöhnlichen Einsatzsituationen

Fallbeispiel (aus einem DRK-Seminar, Oktober 1985)

Ort: Bab von D. nach H., versehen mit Schallschutzwänden,
Zeit: frühmorgens,
Wetter: kühl, neblig.
Fall: Der Hänger eines Tanklastzugs ist umgekippt. Mehrere nachfolgende Fahrzeuge fahren auf. Das erste von diesen gerät zusammen mit dem Hänger und auslaufendem Benzin in Brand. Ein Bus, besetzt mit mehr als 40 Personen, wird von einem Lkw auf die aufgefahrenen Pkws geschoben und eingeklemmt. Sie fahren zusammen mit anderen Rettungsfahrzeugen an. Ihnen bietet sich folgendes Bild:
Mehrere Menschen rennen kopf- und ziellos an der brennenden Unfallstelle hin und her. Im Bus befinden sich kreischende, um Hilfe schreiende Menschen. Sie stellen fest, daß nur noch die Fahrertür als Fluchtweg geeignet ist. Die kopflose Menge der Leute im Bus drängt dorthin.
Fragen:
1) Nennen Sie mögliche auslösende Ursachen für die Panik.
2) Überlegen Sie sich Maßnahmen, um der Panik Einhalt gebieten zu können.
3) Angenommen, Sie wären ein Fahrgast in dem betroffenen Bus gewesen. Mit welchen Maßnahmen hätten Sie einem Ausbruch von Panik vorbeugen können?
4) Was ist mit den Umherirrenden zu tun?

5.2 Streß

Streß meint Belastungen des Organismus durch äußere und innere Reize, die das normale Maß übersteigen. Streß gehört zum Leben. Er ist die Folge von Belastungen, aber auch Überlastungen. Jeder Mensch reagiert, je nach Ausgangslage und Empfindlichkeit, verschieden auf streßerzeugende Reize, auf die sog. Stressoren. So entsteht bei ihm der belebende und der krankmachende Streß. In einer Notfallsituation gerät z. B. ein unerfahrener Rettungssanitäter eher in Streß als ein erfahrener.

Streß ist der Begriff für die Belastung des Organismus durch äußere und innere Reize, die das normale Maß übersteigen.

Es gibt 3 Stadien von Streß:

1) Die sofort auftretende, kurzfristige sympathikotone *Alarmphase*. Sie zeigt eine gesteigerte Abgabe von Hormonen des Nebennierenmarks (Adrenalin) mit gleichzeitiger Aktivierung des Zwischenhirns und der Hypophyse. Im Stadium der Alarmphase vollziehen sich v. a. Veränderungen des Kreislaufs und des Blutbilds.

2) *Abwehrphase des Körpers* geht mit Wasser- und Natriumretention sowie Kaliumverlust einher. Das ist zur Aufrechterhaltung des Kreislaufs wichtig. Bei längerem Streß erfolgt auch eine Gewichtsabnahme.

3) In der *Reparationsphase* werden erschöpfende Vorgänge der beiden 1. Phasen durch entsprechende Regulationen des Körpers wieder ausgeglichen (Adaption). Mangelnde Leistungen dieserart führen zu Adaptionskrankheiten (Rheumatismus, Hypertonie, Magen- und Darmgeschwüre).

Es gibt eine Vielzahl von „bösartigen Stressoren: Ängste, Ärger, Aufregung, Entscheidungsschwierigkeiten, Konflikte, Sorgen, Schuldgefühle, Hektik und andere negative Erscheinungen aus zwischenmenschlichen, sozialen Beziehungen. Sie lösen immer seelischen Überdruck bzw. seelische Überspannung aus, die sich auch körperlich auswirkt. Die Somatisierung ist ein Anpassungsmechanismus, ein „gelernter Reflex". Die geistig-seelische Belastung, z. B. ein ungelöster Konflikt, eine scheinbar nicht lösbare Situation, Zweifel und andere Stressoren werden dabei nicht aufgelöst, sondern „übersetzt" in eine körperliche Qualität, in gesundheitliche Beschwerden wie Kopfschmerzen, Kreislaufbeschwerden u. a. Diese Erscheinungen wirken oft wieder auf die psychisch-geistige Situation des Menschen und äußern sich dann in Reaktions- und Leistungsschwäche, in Nervosität, depressivem Verhalten, Gereiztheit u. a. Aus der Somatisierung wird eine Psychosomatisierung (Seele, Körper).

Die Leistungs- und Bewältigungsfähigkeit, z. B. in der Notfallsituation wird bei den „gestreßten" Helfern eingeschränkt.

Neben den genannten Stressoren wirken im rettungsdienstlichen Einsatz noch folgende Stressoren:

- Fahrt mit Sondersignal,
- Gerüche, Anblicke, Schreie,
- persönliche Betroffenheit,
- Tages- und Nachtschicht.

Das Institut für Rettungsdienst und Krankentransport im DRK-Generalsekretariat hat diese Stressoren untersucht:

- *Fahrt mit Sondersignal*
Nach der Umfrage wird die Belastung eher als schwach eingestuft. Jedoch erleben die über 41jährigen die Belastung durch Fahrten mit Sondersignal gegenüber den unter 21jährigen 3mal häufiger als sehr stark oder stark. Mit einem altersspezifischen Einsatz kann der Streß gemildert werden.
- *Üble Gerüche, Anblicke, Schreie der Patienten*
Die Gesamtbelastung durch solche Eindrücke ist gering. Den stärksten Stressor bilden üble Gerüche. Die älteren Rettungssanitäter (über 41 Jahre) fühlen sich stärker belastet als die jüngeren.
- *Persönliche Betroffenheit*
Betroffenheit gegenüber dem Notfallpatienten wird gleichmäßig als schwach erlebt, jedoch nimmt sie stark zu, wenn der Notfallpatient ein Kind ist und mit zunehmendem Alter des Patienten ab. Hoch ist die Betroffenheit bei Verwandten, Bekannten als Patient.
- *Tagesschicht*
Die Störungserscheinungen durch die Tagesschicht werden von den Rettungssanitätern insgesamt als schwach erlebt. Sie nehmen jedoch mit zunehmendem Alter zu. Insgesamt werden z. B. 11% der über 41jährigen durch Schlafstörungen stark beeinträchtigt. Der Gewohneffekt an den Tageslauf auf der Rettungswache erfolgt nach 6–10 Jahren rettungsdienstlicher Tätigkeit.
- *Nachtschicht*
Die Störungserscheinungen (Schlafstörungen, veränderte Eßgewohnheiten u. a.) übersteigen erheblich die bei der Tagesschicht. Von den unter 20jährigen

142   Führung in ungewöhnlichen Einsatzsituationen

Rettungssanitätern fühlen sich 11,4% und von den über 41jährigen 29,5% stark belastet. Die geringere Zugehörigkeit (unter 20 Jahren) und das zunehmende Alter (über 41 Jahre) spielen dabei sicher eine Rolle. Jeder Fünfte der über 41jährigen fühlt sich durch die Veränderung seiner Eßgewohnheiten belastet.

Die allgemeinen Beeinträchtigungen durch Schichtarbeit sind bekannt. Während des Bereitschaftsdienstes ist ein tiefer und fester Schlaf nur schwer möglich. Entspannung ist daher schwerer möglich, zumal die Rettungssanitäter immer auf dem Sprung sein müssen und manchmal mehrere Male alarmiert werden. Der Schlaf wird dann unterbrochen. Diese Belastungen aus der Bereitschaftssituation wirken sich natürlich im Einsatz mit aus. Auch die Vielfalt der Tätigkeiten in der Einsatzsituation (als Fahrer, als Krankenpfleger, als Assistent des Notarztes, als Tröster von Angehörigen, als Bezugsperson und Begleiter von Patienten) erfordert ein ständiges Wechseln in der Tätigkeit und Rolle. Fehlt die hierzu erforderliche Flexibilität, kommt es leicht zu Streßreaktionen. Es gehört also schon eine psychische Stabilität und eine ausgeprägte Persönlichkeit dazu, um diesen Dienst zu versehen. Es ist Aufgabe der Führungskraft, die einzelnen Rettungssanitäter bzw. Helfer individuell, d. h. entsprechend ihrer Veranlagung und Persönlichkeit, ihren Schwächen und Stärken, ihren vorangegangenen und augenblicklichen Belastungen einzusetzen.

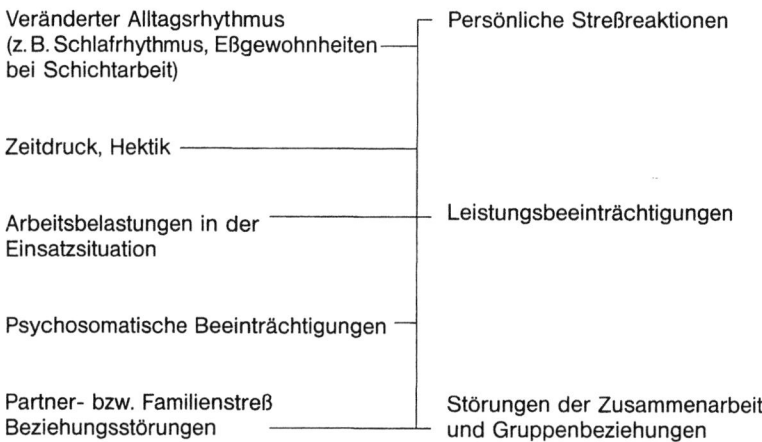

Fallbeispiel (aus einem DRK-Seminar, Oktober 1985)

Fall: Die Nachtschichtbesatzung eines RTW (Rettungswagens) erhält kurz vor Dienstende nach einer arbeitsreichen Nacht den Einsatzbefehl: „VU (Verkehrsunfall), etwa 10jähriges Schulkind von Kfz angefahren; ansprechbar. Anfahrt mit Sondersignal!"
Wetter: Nebel (Sicht etwa 25 m),
Zeit: 06.45 Uhr.
  Während der Anfahrt zur Unfallstelle wird der Fahrer zunehmend unruhig und äußert die Befürchtung, daß das Unfallopfer eines seiner beiden Kinder sein könnte, da der Unfallort in direkter Nähe seiner Wohnung sei.

Nach erneuter Anfrage der Leitstelle nach dem Standort legt er plötzlich ein äußerst risikoreiches Fahrverhalten an den Tag, außerdem beginnt er zu rauchen.
Fragen:
1) Welche streßauslösenden bzw. -fördernde Faktoren sind bei diesem Fallbeispiel zu vermuten?
2) Stellen Sie sich vor, Sie wären Beifahrer im RTW. Wie könnten Sie den Fahrer beeinflussen?
3) Ergänzen Sie die in 1) aufgezählten Faktoren durch weitere besondere Belastungen und Streßfaktoren im Rettungsdienst.
4) Sehen Sie Möglichkeiten, dem täglichen Streß im Dienst vorzubeugen oder während des Einsatzes einzuschränken?
5) Gibt es streßabbauende Maßnahmen nach Ende eines Einsatzes?

5.3 Individuelles Fehlverhalten

Während bei Panik oder Chaos oft die ganze Gruppe des Hilfspersonals „infiziert" werden kann, sind auch Notfallsituationen möglich, in denen einzelne Personen, z. B. ein Rettungssanitäter, individuelle Fehlreaktionen aufgrund äußerer und innerer Bedingungen zeigen. Solche individuellen Reaktionen können z. B. in Form von Ängsten, Schock, Blockierungen und oft in Streßsituationen auftreten.

Ein solches individuelles Fehlverhalten wirkt sich natürlich auch auf die Zusammenarbeit, die Leistungsfähigkeit der Rettungsdienstgruppe aus. Die schlimmsten Auswirkungen ergeben sich natürlich, wenn die Führungskraft, der Gruppenführer oder der Arzt von solchen individuellen Fehlreaktionen betroffen wird. Hier setzt dann eine „kompensatorische Führung von unten", eine selbstorganisierte Führung der anderen Gruppenmitglieder bzw. einer neuen Führungskraft ein.

Fallbeispiel (aus einem DRK-Seminar, Oktober 1985)

Personenbeschreibung:
RS (Rettungssanitäter) A: Er handelt in Einsätzen sehr oft hektisch und behindert dadurch eine rasche Hilfeleistung. In der Regel wird er im Krankentransport eingesetzt. Während seiner klinischen Ausbildung wurde er von einem Arzt zurechtgewiesen, nachdem er einen sterilen Tisch mit ungeschützten Händen berührt hatte.
RS B: Ist ein Freund von A. Er wird routinemäßig im Notarztdienst eingesetzt. Er hat zu den Ärzten und dem Klinikpersonal ein gutes Verhältnis.
Fall: Notfalleinsatz bei einem schweren VU. Im NAW (Notarztwagen) wird die Transportfähigkeit eines polytraumatisierten Patienten vom Arzt und 2 RS hergestellt. Bereits bei der Rettung des Patienten kam es durch ungeschicktes Handeln von RS A zu Einsatzbehinderungen, die den Arzt veranlaßte, beide RS lautstark vor den anderen Einsatzkräften zu kritisieren. Auf Anweisung des Arztes soll RS A eine Infusion vorbereiten. Bei der Durchführung der Maßnahme berührt er, nach Abnahme der Schutzkappe, mit dem Einstichdorn des Infusionsbestecks die verschmutzte Kleidung des Patienten. Er zögert kurz bei der Weiterführung der Maßnahme, schaut unsicher auf den Arzt und seinen Kollegen und führt dann die Maßnahme fort, ohne ein neues, steriles Infusionsbesteck zu verwenden. RS B, der dem Arzt beim Legen eines venösen Zugangs assistiert, bemerkt den Vorfall. Er fährt aber, nach einem kurzen Blickkontakt mit seinem Kollegen A, weiter mit seiner assistierenden Tätigkeit fort. Der Arzt hat den Vorfall nicht bemerkt.
Fragen:
1) Worin sehen Sie das Fehlverhalten der beiden RS?
2) Führen Sie mögliche Gründe für das Fehlverhalten an.
3) Welche Möglichkeiten sehen Sie, in Zukunft solche Fehlverhalten zu vermeiden?

Individuelles Fehlverhalten

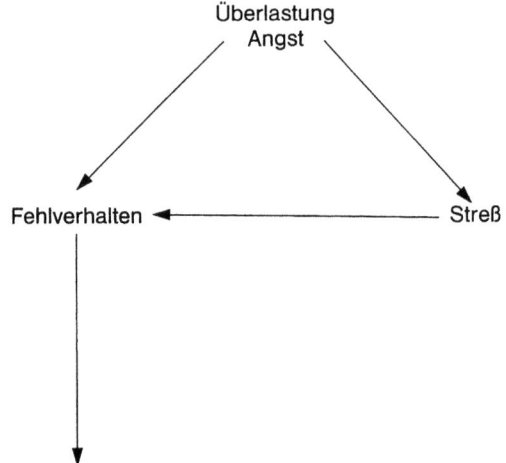

Der Entstehungsmechanismus des individuellen Fehlverhaltens ist klar. Aufgrund von Angst oder Überbelastungen z. B. entsteht Streß und der löst ein geistig-seelisch-körperliches Fehlverhalten aus. Das hat Auswirkungen auf die Person des Gestreßten, seine Leistungsfähigkeit und sein Sozialverhalten.

Als individuelles „Fehlverhalten" kann auch ein psychischer Schock gelten.

Psychischer Schock kann durch Erschütterungen infolge unerwarteter und katastrophenartiger Ereignisse ausgelöst werden. Die *Wirkungen des psychisch-affektiven Schocks*:

- Orientierungsverlust,
- höchste Erregung oder auch
- Erstarrung

und die begleitenden körperlichen Anzeichen (Zittern, Ohnmacht, Schweißausbruch, Herz- und Kreislaufstörungen) klingen i. allg. schnell wieder ab.

Individuelles Fehlverhalten kann sich auch in psychischen Blockierungen äußern, die mit der eigenen Erziehung, Sozialisation und Erfahrung im Zusammenhang stehen.

Es lassen sich 3 hauptsächliche psychische Blockierungen unterscheiden:

- *Kritisch-logische Blockierung*
  Wer gewohnt ist, seinen kritischen Verstand zu gebrauchen, reagiert in neuen, ungewohnten Situationen zuerst einmal skeptisch bis ablehnend.
- *Intuitiv-emotionale Blockierung*
  Vor allem Ungeübte, Unerfahrene, solche mit Mißerfolgserlebnissen haben oft nur wenig Vertrauen in ihre geistigen bzw. Bewältigungsfähigkeiten. Sie trauen sich selbst nur wenig zu.

- *Ethisch-moralische Blockierung*
Sie handeln nach genau fixierten Werten und Lebensprinzipien.

Das bietet einerseits in gewohnten Situationen Sicherheit, kann aber auch eine geringe Anpassungs- und Einsatzfähigkeit darstellen.

Alle 3 Blockierungen überwindet man am besten, indem man erst einmal ein angstfreies, anregendes Klima schafft, in dem man Erfolgserlebnisse ermöglicht, und zwar durch Erfahrung sowie durch Aus- und Weiterbildung.

Ein angstfreies, anregendes Klima erreicht man, indem man:

- Vertrauen schafft, das auch ängstliche Menschen mit schlechten Vorerfahrungen ermuntert,
- offen und ehrlich ist, nicht verurteilt, wenn z. B. noch Fehler gemacht werden,
- den Mitarbeiter achtet und ihn so, wie er ist, schätzt,
- Partnerschaft übt, besonders im Bereitschaftszustand.

Individuelles Fehlverhalten entsteht aber auch durch unterschiedliche Persönlichkeitstypen, in Streßsituationen. Es lassen sich folgende Typ A genannte Persönlichkeiten mit Neigung zu speziellen Fehlverhaltensweisen unterscheiden (Tanner 1977, S. 135):

- der vulkanische Kämpfer,
- der chronische Hetzer,
- der kampfbereite Herausforderer,
- der gereizte Zeitvergeuder,
- Einmannkapelle.

Fallstudie

Ein Omnibus mit 30 Personen kippt um. Er gerät in Brand. Von den Personen sind 8 verletzt, 12 geraten in Panik. Der Rettungssanitäter A gibt dem Bereitschaftsführer B, der als 3. Mann im Fahrzeug mitfuhr, den Auftrag, im Fahrzeug zu bleiben und den Funk besetzt zu halten. Der Bereitschaftsführer weigert sich mit der Begründung, daß ein Unfall in dieser Größenordnung in seinen Bereich falle und er es für wichtiger halte, zu helfen als am Funk zu sitzen. Nach Abschluß des Einsatzes sagte A: „Mit dem Bereitschaftsführer bin ich nun das letzte Mal zusammen gefahren."
Aufgaben:
1) Grenzen Sie Aufgaben und Kompetenzen zwischen Rettungsdienst- und Sanitätsdienstpersonal im rettungsdienstlichen Einsatz ab.
2) Wer ist der Leiter dieser Einsatzgruppe? Warum?
3) Wodurch wurde hier die wirkungsvolle Zusammenarbeit gestört?
4) Wie würden Sie sich in einem solchen Fall als Rettungssanitäter verhalten?
5) Wie kann man in Zukunft ein solche Kompetenzgerangel vermeiden?
6) Deuten Sie das Beziehungsverhältnis zwischen Rettungssanitätern und Bereitschaftsführer. Wo liegen mögliche Ursachen? Wie lassen sich diese abbauen?

5.4 Kompensatorisches und regulierendes Führen

Den Mitarbeitern optimale Bedingungen für ihre harte Arbeit zu ermöglichen, gehört zu den Führungsaufgaben. Deshalb sollten die Führungskräfte versuchen, Streß für den einzelnen abzubauen, ihn da einzusetzen, wo für ihn die Belastungen zumutbar sind und ihm zu helfen, mit den Rahmenbedingungen fertig zu werden.

Aus der Übersicht wird deutlich:

- Der Grad der Belastung ergibt sich aus der Arbeitsaufgabe und aus den situativen Rahmenbedingungen (z. B. Hektik oder anderen Stressoren).
- Diese mehr objektiven Belastungen im Rahmen der Einsatztätigkeit rufen mehr subjektive Beanspruchungen (z. B. Streß) beim einzelnen hervor. Die Beanspruchung ist für jeden einzelnen, je nach Personencharakteristika, unterschiedlich, obwohl oft für alle gleiche Belastungen bestehen.

Belastungen, persönliche Beanspruchung und Wege der Kompensation

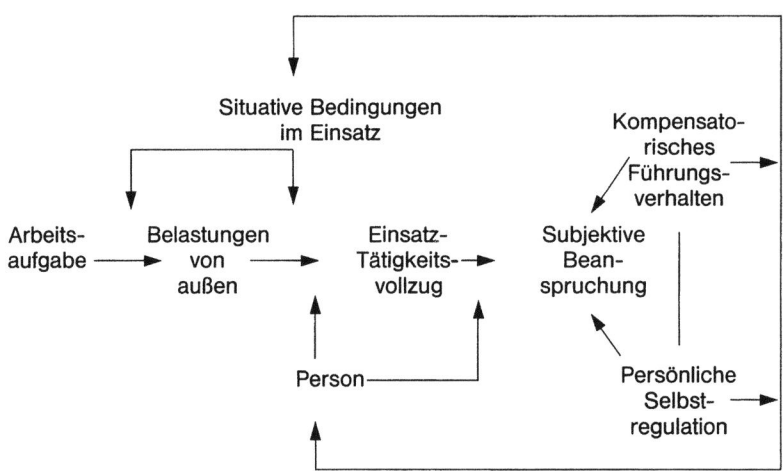

- Diese persönlichen Beanspruchungen und Belastungen können auf 2fache Weise reduziert, reguliert, verringert werden durch:
  - kompensatorisches Führungsverhalten,
  - persönliche Selbstregulation,
  - Bereitschaft zur Überprüfung des eigenen Verhaltens.

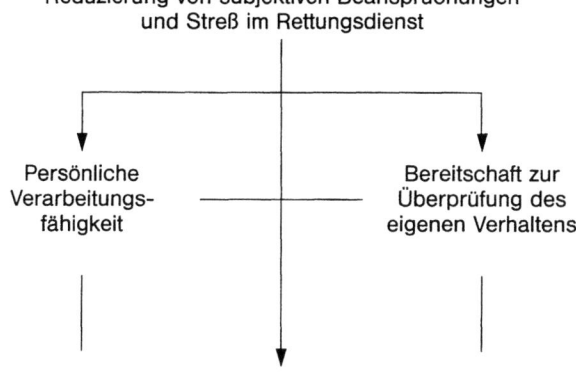

5.4.1 Persönliche Verarbeitung

Je besser die Fähigkeit, die Beanspruchung und den Streß abzubauen, je besser für den einzelnen Helfer. Nach einer Umfrage des Instituts für Rettungsdienst (1982) ist die Tendenz, damit alleine fertigzuwerden oder zu Hause darüber zu sprechen, schwach. Bevorzugt werden im Kollegengespräch solche Beanspruchungen, wie z. B. besonders Beeindruckendes verarbeitet. Diskussionen über beeindruckende Einsatzerlebnisse finden bei den 20jährigen häufiger statt als bei den über 40jährigen. Selbstregulation kann auf 3 Ebenen erfolgen: auf der psychologischen, der motorischen und der emotional-kognitiven.

5.4.2 Überprüfung des eigenen Verhaltens

Eine Form der Kompensation bzw. Verhinderung von zukünftigen Beanspruchungen und von Streß liegt darin, hinterher zu überlegen, ob man vielleicht etwas hätte anders bzw. besser machen können. Für die Überprüfung seines eigenen Verhaltens an der Notfallstelle besteht bei den 20jährigen im Rettungsdienst zu 38,6% eine Bereitschaft, bei den über 40jährigen nur zu 32,1%. Mit zunehmender Zugehörigkeit zum Rettungsdienst verringert sich der Anteil derjenigen, die eine Überprüfung des Verhaltens vornehmen. Es ist anzunehmen, daß mit zunehmender Zugehörigkeit der Rettungsdienstler die Routine und die Sicherheit (das Sich-sicher-Fühlen) steigen und die Eigenüberprüfung des Verhaltens an Bedeutung verliert.

5.4.3 Kompensatorisches Führungsverhalten

Es ist Aufgabe der Führung, diese Selbstregulation bzw. das Bewältigen von Streß, von beeindruckenden und anderen Beanspruchungen durch das Gespräch und anderes Führungsverhalten zu fördern und für ein individuelles Ausbalancieren der subjektiven Beanspruchungen zu sorgen. Rettungssanitäter, für die z. B. üble Gerüche besonders streßerzeugend sind, sollten nach Möglichkeit dort eingesetzt werden, wo sie weniger solchem Streß ausgesetzt sind.

148 Führung in ungewöhnlichen Einsatzsituationen

Kompensatorisches Führungsverhalten bezieht sich auf folgende Förderbereiche:

- kompensatorische Einsatzplanung und Organisation,
- Gruppenzusammenhalt,
- Kommunikation,
- Umgangs- und Beziehungsqualität,
- Streß- und Konfliktminderung,
- persönliche Verarbeitungsfähigkeit,
- Qualifizieren von Rettungssanitätern.

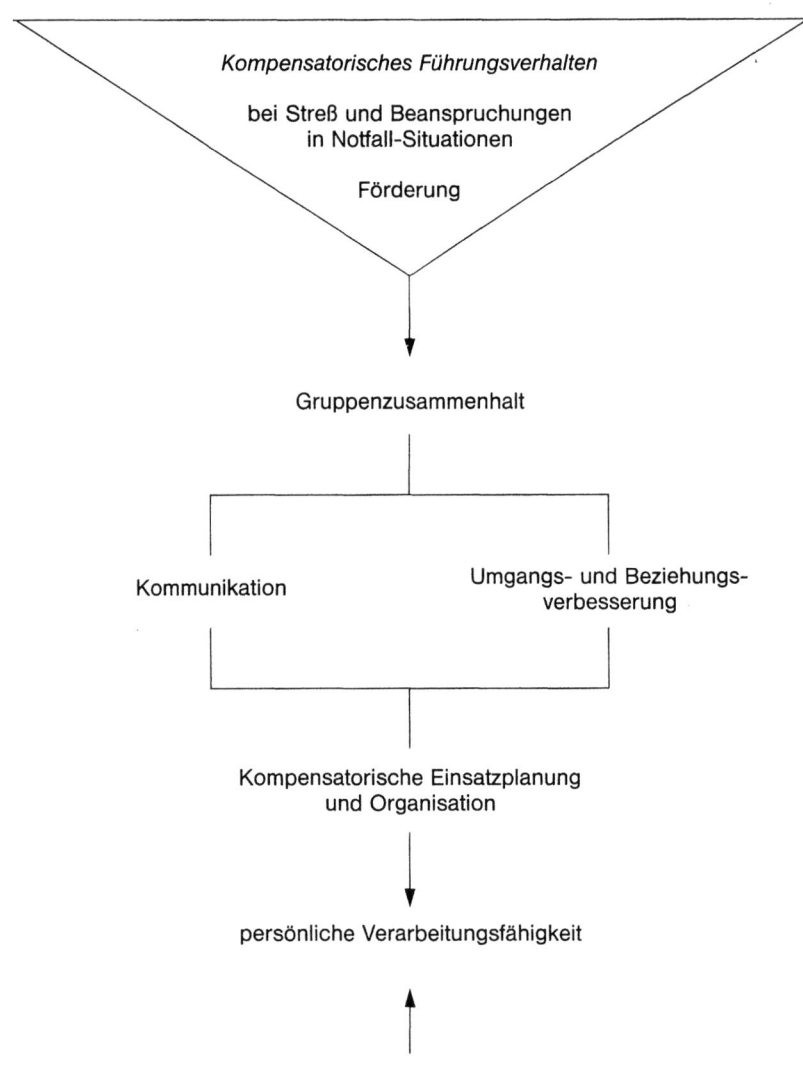

Je stärker die Unterstützung des einzelnen durch die Gruppe ist und je gezielter das Selbstvertrauen und die Motivation der Mitarbeiter durch das Führungsverhalten der Vorgesetzten gestärkt werden, desto leichter fällt dem Betroffenen die Verarbeitung der Belastungen und Emotionen in Streßsituationen. Die Unterschiedlichkeit in der Belastung und Aufgabenstellung von Bereitschafts- und Einsatzzustand ermöglichen im Rahmen des Streßmanagements eine kompensatorische, den jeweiligen Arbeitsbedingungen entsprechende Einsatzplanung und Organisation. Das bedeutet: Die einzelnen Gruppen müssen nach Große, Organisation der Zusammenarbeit, Aufgabenverteilung und, soweit möglich, Zusammensetzung der Gruppenmitglieder in bezug auf Persönlichkeit und Qualifikation jeweils so gestaltet sein, daß das Streßniveau, dem die Rettungssanitäter bzw. die Helfergruppen insgesamt ausgesetzt sind, nicht ein Maß überschreitet, das die individuelle bzw. kollektive Leistungsfähigkeit beeinträchtigt. Darin liegt eine wichtige Führungsaufgabe.

Eine besondere Streß- bzw. Beanspruchungsregulierung fällt dem Gruppenzusammenhalt zu. Die Stärke des Gruppenzusammenhalts ist zwar für eine reibungslose Erbringung der Arbeitsleistung im Bereitschaftsdienst nicht von so großer Bedeutung wie unter den Bedingungen eines konkreten Einsatzes. Je größer die Belastungen im Einsatz, z. B. durch ein extern verursachtes Streßerlebnis ist, desto wichtiger ist es, daß der einzelne Helfer sich in einer Gruppe mit starkem Korpsgeist geborgen weiß.

Kompensatorische Führung kann also wesentlich zum Abbau bzw. zur Reduzierung von Beanspruchungen und so zur Optimierung von Erfolgen und Leistungen beitragen.

Regeln für die Kompensation und Reduzierung von Beanspruchungen und Streß im Rettungsdienst

1) Rettungssanitäter und Helfer fachlich qualifizieren.
2) Ihnen das Gefühl der Sicherheit vermitteln.
3) Gelegenheit zum Kollegengespräch und zur Aussprache geben.
4) Den Zusammenhalt in der Gruppe fördern.
5) Streß und Konflikte minimieren.
6) Persönliche Verarbeitungsfähigkeit fördern.
7) Einsatzplanung und Organisation den Belastungen anpassen. Erholung ermöglichen.
8) Individuelle Situation und Persönlichkeit (z. B. individuelle Stressoren, Personencharakteristika berücksichtigen).
9) Persönlichkeitsentwicklung fördern, z. B. Selbstvertrauen, psychische Stabilität.
10) Sicherheit geben durch klare, sichere Führung.
11) Durch Einfühlungsvermögen ein ethisch begründetes Menschenbild kultivieren. „Hilfe zum Überleben wird gefordert, auch wenn die fremde Todesgefahr an den eigenen Tod rührt" (Engelmann).

5.4.4 Alphaentspannung

Alphaentspannung kann sowohl präventiv wie auch kompensatorisch sinnvoll sein. Denkbar wäre z. B., daß Rettungsassistenten sich vor dem Einsatz oder regelmäßig im Bereitschaftszustand entspannen, in den Alphazustand versetzen, z. B. mit Hilfe von Musik. Eine solche Alphaentspannung kann aber helfen, den Einsatzstreß in der folgenden "Ruhephase" zu kompensieren. Alphaentspannung kann z. B. durch Alphamusik, aber auch durch Subliminalkassetten und die Mentalmethode erfolgen (s. Abbildung).

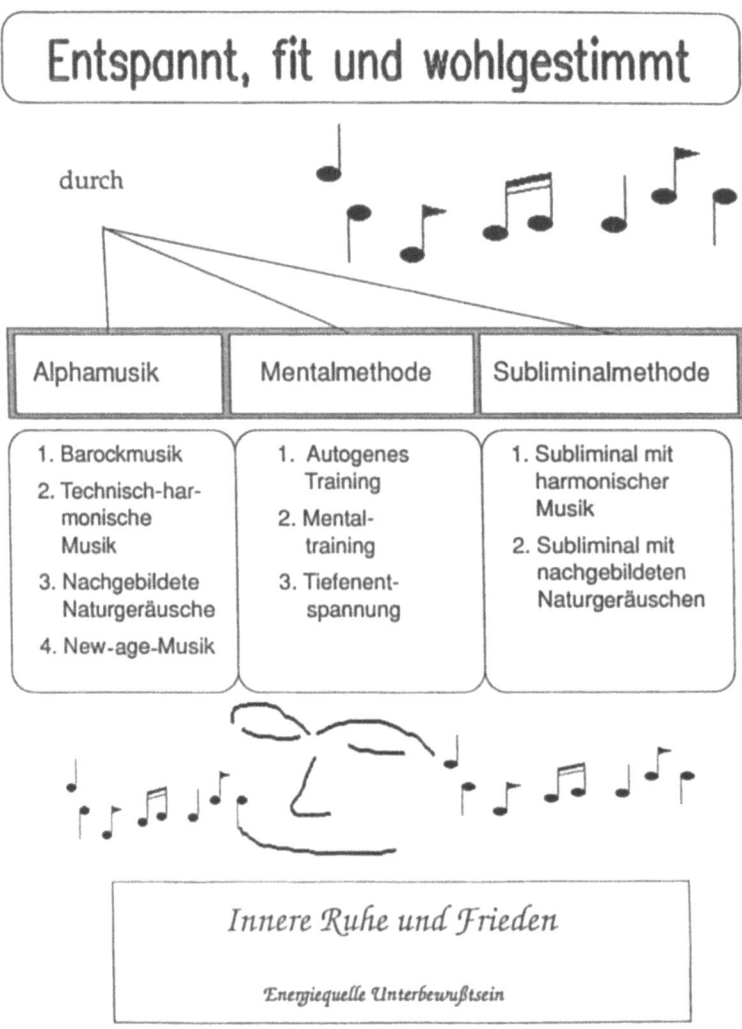

*Entspannung
ist Loslassen von der Spannung*

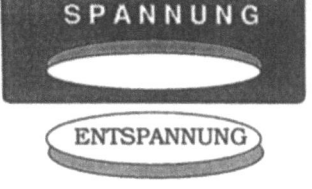

Spannung und Entspannung in ausgewogenen Anteilen ermöglichen erst volle Leistungsfähigkeit und ein lebenswertes, weil weitgehend gesundes Leben.

Immer mehr Menschen suchen als Antwort auf die Belastungen unserer Zeit ein Konzept des Loslassens, der Entspannung. Es gibt viele Formen der Entspannung; eine davon ist die Alphaentspannung.

Die Alphaentspannungsmethode leitet ihre Bezeichnung von physikalisch im menschlichen Gehirn nachweisbaren α-Wellen ab. Sie entstehen im Menschen, wenn er sich in einem Zustand zwischen Wachsein und Schlafen befindet oder wenn bei körperlicher Entspannung die Augen geschlossen sind.

Eine Entspannung durch α-Wellen kann erfolgen durch:
Alphamusik eine Musik, die den Alphazustand einleitet, d. h. eine bestimmte Frequenz bewirkt. Dazu gehören Werke aus dem Barock sowie andere Musikstücke.
Subliminalmethode:
Subliminal heißt soviel wie „unterschwellig". Suggestionen sind in hohem Maß mit einem Klang- und Musikteppich verwoben. Sie sind für unser Ohr nicht mehr bewußt wahrnehmbar, gehen also an unserem Bewußtsein vorbei ins Unterbewußtsein.

Mentaltraining ist eine bewußte Technik, die zur Tiefenentspannung führt. Es ist der Sammelbegriff für geistigen Techniken wie autogenes Training, Yoga, Imagination u. a. Ein solches Mentaltraining kann durch Sprache, Vorstellungskraft, aber auch zusätzlich durch Musikuntermalung und Körperhaltung erreicht werden. Ein solches Training kann über die innere Beruhigung und die Herbeiführung der Entspannung in die Alphaentspannung und schließlich zur gewünschten Veränderung führen. Eine bestimmte Musik (sowohl klassische als auch technische Musik), nämlich die Alphamusik, führt in einen bestimmten Gehirnzustand, den Alphazustand.

Hier ist nun die Musikliste (aus Ostrander u. Schröder 1995). Es sind immer die Teilstücke der einzelnen Musiktitel angegeben, die 60–70 Takten pro Minute entsprechen. Natürlich können Sie auch eigene Musik auswählen, die dem Vierviertakt entspricht. Die Musikrichtung selbst (klassische, moderne oder andere Richtung) spielt keine Rolle.

Johann Sebastian Bach
1. Largo aus dem Flötenkonzert in G-Moll nach BWV (Bach-Werkeverzeichnis) 1056, Bearbeitung für Flöte; Original: Cembalo (James Galway spielt Bach, RCA RL 25119 AW).
2. Arie zu den Goldberg-Variationen, BWV 988 (Cembalo) (EM IC 151-30710/11).
3. Largo aus Konzert für Klavier und Streichorchester Nr. 5 in f-Moll, BWV 1056 (3 Klavierkonzerte, ZL 30569).

152 Führung in ungewöhnlichen Einsatzsituationen

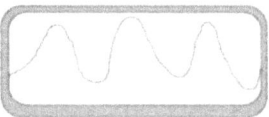

= besonderer Bewußtseinszustand,
in den man sich versetzen kann
(durch Entspannungstraining).

Im Gehirn treten bei Entspannung typische Wellenmuster auf
(α-Wellen).

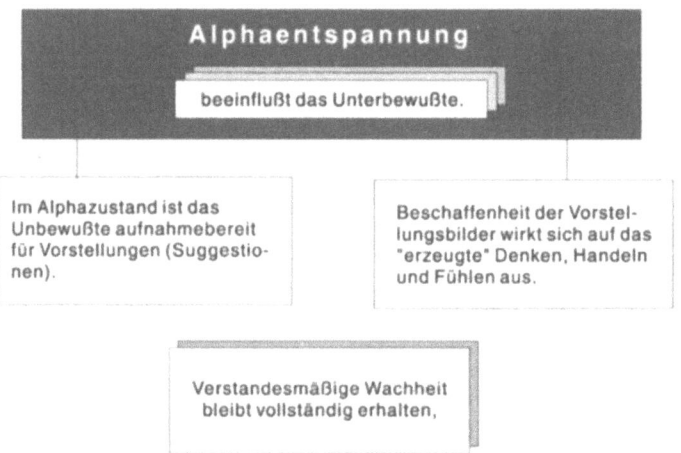

4. Largo aus dem Konzert für Cembalo solo in g-Moll, BWV 975, nach Vivaldi (Cembalokonzerte nach Antonio Vivaldi, EMI IC 065-28336).
5. Largo aus dem Konzert für Cembalo solo Nr. 5 in G-Dur, BWV 976 (dieselbe Platte wie 4).
6. Largo aus dem Konzert für Cembalo solo in F-Dur (DSM 34287).

Arcangelo Corelli
7. Alle langsamen Sätze aus Concerti grossi op. 6, Nr. 1–12 (DG 2710011 MS).

Georg Friedrich Händel
8. Alle langsamen Sätze aus Concerti grossi op. Nr. 1–12 (EMI IC 153–99645/47 Q).
9. Largo aus Konzert Nr. 3 in D-Dur (Feuerwerksmusik, EMI IC 065-99690).

10. Largo aus Konzert Nr. 1 in B-Dur (Concerti grossi op 3, Nr. 1–6 m, EMI IC 151-99622/23).

Georg Philipp Telemann
11. Largo aus Fantasien für Cembalo, Nr. 17 in g-Moll (PR 70124).
12. Largo aus dem Konzert für Viola, Streicher und Basso continuo in G-Dur (Dca 91017).

Antonio Vivaldi
13. Largo aus "Winter" – Die vier Jahreszeiten (Les Quatre Saisons, Philips X Stereo 6515007).
14. Largo aus dem Konzert in D-Dur für Gitarre, Streicher und Basso continuo (DG 139417).
15. Largo aus dem Konzert für Mandoline, Streicher und Orgel, Nr. 1 in C-Dur, PV 134.
16. Largo aus dem Konzert für Viola d'amore, Laute, Streicher und Basso continuo in d-Moll, PV 266 (sämtliche Konzerte für Laute, Gitarre und Mandoline, DG 2530211).
17. Largo aus dem Konzert für Flöte, Streicher und Basso continuo in C-Dur, PV 79 (DG 2535200).

New-age-Motivationskassetten

Subliminal: Gesundheitstraining für Ihr Unterbewußtsein.

Ein glückliches und befreites Leben durch Harmonie und positives Denken! Die Subliminalmethode öffnet der Verwirklichung dieses Ziels neue Möglichkeiten: Auf dem Weg der unterschwelligen Wahrnehmung fließen motivationsfördernde, persönlichkeitsstärkende Formeln und Texte in das Unterbewußtsein. Eng verwoben mit entspannender Musik und Naturgeräuschen sind sie als Suggestionen nur für das Unterbewußtsein wahrnehmbar.

Die wichtigsten Suggestionen dieses Programms lauten:

Ruhe und Aktivität wechseln sich harmonisch ab in meinem Leben
Ich bin durchstrahlt von positiver Lebenskraft.
Sie macht mich gesund und frei.

Ich denke und handle immer im Einklang mit mir selbst.

In Ruhe kann ich alles meistern.
Ich lebe in der Gegenwart: Alles, was ich tue, geschieht bewußt.
Ich fühle mich entspannt, locker und frei.
Ich genieße mein Leben!

Die New-age-Motivationskassetten zeigen Wege zu innerer Ausgeglichenheit und zum positiven Denken. „Subliminals" als Lebenshilfe sind in den USA weit verbreitet; die Subliminalkassetten der Firma Therapy-Products International machen diese Idee für den deutschen Sprachraum nutzbar.

Hören Sie die Kasette nebenbei, beim Autofahren oder bei der Hausarbeit, im Büro oder während des Studiums.

Die ersten 10 Subliminalprogramme
Jeweils 48 Seiten + Tonkassette DM 19,80

Harmonische Beziehungen	ISBN 3-478-06502-X
Ärgere Dich nicht! I	ISBN 3-478-06512-7
Selbstvertrauen gewinnen	ISBN 3-478-06522-4
Wohlstand von innen	ISBN 3-478-06532-1
Ziele verwirklichen	ISBN 3-478-06542-9
Erfolg im Leben	ISBN 3-478-06552-6
Lebensmut und Zuversicht	ISBN 3-478-06562-3
Schöpferisch sein	ISBN 3-478-06572-0
Immer konzentriert	ISBN 3-478-06582-8
Entspannt und unbeschwert	ISBN 3-478-06592-5

6 Führungsstile und Führungsverhalten

Unter Führungsstil versteht man die Art und Weise, in der eine Führungskraft ihre Aufgaben im Rahmen der Gruppe bzw. Organisation ausübt. Es ist also die konkrete Verhaltensweise, z. B. eines Rettungssanitäters, innerhalb des ihm übertragenen Führungs- bzw. Handlungsspielraums. Sein praktizierter Führungsstil macht deutlich, wie und mit welchen Methoden er den Führungsauftrag erfüllt. Das kann auf unterschiedliche Weise geschehen, z. B. durch autoritäres, kooperatives oder durch anweisend-straffes Verhalten. Jeder Führungsstil ist aber von der Situation abhängig (situative Führung). Der Kapitän eines Kreuzschiffs kann es sich leisten, mit seinen Offizieren, seiner Mannschaft und gar mit den Passagieren gemeinsam z. B. über die Veränderungen des geplanten Tagesablaufs zu diskutieren oder gar zu beschließen.

Anders beim Kapitän eines durch Wasserbomben bedrohten UBoots. Er muß sekundenschnell Entscheidungen treffen und knappe, positive Befehle erteilen. Jedes kooperative Konferieren wäre für alle Betroffenen tödlich.

Die praktische Menschenführung im Alltag, in der Bereitschaftssituation, bei Arbeiten ohne Zeitdruck und außerhalb des Notfalls stellt die Grundlage für die Sondersituation des Notfalls dar. Die Grundsätze dieser „Alltagsführung" müssen im Notfall auch Anweisung und Befehl „tragen" und sie als Ausnahme rechtfertigen. Der Stil, der Geist und die Qualität von Führung und Zusammenarbeit hängen eng mit den Bedürfnissen, Werten und Zielen der Mitarbeiter sowie dem Roten Kreuz als Verband aber auch mit den Bedingungen, unter denen die Aufgabe zu erledigen ist, also mit der Situation zusammen.

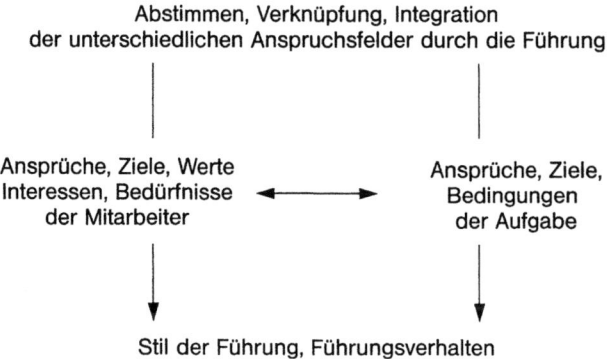

Im rettungsdienstlichen Notfall, in der Einsatzsituation handelt es sich um:

- Führen unter erschwerten Bedingungen,
- Führen in einer ungesicherten, ungewissen Situation,
- Führen unter Druck und Zeitnot.

Deshalb wird der Führungsstil in einer solchen Notfallsituation sich vom Führungsstil während des Bereitschaftszustands grundlegend unterscheiden.
Im Rettungsdienst werden also mindestens 2 Führungsstile für unterschiedliche Situationen notwendig sein.

6.1 Ungeeignete Führungsstile

Führungsstile werden bestimmt von einem dem Menschen unserer Zeit angemessenen Bild. In einer Zeit der Demokratie, der gesetzlich abgesicherten Mitbestimmung und Mitwirkung von Burgern bzw. Arbeitnehmern, in der Selbstbestimmung, Emanzipation und Kommunikation wichtige Werte breiter Bevölkerungskreise sind, muß ein Stil der Führung gefunden werden, der auf die Mitarbeiter eingeht, den Mitarbeitern Selbstverantwortung und Handlungsspielräume einräumt und davon ausgeht, daß die Aufgabe dadurch besonders optimal gelöst werden kann. Aufgabe der Führung ist es, beide Anspruchsfelder (Mensch und Aufgabe) optimal abzustimmen, in einer Art Kompromiß untereinander zu verbinden.
Eine solche Sicht schließt bestimmte Führungsstile aus:

- einen, der die Ansprüche, Ziele, Bedürfnisse der Mitarbeiter völlig und ständig ausschließt (autoritärer Führungsstil),
- einen, der auf die Ansprüche, Ziele, Bedürfnisse der Mitarbeiter völlig eingeht, also nur die Selbstverwirklichung des einzelnen ermöglicht, sie gewähren und sich nach eigenen Vorstellungen entfalten läßt und dabei die gestellte Aufgabe und ihre Erledigung völlig außer acht läßt (lascher bzw. Laisser-faire-Führungsstil).

Der lasche Führungsstil:

- Es fehlt eine klare Zielvorgabe und Aufgabe.
- Es fehlen ausreichende organisatorische Regelungen, jeder kann tun und lassen, was er will.
- Delegation, klare Anweisungen, Kontrollen fehlen.
- Der Vorgesetzte gibt Auskunft und Information nur auf Befragen, er ist mit sich selbst beschäftigt und mischt sich nicht in die Arbeit der Mitarbeiter ein.
- Er vermeidet klare Entscheidungen. Vieles wird aufgeschoben.
- Jeder arbeitet, wie er es gerade für richtig hält.
- Kommunikation über die Arbeit findet kaum statt (von oben nach unten und umgekehrt sowie quer).
- Es wird viel „geschwatzt", es entsteht viel Leerlauf und Schlendrian.
- Der Vorgesetzte ist in der Regel – räumlich und sachlich – abwesend.

Der autoritäre Führungsstil:

Leitbild	– Die Führungskraft ist der Herrscher, die Geführten Untergebene und Gefolgsleute.
Geist der Führung	– Persönliche Beziehungen und Anerkennung sind unbedeutend, nur die Sachebene zählt. – Alles richtet sich nach oben aus.
Bild vom Mitarbeiter	– Es fehlt ihnen an Fähigkeit, die Arbeit selbständig zu erledigen (daher Zentralisierung) – Sie besitzen eine Abneigung gegen die Arbeit.
Aufgabenstruktur	– Detaillierte Übertragung der Aufgaben, kein Handlungsspielraum, keine Einsicht und keinen Überblick vermitteln.
Hierarchie	– Klares, streng hierarchisches Unterstellungsverhältnis. Daraus ergibt sich: – Isolierung des einzelnen Mitarbeiters, – außer Gehorsam und Pflichterfüllung wird von Mitarbeitern nichts erwartet, – auf diese Weise wird Autorität abgesichert (Amtsautorität).
Information	– Information fließt nur von oben nach unten. – Untergebene werden nur über das Notwendigste informiert (z. B. in Form eines „Tagesbefehls"). Wissen ist Macht.
Beziehung, Kommunikation	– Ein miteinander Kommunizieren (von oben nach unten und umgekehrt, sowie Querkommunikation) findet nicht statt, Austausch fehlt. – Die Führung weiß und kann alles besser als die Untergebenen. – Es wird grundsätzlich auf Beratungen, Besprechungen und Überzeugtwerden verzichtet. – Machtausübung, Zwang, Bevormundung bestimmen die Beziehungen.
Koordination	– Die Führungskraft koordiniert allein, durch Einzelentscheidung, ohne Einschaltung anderer (Direktorialprinzip). – Untergebene haben nach oben hin keine Initiativmöglichkeit.
Delegation Partizipation	– Nur Ausführungsaufgaben und -verantwortungen werden delegiert. Befehlsweitergabe ist ausgeschlossen. – Planungs-, Entscheidungs- und Kontrollaufgaben werden von der Führung übernommen. Sie sind nicht delegierbar. – Befehle des Vorgesetzten werden vom Untergebenen ausgeführt.
Zusammenarbeit	– Das Mittel zur Durchsetzung von Entscheidungen ist der Befehl.

158 Führungsstile und Führungsverhalten

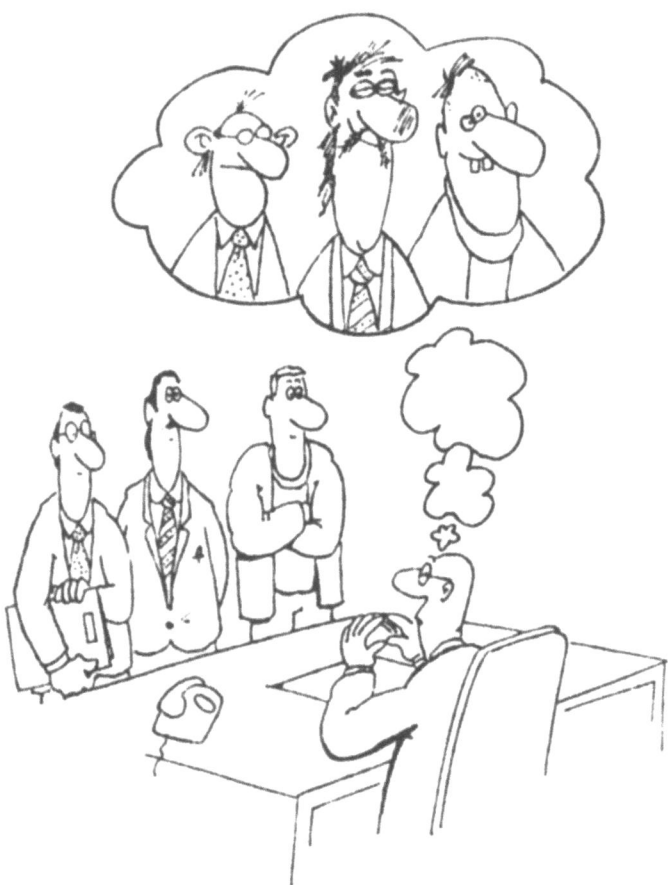

Sieh in jedem erst einmal einen Versager!
Du bist dann nicht mehr so enttäuscht, wenn er wirklich ein Versager ist und kannst allen mitteilen, daß du, wie immer, recht hattest.

	– Einwände sind grundsätzlich unstatthaft, da die Führung immer „a priori" über die größere Einsicht verfügt (Befehlstaktik). Der Mitarbeiter hängt von oben ab. Daher: – entstehen Spannungen und – innere Kündigung, – verkümmern eigene Antriebe, – buhlt man um die Gunst des Vorgesetzten, – ist der Kollege Konkurrent.
Autoritätsbasis	– Von Amts wegen besitzt die Führung große Macht (Amtsautorität). – Einer Autorität zu dienen wird als moralisch wertvoll angesehen. – Persönliche Autorität fehlt in der Regel.

Kontrolle	– Sachliche und persönliche Kontrolle sowie Überprüfung bis ins Detail. Alles läuft über den Tisch des Vorgesetzten. – Eine Kontrolle der Führungstätigkeit findet nicht statt. – Unter Druck und Kontrolle wird gearbeitet (solange der Vorgesetzte anwesend ist).

Informieren von Mitarbeitern hängt auch eng mit dem Führungsstil des Vorgesetzten bzw. Lehrenden zusammen. Den Zusammenhang stellt folgende Übersicht dar (nach: Hamburger Abendblatt, Informationsblätter 1979):

Der autoritäre Vorgesetzte		
bestimmt nach eigenem Gutdünken, wer, wann, worüber informiert wird.	informiert willkürlich, wen er will und enthält anderen Mitarbeitern Informationen vor.	betrachtet Informationen an Mitarbeiter als Auszeichnung.
Das führt bei den Mitarbeitern zu		
Unsicherheit und damit zu Gerüchtebildung.	Mißtrauen gegenüber dem Vorgesetzten.	Rivalität und Strebertum.
Daraus entsteht Fehlverhalten der Mitarbeiter		
So informieren Mitarbeiter ihren Vorgesetzten unsachlich, unvollständig und falsch. Sie behalten wichtige Informationen für sich, um sie gegen Kollegen ausspielen zu können, um sich beim „Chef" beliebt zu machen. Auch sie verhalten sich nun egoistisch.	Sind Mitarbeiter ihrerseits Vorgesetzte, so verhalten sie sich ihren Mitarbeitern gegenüber ebensowenig informativ.	Ausweichen auf informelle Informationsquellen (Flüsterpropaganda)
Ergebnis: Schlechtes Betriebsklima und niedrige Leistung		
Der kooperative Vorgesetzte		
verzichtet darauf, daß sämtliche Informationen über seinen Schreibtisch laufen. Er legt fest, wenn, wer, worüber informiert wird.	gibt gezielte Informationen weiter, die seine Mitarbeiter für ihre Arbeit brauchen.	nimmt Informationen und Anregungen der Mitarbeiter entgegen.
Das führt bei den Mitarbeitern zu		
Sicherheit und Vermeiden von Gerüchten	Selbständigkeit und Verantwortungsfreude.	Vertrauen, Offenheit, Vermeidung von Angst. Information des Vorgesetzten.

Daraus folgt sinnvolles Verhalten der Mitarbeiter		
Mitarbeiter informieren ihren Vorgesetzten sachlich, richtig und umfassend. Sie sind bereit, von sich aus Vorschläge zu machen.	Sind Mitarbeiter ihrerseits Vorgesetzte, geben sie bereitwillig an ihre Mitarbeiter Informationen weiter.	Informelle Informationsquellen verlieren an Bedeutung und Einfluß
Ergebnis: Gutes Betriebsklima und gute Leistungen		

Auswirkungen autoritärer Führung:

1) Rezeptives, reaktives Verhalten,
2) wenig selbständige Denktätigkeit,
3) geringe Motivation,
4) innere Spannungen und Angst,
5) Tendenz zum Widerstand,
6) Tendenz zur Übernahme von Vorurteilen und von „innerer Kündigung",
7) große Belastungen des Führenden:
   - ständige Aktivierung,
   - ständige Kontrollen, Überwachungen,
8) geringe Zufriedenheit der Geführten und teilweise der Führenden.

Fallstudie

„Wie bei kleinen Kindern"
Im Rettungsdienst des Kriegsverbands A haben mehrere Rettungssanitäter Abitur.
Sie sind nach ihrer Zeit als ZDL (Zivildienstleistende) im Rettungsdienst geblieben.

In zunehmendem Maße bildet sich die Auffassung, die Führungskraft behandelt uns „wie kleine Kinder". Es sind v. a. die jüngeren Mitarbeiter, die aufgrund ihrer Aus- und Weiterbildung beklagen, daß der Vorgesetzte sie im Bereitschaftszustand:

- zu wenig fragt und statt dessen ohne Begründung einfach anordnet und selber redet;
- alle Rettungssanitäter zu wenig in die Planungen und Entscheidungen mit einbezieht. Es kommt selten zu Gesprächen und Besprechungen;
- sie kaum selbständig handeln läßt, ihnen die notwendigen Informationen nicht gibt. „Dadurch wird die Arbeit, uninteressant".
- sie behandelt wie ein „patriarchalischer" Vater. „Er traut uns nichts zu." „Er ist immer zugeknöpft." „Er läßt uns nicht an interessante Aufgaben, aber auch an ihn nicht heran." Er verweist immer auf seine große Erfahrung: „Wenn Sie mal so lange hier sind, dann..."

Unter den Rettungssanitätern und Helfern entsteht immer mehr Unzufriedenheit, weil man sie und ihr in langer Ausbildungszeit erworbenes Wissen nicht genug schätzt.

Auswertung des Falles
1) Gehen Sie die einzelnen Verhaltensweisen des Vorgesetzten durch und beurteilen Sie diese. Welche Bedürfnisse und Ansprüche der Mitarbeiter werden mißachtet?
2) Wo liegen die Ursachen für ein solches Fehlverhalten?
3) Wie wirkt sich ein solcher Führungsstil auf die Mitarbeiter aus?
4) Wie würden Sie sich bei solchen Mitarbeitern als Vorgesetzter verhalten?
5) Wie kann man seine Mitarbeiter wissen lassen, daß man sie und ihr Fachwissen schätzt?

Ungeeignete Führungsstile 161

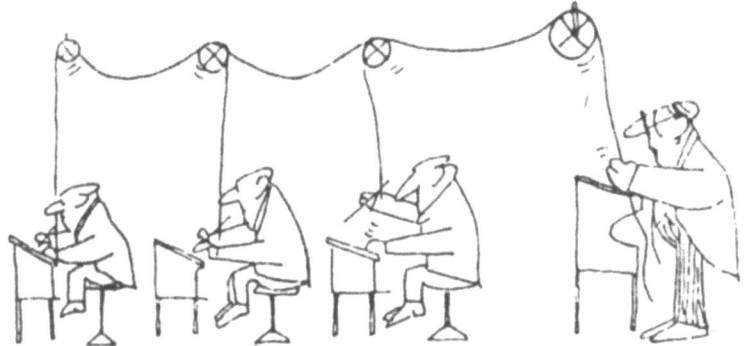

Stark aufgabenorientierter, wenig mitarbeiterbezogener Manager

Aus der Fallstudie geht hervor, daß die Schwierigkeiten mit dem Ansteigen des Bildungsniveaus bei den Rettungssanitätern zusammenhängt. Dies soll durch folgendes Schema noch einmal verdeutlicht werden:

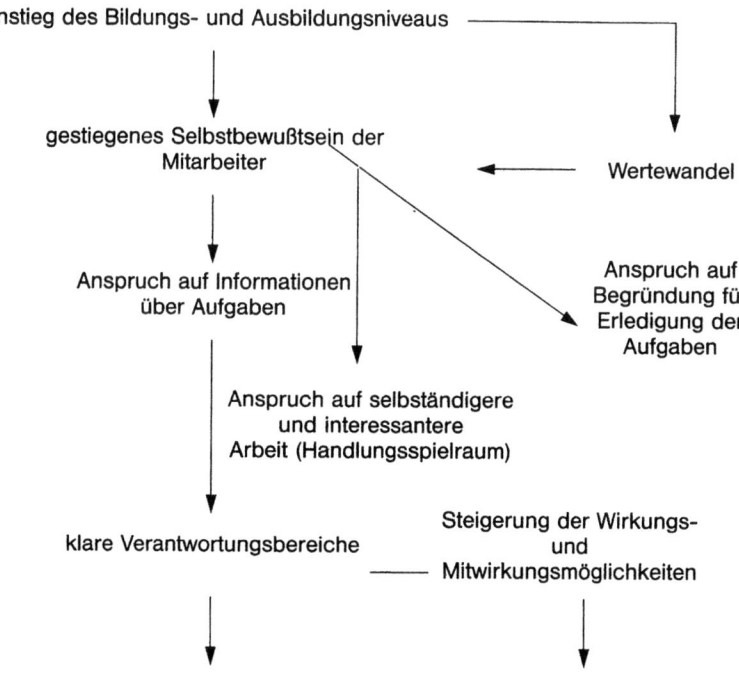

6.2 Führen durch Vorplanung und Zielvereinbarung (kooperative Führung)

Je besser der Einsatz bzw. die Notfallsituation vorbereitet, simuliert ist, je besser das Team eingespielt, die Ziele vereinbart, je besser die Beziehung zwischen den einzelnen Rettungssanitätern und Helfern, je besser läuft es auch nachher in der Einsatzsituation. Es muß dann weniger in der Situation geregelt werden.

Diese Vorplanung, Einübung, Koordination von Aufgaben „am grünen Tisch", die Zielvereinbarung, erfolgt im Bereitschaftszustand, in der Ausbildung. Hier sollte kooperativ geführt werden.

Der kooperative Führungsstil

Leitbild „Geist" der Führung	– Die Führungspersönlichkeit ist Vorbild, Lenker, Gestalter und Koordinator einer „Kooperation". Miteinander wird um das Ziel, die Aufgabenerledigung, gerungen. – Persönliche Beziehungen und Anerkennen (Menschenwürde) ist die Basis der sachlichen Ebene.
Bild vom Mitarbeiter	– Mitarbeiter sind echte Mit-Arbeiter und Partner. – Sie finden in der Arbeit Erfüllung, weil persönliche Ziele auch realisierbar sind. – Mitarbeiter sind hinreichend fähig, selbständig zu arbeiten.
Aufgabenstruktur	– Für die Aufgabenerfüllung gelten Rahmenregelungen, Zielvorgaben, Handlungsspielräume. – Führen erfolgt durch Vorplanung und Zielvereinbarung.
Hierarchie	– Auflockerung der hierarchischen Strukturen, die durch informelle und persönliche Beziehungen teilweise überdeckt werden. – Abweichungen von der formalen Organisation sind so lange möglich, wie der Arbeitsablauf nicht gestört und der Arbeitserfolg nicht gemindert wird.

Information	– Information fließt ständig von:
	  – oben nach unten,
	  – unten nach oben,
	  – und quer.
	– Informationen sind Mittel der Führung.
	– Sie werden aufgrund der Delegation von Aufgaben und Entscheidungen notwendig.

Beziehung, Kommunikation	– Kommunikation ist im Interesse einer sachgerechten Entscheidung, einer optimalen Aufgabenerledigung, aber auch der persönlichen Entfaltung und Leistungsfähigkeit der Mitarbeiter notwendig. – Der Vorgesetzte fragt seine Mitarbeiter

Führen durch Vorplanung und Zielvereinbarung (kooperative Führung) 163

- wie sie über etwas denken, bevor er entscheidet.
- Führen ist offenes miteinander Sprechen und Überzeugen.

Koordination
- Koordination erfolgt durch:
- Einschalten der Mitarbeiter in den Planungs- und Entscheidungsprozeß.
- Nichtdirektives Überzeugen.
- Vereinbaren von Zielen und Regelungen (Kollegialprinzip).
- Richtlinien und Anweisungen sind nur so starr wie notwendig.

Delegation, Partizipation
- Neben Ausführungsaufgaben werden auch Planungs-, Entscheidungs- und Kontrollaufgaben und Verantwortlichkeiten delegiert.
- Die Führung behält sich dann nur die Erfolgskontrolle und „Dienstaufsicht" vor.
- Gemeinsames Überlegen fordert Partnerschaft und steht im Dienst der Aufgabenerfüllung und Leistungsfähigkeit.
- Entscheidungen des Vorgesetzten entstehen in der Regel aus Übereinkunft.
- Mitarbeiter zweifeln daher nicht an der Richtigkeit und Notwendigkeit.
- Im Hintergrund steht die in der Sache klare, führende Hand des Vorgesetzten, der Spielraum läßt.

Zusammenarbeit
- Jeder kann und soll mitdenken, mithandeln.
- Motivation und Engagement ist die Folge, aber auch Voraussetzung für „kooperative Zusammenarbeit".
- Der Auftrag dient der Realisierung von Zielen und Entscheidungen.
- Einwendungen und Verbesserungsvorschläge sind grundsätzlich statthaft und erwünscht. Sie führen, falls sie begründet sind, zur Abänderung des Auftrags („Auftragstaktik").
- Spannungen, Konflikte und Auseinandersetzungen um die beste Lösung, aufgrund der Abstimmung bzw. Integration von Meinungen, Ansprüchen und Interessen lassen sich nicht vermeiden und müssen gemeinsam gelöst bzw. abgebaut werden.
- Persönliche Beziehungen erleichtern diese Arbeit.

Autoritätsbasis
- Entscheidend ist neben der Beziehungsqualität die Persönlichkeitsqualität des Vorgesetzten (persönliche Autorität).
- Autorität ist eine notwendige Funktion. Ohne sie keine Kooperation.
- Gemeinsamkeit in der Sache, der Führungsphilosophie, der gemeinsamen Kultur und Ethik sind Fundament jeder Führungsaufgabe. Sie erleichtern Integration, Kooperation und Erfolg.

Kontrolle
Kontrolle ist notwendig und eine nicht delegierbare Aufgabe des Vorgesetzten. Ohne sie keine Delegation. Kontrolle erfolgt kooperativ und offen.

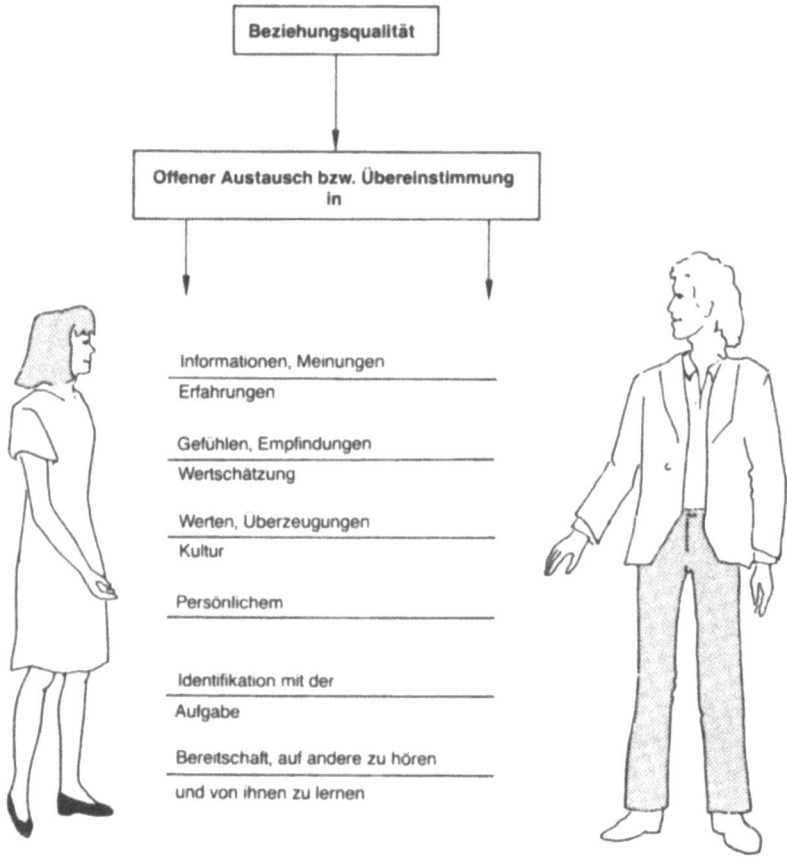

Das Ausmaß an kooperativer Führung ist abhängig von der „Reife" der Mitarbeiter, der Leistungsbereitschaft bzw. dem Willen sowie der Situation, den Bedingungen, unter denen die Arbeit zu erledigen ist.

6.3 Anweisend-straffer Führungsstil (Führen unter erschwerten Bedingungen)

Die erschwerten Bedingungen in der Notfallsituation machen einen anderen Führungsstil notwendig. Es bleibt keine Zeit, um am Unfallort lange zu diskutieren. Es ist auch nicht notwendig, Mitarbeiter (Rettungssanitäter, Helfer u. a.) von der Aufgabe zu überzeugen, da sie sich freiwillig für diese Arbeit zur Verfügung stellen bzw. davon überzeugt sind. Es ist jedoch nicht möglich, die Beziehungsebene zwischen der Führungskraft und den Mitarbeitern selbst im Einsatz völlig zu vernachlässigen, denn auch hier gilt:

Anweisend-straffer Führungsstil (Führen unter erschwerten Bedingungen) 165

▶ Positive persönliche Beziehungen und Vertrauen sind die Basis für eine erfolgreiche Aufgabenerledigung.

Diese Beziehungen sind ja in der Regel gefestigt worden aufgrund:
- gemeinsamer Erfahrungen (z. B. als „Kampfeinheit"),
- der aufgebauten Beziehungen z. B. im Bereitschaftszustand,
- des „normalen" kooperativen Verhaltens der Führungskraft (frei von harter Anweisung, von Machttrieb und Willkür).

Je fester die Beziehung, je weniger wird der harte, anweisende Führungsstil eine persönliche Verletzung und Erfolgshindernis sein.

Anweisend-straffer Führungsstil (Führen unter erschwerten Bedingungen)

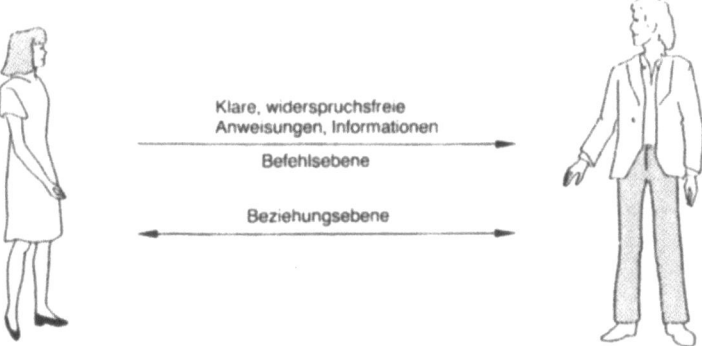

Die positiven persönlichen Beziehungen sind die Basis für eine erfolgreiche Aufgabenerledigung und einen harten, anweisenden Führungsstil.

Deshalb ist Bemühen um eine vertrauensvolle Zusammenarbeit und menschliche Beziehung unumgänglich.

6.3.1 Anweisung und Befehl

Anweisung

Die Ermächtigung des Anweisenden (Führungskraft/Rettungssanitäter) an den Angewiesenen (Mitarbeiter/Fahrer u. a.), die angewiesene Leistung durchzuführen, zu bewirken.

Der Anweisung liegt ein Rechts- und Beziehungsverhältnis zwischen dem Anweisenden und dem Anweisungsempfänger zugrunde,

- das beide freiwillig eingegangen sind (z. B. Dienstordnung) und
- das auf Grundrechten und anderen gesetzlichen Regelungen basiert.

Anweisend-straffe Führung in der Notfallsituation

- ist aufgabenbezogen,
- ist auf die Zeit des Notfalleinsatzes beschränkt,
- ist nicht Ausdruck persönlicher Willkür und Machtgelüste,
- sondern steht immer im Dienst am Notfallpatienten (patientenorientierte anweisende Führung),

166 Führungsstile und Führungsverhalten

— Kooperative,
auf Verantwortung,
gegenseitiger, freier Verpflichtung,
gemeinsamer Kultur und Ethik
basierende, koevolutionäre
Führung ──────────▶ im Alltag und
Bereitschaftszustand

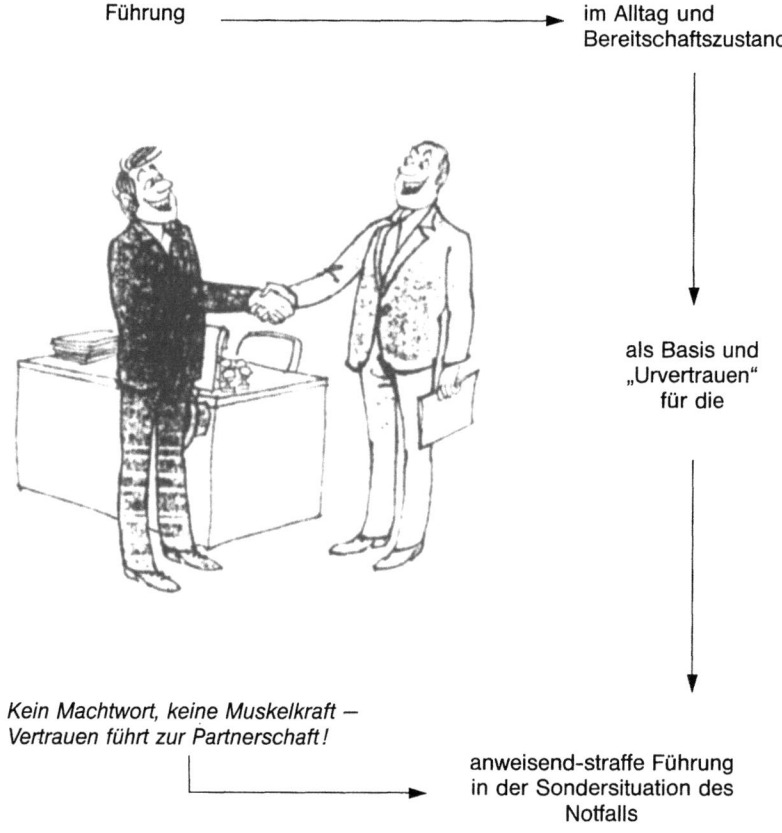

als Basis und
„Urvertrauen"
für die

*Kein Machtwort, keine Muskelkraft —
Vertrauen führt zur Partnerschaft!*

└──────────▶ anweisend-straffe Führung
in der Sondersituation des
Notfalls

- dient primär dem reibungslosen Einsatzablauf und der schnellen Aufgabenkoordination,
- schließt das Bemühen um Förderung der sozialen Beziehungen, eines guten Arbeitsklimas und einer Kooperation/Zusammenarbeit ein,
- achtet die Menschenwürde, Grundrechte der Mitarbeiter und bestehende rechtliche Regelungen.

6.3.2 Anweisend-straffe Führung

Die Führungskraft führt in einer Notfallsituation nicht anweisend und straff, weil

- sie ihre Macht ausspielen will,
- sie aus einer Lust, Freude oder gar Veranlagung andere Menschen kommandieren muß,

Anweisend-straffer Führungsstil (Führen unter erschwerten Bedingungen) 167

Befehl:
Die mit dem Anspruch auf Gehorsam gegebene Weisung
eines Vorgesetzten.

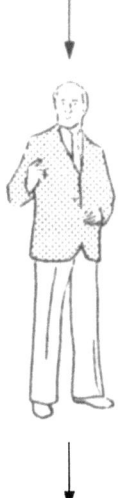

Die Ausführung des Befehls ist grundsätzlich nur rechtmäßig,
wenn der Befehl selbst auch rechtmäßig war.

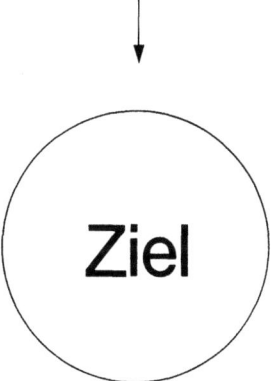

- sondern aus Verantwortung vor dem Patienten, den Betroffenen und
- aufgrund der gegebenen Umstände.

Die Situation zwingt ihr diesen Führungsstil auf.

Hierbei handelt es sich um einen Stil, dem es in der konkreten Situation primär um Effektivität und Einsatzschnelligkeit geht. Die Situation verlangt es, daß die kooperative Führung bzw. Beteiligung wegen der besonderen Situation, z. B. Notfallsituation, aussetzt und anordnend, befehlend und technokratisch geleitet wird. In solchen auf Schnelligkeit der Handlung und auf Effizienz der Aufgabenbewältigung ausgerichteten Situationen schrumpfen die Interpreta-

168   Führungsstile und Führungsverhalten

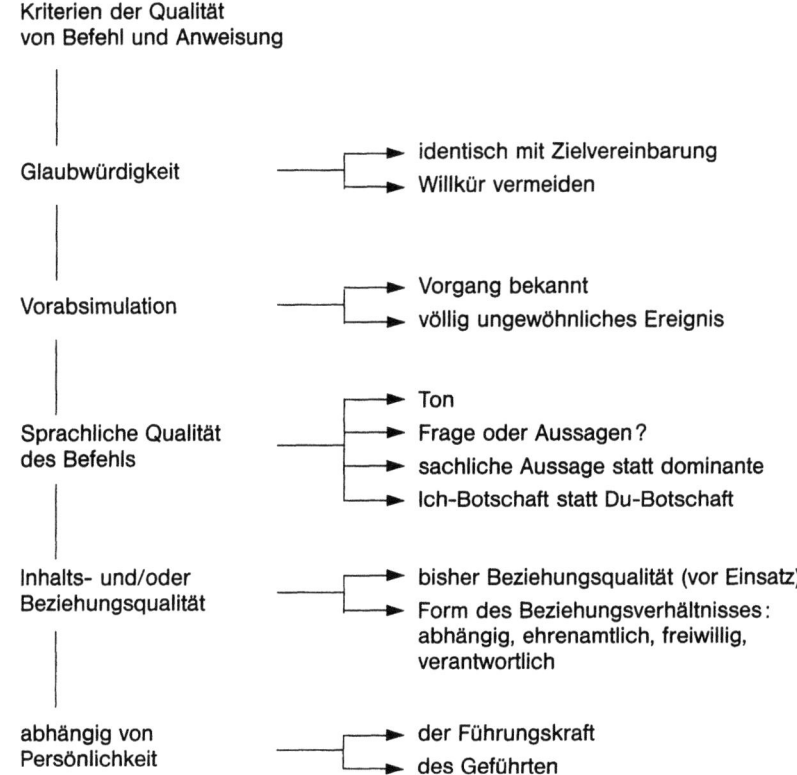

tionsspielräume. Handeln des einzelnen Mitarbeiters vollzieht sich aufgrund von Verhaltensvorschriften, die befolgt werden sollen. Dem eigenen, selbstbestimmten Handlungsspielraum des Mitarbeiters bzw. der Führungskraft sind aufgrund der Situation – nicht aufgrund der Macht oder Kompetenz der Führungskraft – enge Grenzen gesetzt.

Ein solcher mehr mechanistisch-technokratischer Führungsstil mit exakten Detailvorgaben für jeden einzelnen Mitarbeiter, die er ohne Mitsprache hinzunehmen hat, ist nur für außergewöhnliche Situationen (z. B. Notfall) möglich, da sich vollständige Entscheidungen in der Regel nicht vorgeben lassen, weil

1) die meisten Situationen zu komplex sind und immer wieder neue, unerwartete Problemsituationen entstehen können, die nicht voraussehbar waren und in denen die Führungskraft nicht selbst sofort entscheidend eingreifen kann. Trotz aller verbindlicher Anordnung muß also – wenn auch in relativ engen Grenzen – für den Mitarbeiter ein eigener Interpretations-, selbstbestimmter und selbstverantwortender Handlungsspielraum bleiben. Der Notfall rechtfertigt jedoch eine solche enge Führungsgestaltung.
2) Da die Mitarbeiter auch in solchen „Notfallsituationen" keine Maschinen bzw. Roboter sind, die man per Vorgabe mechanisch steuern und einsetzen kann, müssen sie:

- vom Ernst der Notfallsituation überzeugt sein,
- wissen und erfahren haben, daß das anweisende und befehlende Verhalten des Vorgesetzten der Ausnahmefall ist (Regelfall: kooperative Führung),
- an der Vorplanung, der Simulation von eventuellen Notfallsituationen kooperativ mitbeteiligt sein.

Bereits im Vorfeld, bei der Vorplanung von solchen Ausnahmesituationen, muß die Führungskraft um die Akzeptanz ihres „Maschinenverhaltens", ihrer Befehle und Vorschriften werben und um Verständnis bitten, daß im Interesse der Schnelligkeit und Effizienz in einer außergewöhnlichen Situation anders geführt wird. Nicht Macht und Willkür rechtfertigen also einen solchen Führungsstil, sondern die außergewöhnliche Situation und die Verantwortung aller.

Anordnend-straffer Führungsstil

Steuern und Lenken von Vorgängen, die auf Effizienz- und Effektivitätssicherung ausgerichtet sind, soweit soziale Ansprüche, Konfliktpotentiale nicht vorliegen.

Anordnendstraffer Führungsstil

Führungskraft   *Mitarbeiter*

Vereinbarte Anordnung
⬅———————➡
und Unterordnung

Basis auf Menschen- und
⬅———————➡
Grundrechten, auf Gesetzen

Anordnung   *Unterordnung*

1) *Technokratische Situationen*
   Mechanistisch, rein sachbezogene Aufgaben, z. B. Planen, bzw. Konstruktion einer Maschine, Bewältigung von Computeraufgaben, Programmgestaltung.
2) *Administrative Managementaufgaben*
   z. B. Rechnungslegung, Beschaffen von Rohstoffen, Hilfsmitteln.
3) *Hierarchiebezogenes Leiten*
   Leiten, d. h. Planen, Entscheiden, Kontrollieren aufgrund der hierarchischen Position, der Amtsautorität, von Amtswegen, in besonderen Situationen, z. B. Notfall oder im Interesse der Funktionsfähigkeit „ein Machtwort sprechen".

170 Führungsstile und Führungsverhalten

Der trotz Anweisung und Befehl vorhandene Interpretations- und Handlungsspielraum des Mitarbeiters erstreckt sich auf:

- die Durchführung der Tätigkeit,
- die eigene Verantwortung gegenüber Tätigkeit und Befehl,
- den Delegationsbereich,
- die Verantwortung und Verpflichtung gegenüber höheren Werten und Rechten,
- Menschenrechte,
- Grundrechte im Grundgesetz,
- Gesetze und rechtliche Bestimmungen.

Diese Handlungsmöglichkeiten und -pflichten des Mitarbeiters engen den Anordnungs- und Befehlsspielraum der Führungskraft ein. Willkür, reine Machtentfaltung und Schikanen sind deshalb ausgeschlossen, eine bedingungslose Unterordnung des Mitarbeiters ebenfalls. Das schließt jedoch eine freiwillige, als sinnvoll erkannte Unterordnung unter die Anweisungen des Vorgesetzten nicht aus. Darin liegt die Begründung und Berechtigung, des anweisend-straffen Führungsstils. Er basiert auf einem vereinbartem Maß an Anordnung bzw. Unterordnung.

Der anweisend-straffe Führungsstil setzt beim Mitarbeiter voraus:
- Einsicht in die Notwendigkeit,
- grundsätzliche Übereinstimmung in Ziel und Aufgabe,
- Zurücknahme seiner eigenen Meinung, Vorstellungen und Durchsetzung von persönlichen Bedürfnissen und Interessen für diese Situation.

Bei der Erarbeitung der Führungsstile in den unterschiedlichen Situationen des Rettungsdienstes wurde deutlich, daß es nicht nur einen Stil gibt. Deshalb läßt sich vom situativen Führungsstil sprechen. Zum situativen Führungsverhalten gehört sowohl

- der kooperative Führungsstil, d. h. partnerschaftliche Zusammenarbeit als auch

Eine Führungskraft braucht die Verbindung von allen 3 Autoritätsformen (Autorität: legitime Macht)

Amtsautorität, institutionelle, bürokratische Autorität	aufgrund von	→ Rechtsvorschriften → internen Regelungen → sozialen Normen, Bräuchen
Funktionale Autorität, Sachautorität		→ Sachverstand, Können → Führungsfähigkeit
Persönliche Autorität		→ persönliche Fähigkeit → Ausstrahlung, Persönlichkeit

– der anweisend-straffe Führungsstil durch präzise Anweisung und Kontrollen.

Mitarbeiter werden immer dann richtig geführt, wenn das Führungsverhalten der entsprechenden Situation, d. h. den Bedingungen der Aufgabenerledigung und denen der persönlichen Entfaltung angemessen ist.

6.4 Situationsabhängigkeit des Führungsstils

6.4.1 Einflußfaktoren auf den Führungsstil

Auf den Führungsstil eines Rettungssanitäters haben Einfluß:

1) Die Persönlichkeit des Rettungssanitäters
Bestimmend sind seine Fähigkeiten, Einstellungen, seine Sozialisation, Erfahrungen, sein Menschenbild.

2) Die Persönlichkeit der Geführten
Ihre Einstellungen, Wünsche, Wertvorstellungen, ihre Anpassungsbereitschaft bzw. ihr Wille zur Mitgestaltung und ihr mitdenkender Gehorsam stellen Grenzen für das Verhalten des Vorgesetzten dar.

3) Die Gruppe und ihre Beziehungen
Wenn es sich um eine „einsatzerprobte" Gruppe handelt, die über viel Erfahrung, über gute Zusammenarbeit, über Zusammenhalt verfügt, ein eingespieltes Team ist, braucht nicht so straff geführt zu werden, wie bei einem eigenwilligen, nicht eingespielten Team oder bei „ferner Befehlsübermittlung".

Die Art der Situation

Die Notwendigkeit eines schnellen, koordinierten Handelns in einer Notfallsituation verbietet ein langes demokratisch-kooperatives Beraten und Kommunizieren. Die Bedingungen einer solchen Situation machen einen anweisend-straffen Führungsstil notwendig. Die Bedingungen der Situation, die Aufgabenerledigung bestimmen stark den Stil und das Verhalten der Führungskraft, vielleicht auch gegen seine Persönlichkeit und sein Führungsverhalten in der Bereitschaftssituation des Alltags. Die Notfallsituation verlangt vom Rettungssanitäter straff-anweisendes Verhalten und von den Geführten mitdenkenden Gehorsam und freiwillig übernommene Disziplin. Beide – Führer und Geführte – fügen sich freiwillig und für die Zeit des Einsatzes in die gegebene Situation zum Nutzen einer wirksamen und schnellen Hilfe im Dienst am Notfallpatienten.

Das Führungsverhalten bzw. der Stil des Führens ist also stark situationsabhängig und wird von der Aufgabenstellung aber auch vom Verhalten einzelner bzw. der Gruppe der Geführten bestimmt. Je besser die Notfallsituation bereits im Bereitschaftszustand simuliert bzw. eingespielt wurde, je weniger muß die Führungskraft direkt einwirken. Vieles läuft u. U. aus Erfahrung wie von selbst.

Die Führungskraft braucht nur für Ausnahmeregelungen einzugreifen („management by exception"). Ansonsten läuft die Rettungsaktion aufgrund des Auftrags bzw. Ziels wie von selbst („management by objectives"). Die Selbstorganisation des Rettungsteams setzt jedoch eine bereits eingespielte, alltägliche Einsatzsituation voraus. Das ist jedoch nicht immer der Fall. Daher ist der Führungsstil immer situationsabhängig.

Zu der rettungsdienstlichen Führung gibt es deshalb eine Reihe von kombinatorischen Möglichkeiten, bestimmte Stile bzw. Verhaltensweisen zu praktizieren. So ist es z. B. auch denkbar, daß ältere Rettungssanitäter aufgrund ihrer eigenen Erziehung bzw. der weniger demokratischen gesellschaftlichen Situation eher zum autoritären Verhalten neigen. Jüngere Führungskräfte im Gegensatz dazu aufgrund ihrer mehr antiautoritären Erziehung, ihres Engagements für Selbstverwirklichung und gegen Fremdbestimmung eher ein lasches Führungsverhalten praktizieren. Beide Stile sind im Extrem ungeeignet. Ein extremes Führungsverhalten führt nicht selten zu Konflikten, v. a. zwischen Älteren und Jüngeren.

Für den Rettungsdienst eignen sich 2 andere Führungsstile:

- der kooperative und
- der anweisend-straffe Führungsstil

Wird im Bereitschaftszustand eine vorwiegend auf kooperative Zusammenarbeit angelegte Führung sinnvoll sein, so dürfte das anweisend-straffe Führungsverhalten in den besonderen Situationen des Notfalleinsatzes nützlich sein. In beiden Situationen handelt es sich dabei um dieselbe Führungspersönlichkeit. Die Führungskraft im Rettungsdienst muß also mehrere Möglichkeiten des Führungsverhaltens, mehrere Stile gleichzeitig beherrschen und anwenden können, um eine optimale Aufgabenerledigung erreichen zu können. Das gilt auch für die unterschiedlichsten Personen der Geführten. Den einen muß man straffer, den anderen weniger straff führen, weil Disziplin und Selbständigkeit bei ihm stärker ausgeprägt sind. Auch die Mitarbeiter sind unterschiedlich. Bei manchen genügt eine freundlich ausgesprochene Bitte, bei anderen benötigt die Führungskraft einen Vorschlaghammer.

Mit Sicherheit kann im Notfalleinsatz nicht demokratisch durch die Gruppe entschieden werden, was jeweils zu tun ist. Das ist schon aus zeitlichen Gründen undenkbar. Das stößt gerade bei Jüngeren nicht immer auf Verständnis. C. N. Parkinson drückt dies so aus:

„Neuerdings besteht die Tendenz, eine straffe Führung für unnötig zu erklären, da wir uns in einem Zeitalter der Gruppenentscheidungen befinden. Aber das Ergebnis solcher Reden ist ein Gefühl der Unsicherheit. Der Matrose auf einem Schiff schläft nachts in der Überzeugung, daß der Wachoffizier auf der Brücke weiß, was er zu tun hat. Die Matrosen wollen keine Gruppenentscheidung über den Kurs, der zu steuern ist. Sie wollen einen Befehl, und Angestellte einer Unternehmung wollen das gleiche."

(Cycril Northcote Parkinson)

Um die gesamte Variationsbreite seines Führungsverhaltens skizzieren zu können, vergleicht man am besten den kooperativen und den anweisend-straffen Führungsstil. Zwischen diesen beiden Polen liegen eine Reihe von Variationen des Führungsverhaltens.

6.4.2 Unterschiedliche Entscheidungsspielräume bei den einzelnen „Stilvariationen"

Dargestellt wurden die unterschiedlichen Variationsbreiten zwischen anweisend-straffem und kooperativem Führungsstil. Graphisch dargestellt ergeben sich folgende Spielräume (nach Zepf 1972, S. 28):

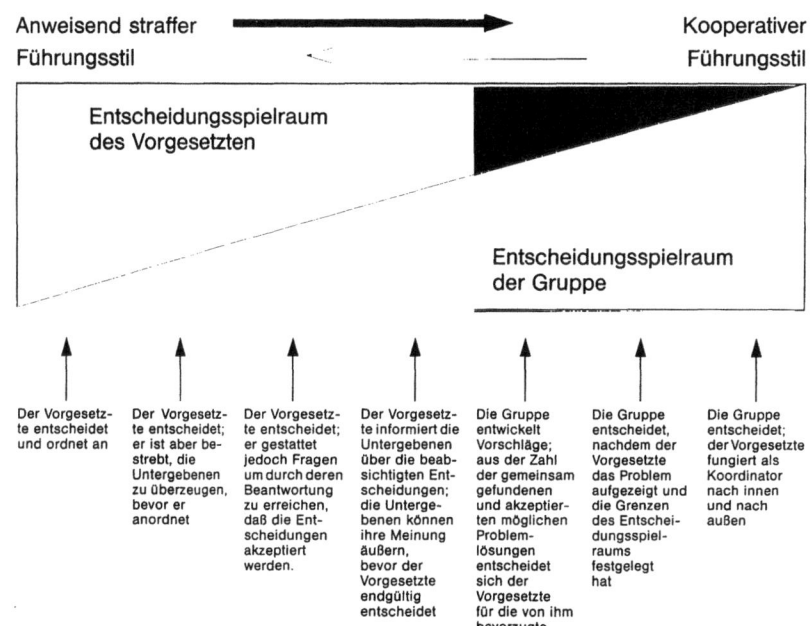

Zusammenfassung:
Die graphische Darstellung über die Variationsbreite zwischen autoritativem und kooperativem Führungsstil zeigen sehr deutlich, in welchem Spannungsfeld eine Führungskraft bei der Führung steht.

Entscheidend ist, daß sie über die erforderliche Flexibilität verfügt, sich in konkreten Situationen des dann gebotenen Führungsstils zu bedienen.

Gerade in der Notfallsituation hängt eine wirkungsvolle Führung sehr vom Stil und Geist der Führung ab. Bedingt durch Zeitdruck und besondere situative Herausforderung bleibt wenig Zeit für eine beratende, partizipativ-mitarbeiterorientierte Führung. Kurze, knappe informative, sachorientierte Anweisungen, oft ohne Mitarbeiterorientierung, machen gerade einen menschlich-überzeugenden Ton, einen zwar anweisenden, aber wenig dominanten Stil notwendig. Je mehr trotz der Notsituation deutlich wird, daß nicht persönliches Macht- und Dominanzstreben den Stil und das Denken der Führungskraft bestimmen, sondern die Aufgabe und der Zeitdruck, je überzeugender kann Führung trotz Vernachlässigung persönlich-menschlicher Ansprüche unter Zeitdruck sein. Es kommt eben auf den Geist, die tieferliegenden Motive des Führenden an, die auch in einer Notfallsituation – bewußt oder unbewußt – vom Geführten registriert werden können. Der Ton macht die Musik und dieser kann trotz der ernsten Lage „heiter", persönlich-menschlich und verständnisvoll sein.

Der Stil wird besonders geprägt von nur selten aus- bzw. angesprochenen Grundeinstellungen und geistigen Haltungen des Führenden:

- innere Ruhe und Ausgeglichenheit,
- Denkmuster (z. B. positives oder negatives Denken),
- Einstellungen zum Mitmenschen bzw. Mitarbeiter (Menschenbild),
- Skepsis, Menschenverachtung, Bevormundung, Machttrieb oder
- Vertrauen, Kameradschaft, Zuversicht, Lebenseinstellung (ich bin o.k., du bist o.k. u. a.).

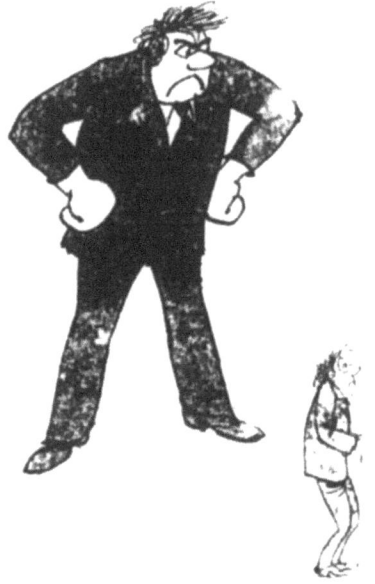

Wer so sich aufspielt mit Getöse, dem fehlt es an der inn'ren Größe.

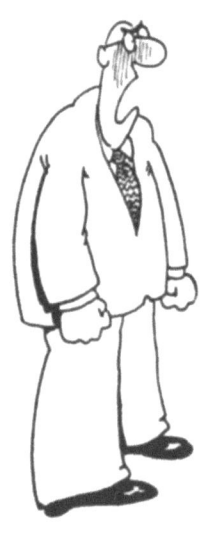

Wer auftritt als Mitarbeiterschreck, hat's Herz nicht auf dem rechten Fleck.

Solche und andere Grundeinstellungen prägen in der Regel unbewußt auch den Ton und den Stil des Verhaltens von Führungskräften. Sie wirken damit auch auf das Verhalten der Mitarbeiter und damit auf die Wirksamkeit der Führung. Das Denken, die Denkmuster werden im Stil der Führung sichtbar.

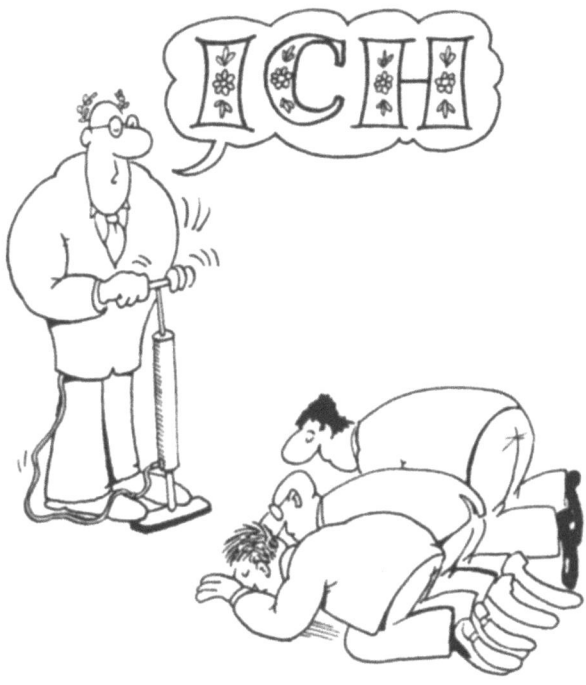

Die Führungskraft verhält sich so, wie sie denkt, und der Führungsstil bzw. das zugrundeliegende Menschenbild bestimmen dann im Positiven wie im Negativen auch das Verhalten und die Leistungen der Mitarbeiter.

Gerade in Notfallsituationen, in denen nur wenig Zeit für einen gesprächsorientierten, partnerschaftlichen Führungsstil bleibt, kommt es sehr auf die Persönlichkeit, auf das Vorbild der Führungskraft an.

Von Führungskräften werden zunehmend menschliche Qualitäten verlangt. Sie sollen Mitarbeiter überzeugen, motivieren und zu guten Leistungen anspornen. Das geht nicht ohne Vorbildlichkeit. Der neue Führungsstil wird gerade durch eine solche „vorgelebte Vorbildlichkeit" gekennzeichnet.

6.4.3 Führungsgrundsätze für den rettungsdienstlichen Notfalleinsatz

1) Zielorientiert beschleunigen und sich diszipliniert auf das Wichtigste konzentrieren.
2) Die Kräfte der Mitarbeiter mobilisieren, ihre besonderen Stärken zum größtmöglichen Einsatz bringen.
3) Sich gegenseitig fördern und fordern, mit den Aufgaben wachsen.
4) Statt „Konferitis" kurze, präzise, eindeutige Information und Kommunikation.
5) Die Effizienz der Führung steht in direktem Zusammenhang mit leistungsfähigen Teams. Eine Organisation mit wenigen hierarchischen Stufen erhöht die Leistungsfähigkeit.

6) Organisieren ist ein System zielorientierter und koordinierter Handlungen mehrerer Personen.
7) Die Zeit im Griff haben und gleichzeitig die unterschiedlichen Möglichkeiten bedenken.
8) Ergebnisorientierte Führung schließt Leistungsdruck nicht aus.
9) Eigeninitiative und Verantwortungsbereitschaft stimulieren – ein Motivationsfaktor.
10) Eine Führungskraft ist kein Befehlshaber, aber sie muß mit menschlichen Schwächen rechnen und entsprechende Gegenmaßnahmen einkalkulieren.
11) Führungskräfte verfügen über Klugheit, Energie und Entschiedenheit, um ohne Zögern und unnötige Spannung Ergebnisse zu erzielen.
12) Nicht Konflikte negieren, sondern sie frühzeitig erkennen und bewältigen.
13) Umsichtig führen, kompromißbereit sein und unpopuläre Entscheidungen durchführen.
14) Spitzenleistungen sind Gemeinschaftsleistung von Führung und Mitarbeitern.
15) Loyalität zur Leitung, Führung und zum Rettungsdienst sind unverzichtbar.

7 Gestalten und Steuern von sozialen Beziehungen und Prozessen im Einsatz

Der Führungs- bzw. Einsatzerfolg im Rettungsdienst ist von einer Reihe von Faktoren abhängig:

- der Persönlichkeit der sich im Einsatz Befindlichen,
- den sozialen Beziehungen und Prozessen,
- den Bedingungen der Aufgabenerledigung.

Aus diesen Faktoren ergibt sich auch die Führungsaufgabe des Rettungssanitäters.

Führungs- bzw. Einsatzerfolg im Rettungsdienst ist abhängig von:

Persönlichkeit der im Einsatz Befindlichen	sozialen Beziehungen und Prozessen	Bedingungen der Aufgabenerledigung
– Aus- und Weiterbildung – persönliche und psychische Stabilität – Motivation	– Informations- und Kommunikationsqualität – Kooperation Zusammenarbeit, Eingespieltsein – zwischenmenschlichen Beziehungen	– ungewöhnliche Einsatzsituationen – Panik – Chaos – Streß – psychische Fehlreaktionen – Übergang von Bereitschaft in Einsatzsituationen

Führungsaufgaben
Ziel: Optimale Aufgabenerfüllung, Menschen wirkungsvoll und schnell helfen

Eine große Führungsaufgabe besteht darin, die unterschiedlichen Beziehungsfelder in einer Notfallsituation so zu gestalten und zu steuern, daß die bestehende Aufgabe optimal gelöst werden kann. Erst wenn die Beziehungen im Rettungsteam und zu anderen Gruppen und Personen (z.B. Arzt, Betroffene, Leitstelle, andere Dienste) in Ordnung sind, dann kann auch die Notfallaufgabe gut gelöst werden.

7.1 Beziehungen in der Einsatzsituation

Kommt ein Rettungsteam zum Einsatz, so erfolgt die Arbeit in einem Netz von Beziehungen. Dieses Netz muß intakt sein, sonst funktioniert der Einsatz nicht perfekt.

7.1.1 Arten von Beziehungen

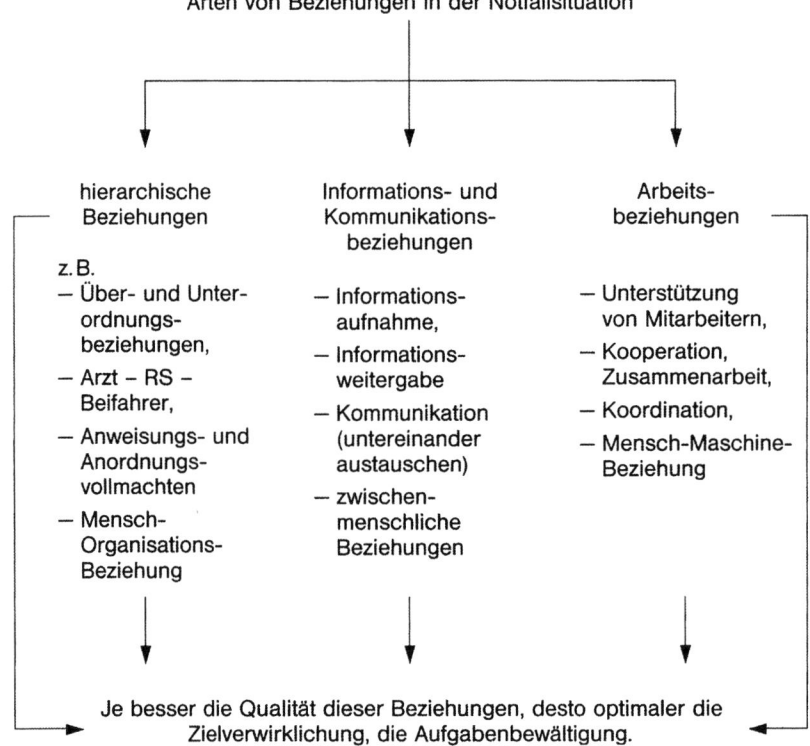

Es lassen sich 3 Arten von Beziehungen unterscheiden:

- hierarchische Beziehungen,
- Informations- und Kommunikationsbeziehungen,
- Arbeitsbeziehungen.

Diese einzelnen Arten von Beziehungen füllen ein Netz zwischen verschiedenen Personen, Stellen, Zentren, die untereinander verbunden sind. Gute organisatorische und zwischenmenschliche Beziehungen unterstützen den Austausch, z. B. von Informationen, die Koordination, die Zusammenarbeit, die Kommunikation und die erfolgreiche Aufgabenbewältigung. Aufgabe der Führungskraft ist es, diese Beziehungen zu pflegen, zu fördern, zu optimieren und sie in den Dienst der Aufgabe zu stellen und zu verhindern, daß z. B. durch Beziehungsstörungen Konflikte entstehen.

Beziehungsnetz von Personen, Stellen u. a. in der Einsatzsituation

```
┌ ─   Leitstelle ───────────────────── RS
│         │         ╲                   Fahrer
│         │          Arzt
│         │           │        Team II
│       RS ╲          │       ╱
│  Team I                ╲    │      ╱
│       Fahrer╱
│                      Notfall-        ╲
│                      patient          ╲ Passanten
│                        ╱              ╱
└ ─ Andere Dienste    Angehörige
```

Bei den Managementaufgaben eines Führers, z. B. eines Rettungssanitäters, handelt es sich vorwiegend um funktionale Aspekte des Führungsvorgangs, wie Planungen, Entscheidungen, Kontrolle. Dieser Führungsvorgang besteht aus unterschiedlichen Managementaufgaben, die in einer bestimmten Abfolge vom Führer vor Ort erledigt werden müssen. Auch Rettungssanitäter haben Managementaufgaben zu erledigen. Das kann auf unterschiedliche Weise geschehen.

7.1.2 Unterschiedliche Organisationsstrukturen

Die einzelnen Managementaufgaben des Führungsvorgangs sind eingebettet in unterschiedliche Organisationsstrukturen.

Organisation: Alle längerfristigen Regelungen zwischen den Mitarbeitern im Rettungsdienst, die darauf abzielen,

- die arbeitsteiligen Tätigkeiten und Einzelaktivitäten sowie
- den Mitteleinsatz und
- Informationsfluß

im Hinblick auf das angestrebte Ziel/Gesamtergebnis wirkungsvoll zu ordnen. Diese Regelungen stehen in einer Wechselbeziehung zu den zwischenmenschlichen Beziehungen.

Jede Rettungsdienstorganisation besteht aus 2 Teilstrukturen mit unterschiedlichen Zuständen und Vorgängen (Ablaufprozessen).

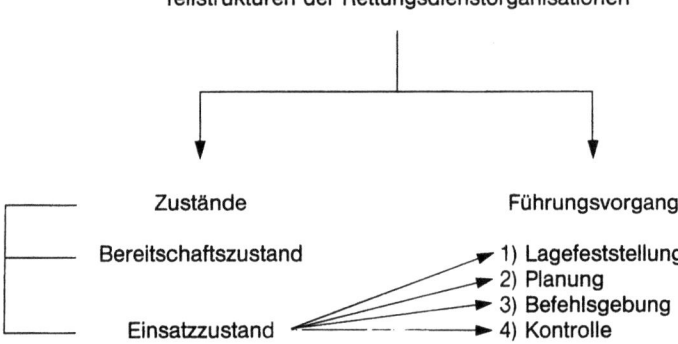

7.2 Förderung von Beziehungen und Zusammenarbeit als Führungsaufgabe

Auch und gerade in einer Einsatz- bzw. Notsituation, in der die Aufgabenorientierung groß ist und die Rahmenbedingungen (z. B. Hektik, Chaos) ungewöhnlich sind, kommt es wesentlich auf die Beziehungen, das zwischenmenschliche Klima und die persönlichen Kontakte an. Sie sind die Grundlage für eine optimale Bewältigung der Aufgabe.

7.2.1 Beziehungspflege als Basis der Zusammenarbeit

Je besser die Beziehung zwischen Menschen, z. B. zwischen den Rettungssanitätern und ihrem Helfer und Mitarbeiter, desto

▶ besser die Zusammenarbeit und
▶ geringer die Gefahr eines „verletzenden" Umgangs, z. B. durch ein „barsches Wort".

In der Hektik und Anspannung des Einsatzes wird oft die Beziehung etwas vernachlässigt, weil die Aufgabe so dominiert. Doch jeder Mitarbeiter kennt aus der Bereitschaftssituation die Beziehungsnormalität. Ein gutes Beziehungsverhältnis aus der Bereitschaftssituation trägt bzw. hält auch unter den harten Bedingungen des Einsatzes.
Der Kontakt zwischen Menschen bezieht sich auf 2 Ebenen:

- *Inhaltsebene*
  Hierbei handelt as sich um die Sachbeziehungen, den Austausch von Informationen, die Anordnungen, um das, was angesprochen wird, um das, was getan wird, also um „Produkte unseres Gehirns".
- *Beziehungsebene*
  Hierbei handelt es sich um die Gefühle, die positiven oder negativen für den anderen Menschen, um den Ton in der Sprache („der Ton macht die Musik"), um die Körpersprache, um das Klima in den Beziehungen, um die Vertrauensebene, aber auch um Sympathie füreinander.

Förderung von Beziehungen und Zusammenarbeit als Führungsaufgabe 181

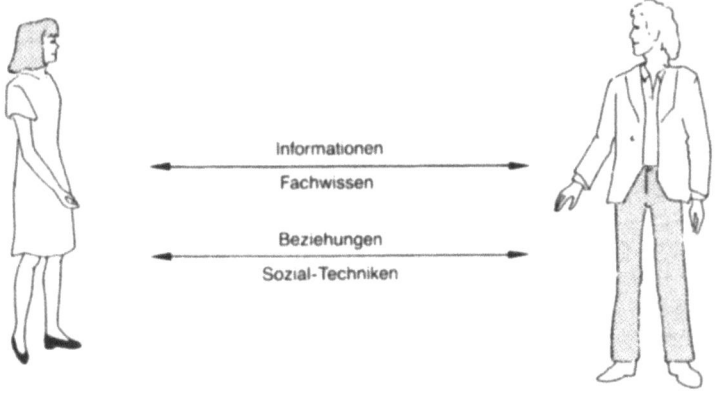

„15 % des persönlichen Erfolgs gehen zurück auf das eigene Fachwissen; 85% erklären sich durch Sozialfähigkeiten, durch die Beziehungen und Kontakte" (Carnegie 1938).

Einflußbereiche auf die sozialen Beziehungen im Einsatz

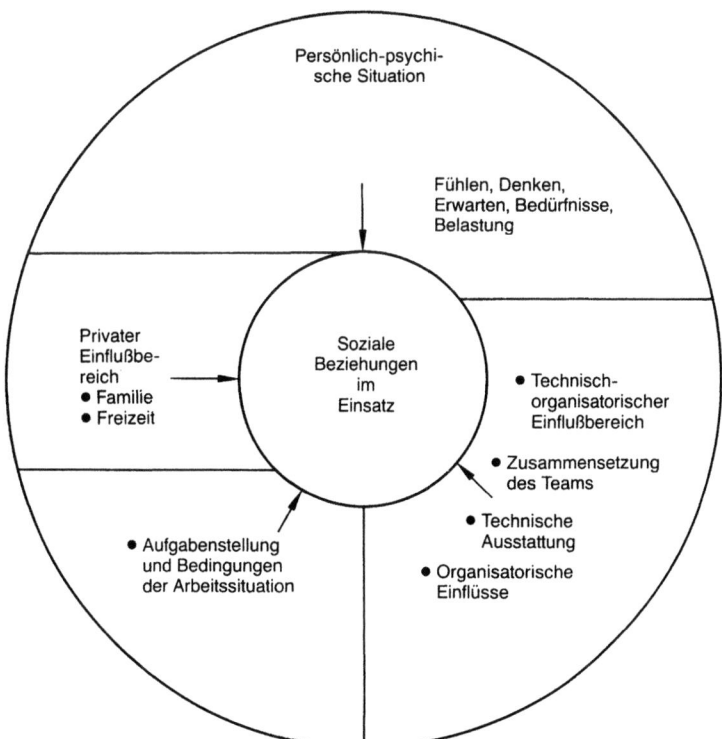

182 Gestalten und Steuern von sozialen Beziehungen und Prozessen im Einsatz

Solange die Beziehungen zwischen Menschen positiv sind, nimmt z. B. der Mitarbeiter ein Maximum der von der Führungskraft dargebotenen Information wahr oder führt die gegebene Anweisung genauso aus, wie gesagt. Ist die Beziehung schlechter, macht er die übertragene Aufgabe nur mißmutig, hat vielleicht nur „die Hälfte" wahrgenommen oder verkriecht sich in eine „innere Kündigung". Es entsteht auf der Beziehungsebene eine Blockade des angestrebten Zielverlaufs bzw. Arbeitsablaufs, der gestört wird. Die Aufgabe, das Ziel wird aufgrund der schlechten Beziehung vernebelt. Der Mitarbeiter

- erzeugt Abneigung, Widerwille, Oppositionsgeist,
- wird von einer Denkblockade beherrscht. Er versteht nicht alles, so wie es gemeint ist oder hört von vornherein nicht zu. Er kann also nicht mehr alles auf- oder wahrnehmen, nicht mehr zuhören und mitdenken.

Je größer die Blockade, desto dichter der Nebel, in dem der Mitarbeiter steht. Dadurch wird nicht nur seine Aufgabenbewältigung gestört, sondern die des gesamten Teams.

Die Beziehungsebene wird auch wesentlich beeinflußt vom Selbst- bzw. Fremdbild, d. h. vom Bild, das ich als Führungskraft von mir selbst und vom Mitarbeiter habe. Je mehr die Führungskraft und auch der Mitarbeiter davon ausgeht:

– ich bin o.k. – du bist o.k..

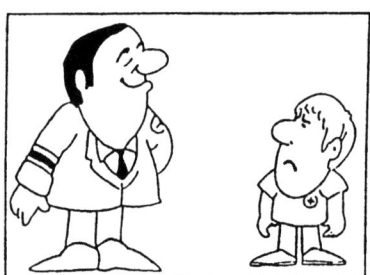

ich bin o.k. du bist nicht o.k.

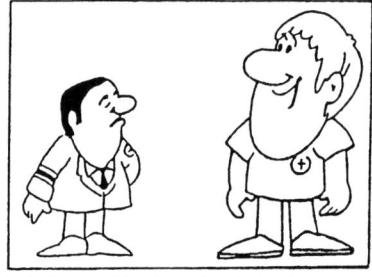

ich bin nicht o.k. du bist o.k.

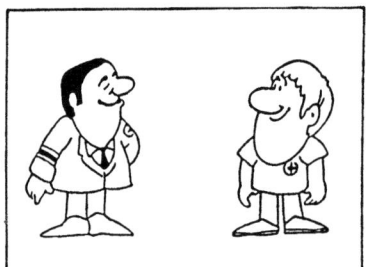

ich bin o.k. du bist o.k.

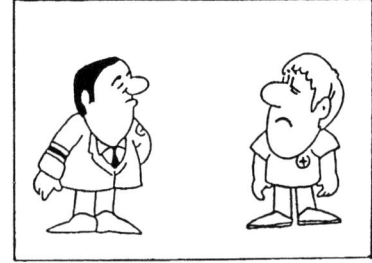

ich bin nicht o.k. du bist nicht o.k.

desto besser, unbelasteter die persönliche Beziehung und desto mehr kann sich der reine Sachkontakt im Interesse einer optimalen Aufgabenebene entfalten.

Selbst bei hartem Ton, z. B. unter aufregenden, „stressigen" Bedingungen im Einsatz, selbst bei reinem, oft wenig partnerbezogenem Führungsstil mit Kommandoton in der Einsatzsituation (Führen auf der Sachebene, weil es die Situation erfordert), bleibt die Beziehung zwischen den Beteiligten gut, wenn

- das zwischenmenschliche Verhältnis im Vorfeld, in der Bereitschaftssituation sich positiv entwickelt hat oder
- es sich um eine im Einsatz bewährte menschliche und sachliche „Kampfgemeinschaft" handelt.

Schwieriger wird es im Umgang mit Dritten, zu denen ein solches positives Beziehungsverhältnis nicht besteht.

Hier müssen auch in der Einsatzsituation positive Beziehungsbotschaften gesandt werden und persönliche Beziehungen trotz des Drucks der Sachaufgabe gepflegt werden, z. B. durch ein „emotionales Führungsverhalten", z. B. durch:

- *Einfühlung und Verständnis* gegenüber dem anderen, der vielleicht heute einen schlechten Tag hat, dem etwas nicht gelungen ist oder besonders betroffen ist,
- *Wärme – Achtung – Sorge,* indem man Anteilnahme oder Respekt zeigt,
- *Echtheit dem anderen gegenüber,* ohne Fassade sein, ohne Verstellung,
- *in sich selbst zentriert sein,* ich fühle mich selbst o.k. und lasse mich durch Aussagen und Verhalten anderer nicht so leicht aus der Fassung bringen.

Beurteilen Sie nun ein Führungsverhalten, das folgendes fordert: Sieh in jedem erst einmal einen Versager, dann wird allen klar, daß du der beste bist. Deine Mitarbeiter haben dann auch nie das Gefühl, daß du sie schätzt. Besser wäre noch Management nach der Champignonmethode:

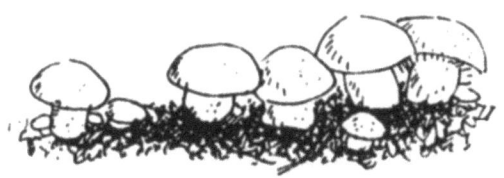

Mitarbeiter stets im (Informations)halbdunkel lassen.
Ab und zu etwas Mist darüberstreuen.
Und wenn jemand den Kopf herausstreckt:
sofort abschneiden!

Ist jedoch ein emotionales Führungsverhalten gegeben und dadurch das Beziehungsverhältnis zu Mitarbeitern positiv, kann auch das Lenkungsverhalten (Führen auf der Sachebene) durchaus „stark" bzw. anweisend-hart sein, ohne daß die Aufgabenerledigung darunter leidet.

184 Gestalten und Steuern von sozialen Beziehungen und Prozessen im Einsatz

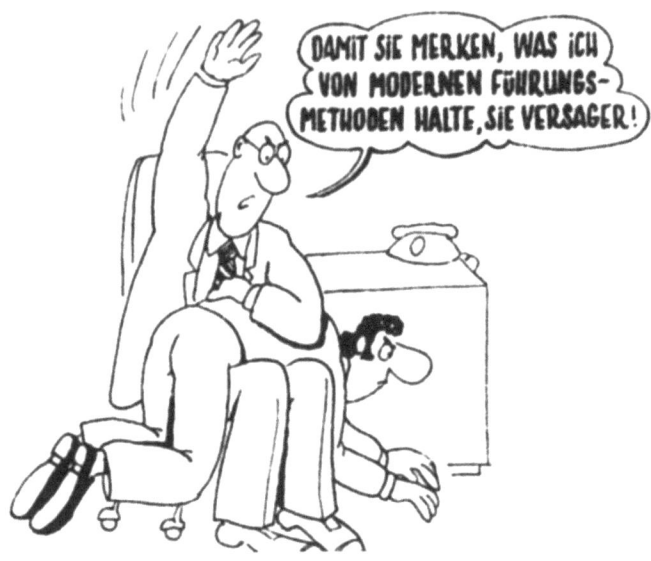

Eine solche positiv emotionale Führung fördert die sozialen Beziehungen, den Abbau von Spannungen und die optimale Aufgabenerledigung. Eine Führungsdraft muß also selbst in einer herausfordernden Notfallsituation ihre Mitarbeiter begleiten, d. h. sich ständig von ihnen ein Bild über die Befindlichkeit, das Verhalten, ihre Einsatzleistung, sowie ihre Betroffenheit machen, um gegebenenfalls zu helfen, zu fördern, aufzubauen, u. a.

Auswirkungen positiver emotionaler Verhaltensäußerungen durch Führende

1) Abbau von Angst und Unsicherheiten,
2) emotionale Ruhe,
3) wirkungsvollere Motivation,
4) wahrscheinlichere Verhaltensbeeinflußung,
5) größere Vorbildwirkung,
6) teilweise Kompensierung von autoritärem Verhalten,
7) Rückgang von Oppositionshaltung und Geltungsdrang bei Geführten,
8) Selbstachtung und Selbstvertrauen werden gefördert,
9) Abbau von Spannungen, Konflikten,
10) Förderung von Leistungsbereitschaft und -erfolg.

Ein positives Beziehungsverhältnis entsteht natürlich in der Gruppe nur, wenn auch die Führungskraft „einer von ihnen" ist, genauso dazu gehört, wie die anderen. Ein solche menschliche Gleichstellung wird dann durch eine zusätzliche Verantwortung, nämlich die der Lenkungsaufgabe ergänzt. Stimmt jedoch die menschliche Beziehungsbasis, optimiert erst ein anweisend-straffer Lenkungsstil die Aufgabenbewältigung.

Ansonsten führt das zu einer Streß- bzw. Herzinfarktorganisation.

Förderung von Beziehungen und Zusammenarbeit als Führungsaufgabe 185

Positives emotionales Führungsverhalten kompensiert anweisend-straffe Lenkung

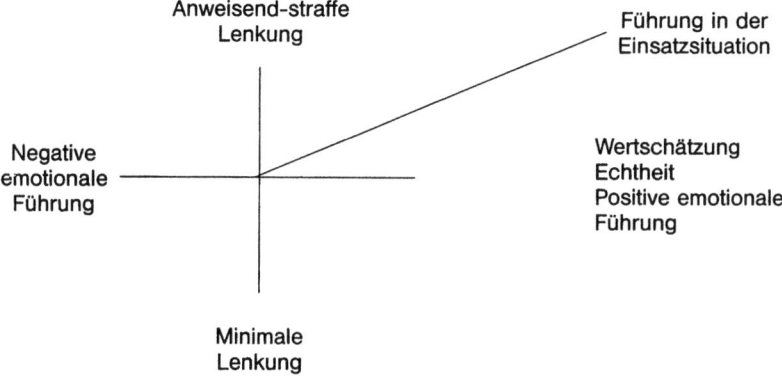

Lenkungsverhalten kann leichter geändert werden als emotionales Verhalten.

Aspekte der begleitenden Führung

Sachsteuerung
Informationsaustausch
⟷

Beziehungsförderung
⟷

Führungskraft ⟶ Beachtung und Förderung von

Gefühlen, Empfindungen
Haltungen, Verhalten
Werten und Wertschätzung
Kontakten, Beziehungen
Zufriedenheit
Bereitschaft, Motivation

7.2.2 Richtig informieren und überzeugen

Mit Informationen wird geführt. Die Führungskraft sendet sie zum Mitarbeiter, damit er seine Aufgabe erhält, sich einsetzen, mit anderen zusammenarbeiten kann.

Jede Information hat viele Botschaften

Gerade im Einsatz ist es besonders wichtig, daß eine Information nicht nur:

- einen klaren eindeutigen, sachlichen Inhalt übermittelt, z. B. über eine zu erledigende Aufgabe, sondern
- auch ein positives Beziehungsklima schafft.

Fallbeispiel

Auf dem Weg zur Einsatzstelle sendet der Rettungssanitäter als Beifahrer dem Fahrer die Botschaft: „Du, da vorne ist grün!" Nachdem dieser die Information empfangen hat, sendet er zurück: „Fährst du oder fahre ich?"

Was sagt dieses Beispiel für den Informationsaustausch?

1) *Ein und dieselbe Information hat viele Botschaften,* sowohl „Sachbotschaften" als auch „Beziehungsbotschaften", sowohl solche, die vom Sender ausgehen als auch solche, die vom Empfänger (hier vom Fahrer) wieder zurückgesandt werden.
2) *Sachinformationsaustausch*
Die Information des Beifahrers besitzt zunächst einen Sachinhalt: der Zustand der Ampel ist grün. Diese Sachinformation ist jedoch nur ein Teil dessen, was sich gegenwärtig zwischen Fahrer und Beifahrer abspielt.
3) *Beziehungsaustausch*
Wesentlicher als der mitgeteilte Sachinhalt ist die Beziehungsbotschaft, die in der Information steckt.

– *Informationen des Senders über seine eigene Person*

Was sagt die Information „du, da vorne ist Grün!" über den Sender/Beifahrer selbst aus?

– Er „fährt mit", ist voll bei der Sache, innerlich dabei,
– vielleicht, meint er: „Gib Gas, bevor die Ampel auf Rot springt!"

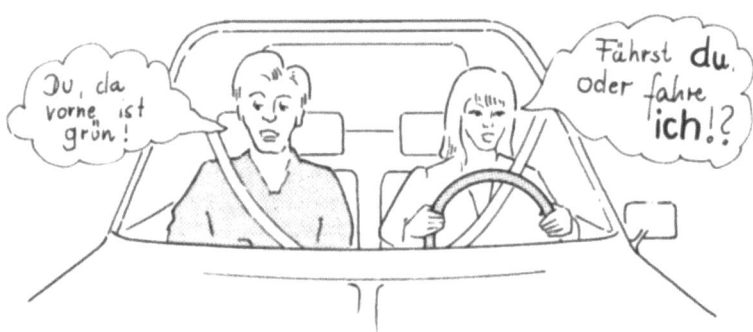

Der Beifahrer sendet auf der Fahrt im Einsatz dem Fahrer eine Information, dieser sendet zurück.

Aufgabe:

1) Welche reine Sachinformation enthält die Information des Beifahrers? Worüber informiert er also?
2) Was tut der Beifahrer dabei von sich selbst kund? Was drückt er über sein Denken, seine Befindlichkeit dabei aus?
3) Was könnte aus der Nachricht des Beifahrers, über das Verhältnis der beiden (Fahrer und Beifahrer) hervorgehen, wie sie zueinander stehen? Was hält der Beifahrer von seinem Kollegen?
4) Wozu möchte der Beifahrer seinen Fahrer veranlassen?

In jeder Information übermittelt also auch der Sender ein Stück von sich, von seinem Denken und Fühlen – und zwar über die Sachinformation hinaus.

Wenn dieser Informationsaustausch von Mensch zu Mensch, also persönlich erfolgt, dann sagt der Tonfall oder die Körperbewegung (Körpersprache) nach mehr über das, was der Sender ausdrückt, z. B. über den Grad seiner inneren Befindlichkeit, Erregung, Beteiligung. Jeder Sender gibt, ob er will oder nicht, ein Stück von sich preis, wenn er spricht (Selbstoffenbarungsbotschaften).

Jede Information ist für den Sender zugleich auch ein Stück Selbstdarstellung bzw. Selbstverbergung.

In unserem Beispiel könnte die Aussage „du, da vorne ist Grün!" auch bevormundend klingen. Andere Aussagen zeigen, daß der Sender sich aufspielen, angeben will (Imponiertechniken). Viele Menschen versuchen aber auch, negativ empfundene Anteile der eigenen Person zu verbergen, zu tarnen (Fassadentechniken), z. B. indem sie es vermeiden, Fragen oder Rückfragen zu stellen, selbst wenn sie eine gesandte Information nicht verstanden haben. Sie haben dann Angst, für dumm gehalten zu werden.

– Informationen des Senders über dem Empfänger

Die Information des Beifahrers sagt auch etwas über die Beziehung zum Fahrer. Was halte ich als Beifahrer von dir, wie stehen wir zueinander? Das kann sich nicht nur aus den Worten, sondern auch aus dem Tonfall, der Mimik und anderen Körpersignalen ergeben. Für diese Botschaften haben Empfänger immer ein besonderes Ohr, hier fühlen sie sich als Person besonders angesprochen, d. h. akzeptiert oder aber nicht ernstgenommen.

In unserem Beispiel heißt das:

– Der Beifahrer gibt zu erkennen, daß er dem Fahrer nicht recht zutraut, richtig und ohne seine Hilfe optimal zu fahren.
– Wahrscheinlich empfindet der Fahrer die Aussage als Bevormundung und antwortet deshalb so barsch: „Fährst du oder fahre ich?"

Die Ablehnung des Fahrers richtet sich nicht gegen den Sachinhalt, sondern nur gegen die Beziehungsbotschaft.

Besser würde der Beifahrer fragen: „Ob wir noch bei Grün über die Ampel kommen?" Vielleicht genügte auch die bloße Beobachtung der Fahrt, ohne Informationsaustausch.

– *Wozu möchte der Sender den Empfänger veranlassen?*
(Appell durch Informationen)

Auch in unserem Beispiel wird die Information nicht nur so gegeben. Dahinter steckt ein Appell. Der Beifahrer möchte Einfluß auf den Fahrer ausüben. Der Appell könnte lauten:

„Gib Gas, dann kommen wir bei Grün noch über die Ampel!"

Die Information des Beifahrers „du, da vorne ist Grün", soll also den Empfänger (Fahrer) veranlassen, bestimmte Dinge zu tun, sich anders zu verhalten, darüber nachzudenken.

Informationen dienen also auch dazu, Einfluß zu nehmen, und zwar mehr oder minder offen bzw. versteckt. Bei versteckter Einflußnahme sprechen wir von Manipulation.

Zusammenfassend sei hier noch einmal verdeutlicht:

Jede Information enthält viele Botschaften

Zum Sachinhalt ⟶

Über mich selbst (Denken, Fühlen) ⟶

Über unser Verhältnis
Was ich von dir halte ⟶

Über meinen Appell: wozu ich
dich veranlassen möchte ⟶

Sender   Empfänger

Aufgabe
Untersuchen Sie eine gegebene Information an einem Mitarbeiter nach diesen 4 Botschaften.

Wirkungsvoll informieren

Ein Rettungssanitäter, der in seinem Arbeits- und Fachgebiet ein „Profi" ist, kann ein „Amateur" sein, wenn es darum geht,

- Informationen an den „Mann" zu bringen,
- Absichten kundzutun,
- die Situation zu erklären,
- die Aufgabe dem Mitarbeiter klar darzulegen und sich ihm *verständlich* mitzuteilen.

Guter Wille, gute Absichten allein sind zu wenig, um

- verstanden zu werden,
- Verständnis zu vermitteln,
- zu überzeugen,
- zu beraten,
- Zustimmung zu finden.

Deshalb muß gerade in der Einsatzsituation, in der es auf jedes Wort ankommt, in der man mit wenigen Informationen den Mitarbeiter möglichst schnell und wirkungsvoll informieren soll, das Informieren der Führungskraft besonders wirkungsvoll sein.

Warum kommen nicht alle gegebenen Informationen bei dem Mitarbeiter bzw. Helfer an?

Am Unfallort gibt der Rettungssanitäter folgende Information: „Nach Abwicklung dieses Unfalls treffen wir uns gegen 21.00 Uhr in der Leitstelle, um die vielen Fehler, die wir jetzt im Einsatz gemacht haben, durch eine gezielte Übung in Zukunft vermeiden zu können. Ich als Rettungssanitäter meine, ihr müßt noch viel lernen. Deshalb werde ich euch in Zukunft hart rannehmen."

Warum kommt nicht alles an? Der Verlust von Information bei mündlichen Gesprächen ist größer als bei schriftlicher Kommunikation. Im Gespräch werden leicht Einzelheiten vergessen.

1) *Botschaften, die erwartet werden, empfängt man mit größerer Wahrscheinlichkeit*
   Es empfiehlt sich daher, v.a. bei umfangreichen Informationen, die mitgeteilt werden müssen, den Empfänger besonders vorzubereiten
   - durch Wecken der Aufmerksamkeit („geben Sie mal acht"),
   - durch Interesse wecken („Vorsicht beim Kopfverletzten"),
   - durch Erwartungen auslösen („das ist keine einfache Sache").
2) *Botschaften werden genauer aufgenommen, wenn*
   - sie Anerkennung enthalten,
   - sie Bestätigung oder Belohnung beinhalten,
   - sie bereits bekannt sind, z. B. eingeübte Befehle zur Aufgabenübernahme.
3) *Geringe Glaubwürdigkeit des „Senders" führt leicht*
   - zum Informationsverlust, z. B. im Einsatz von „Aufgaben danach" zu sprechen.
4) *Zuhörer interessieren sich*
   - zunächst für den Menschen, seine Beziehungsbotschaften,
   - dann für Dinge, Sachinformationen, Aufgaben,
   - zuletzt für Meinungen.

5) *Informationen müssen*
- in „Portionen" vermittelt werden,
- klar gegliedert und anschaulich präsentiert werden,
- in Abläufen geordnet sein,
- wiederholt und zusammengefaßt werden.

Besonders Erwachsene haben eine begrenzte Fähigkeit, viele Informationen schnell aufzunehmen und zu verarbeiten, daher:
- kurze Sätze,
- gebräuchliche, verständliche Worte,
- interessante Formulierungen,
- mündliche *und* schriftliche Informationen.

6) Zweiwegkommunikation (Gespräch) ist notwendig Man sollte:
- prüfen, ob Informationen angekommen sind,
- Vorurteile, Festgelegtsein, also Informationsblockaden feststellen,
- sich dann besser auf den anderen einstellen.

Doch: Zuhören ist 1. Gebot.

Die Übermittlung von Informationen bzw. Informationskontakt erfolgt über 2 Ebenen:

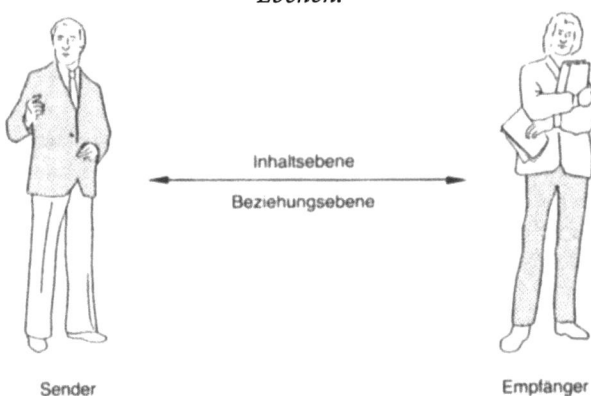

- Auf der Inhaltsebene liegt z. B. dann eine Störung vor, wenn die Informationen zu wenig präzise oder so formuliert sind, daß sie schwer verständlich sind (z. B. Fachchinesisch). Sie werden dann zwar vom Sender „ausgestrahlt" aber vom Empfänger nicht aufgenommen.
- Auf der Beziehungsebene kann es zu Störungen zwischen dem Informierenden und dem zu Informierenden kommen. Solche Störungen können persönliche Spannungen, Ängste, Aggressionen, Vorurteile u. a. sein. Wenn die Beziehungsebene nicht stimmt, kommen Informationen in ihrem Inhalt oft nur unklar, „vernebelt", bruchstückweise und falsch beim Empfänger an. Sie erzielen dann nicht die beabsichtigte Wirkung.

Vorgesetztenaufgabe: Mitarbeiter richtig informieren

1) Es ist notwendig, alle Mitarbeiter klar und ausreichend zu informieren.
2) In sinnvoller Weise informieren, damit Mitarbeiter den Sinn ihrer Tätigkeit verstehen – den Sinn von Maßnahmen, die getroffen werden müssen.

3) Die richtige Information bewirkt eine Belebung des Verständnisses und der Arbeitsfreude und fördert Zusammenarbeit und Erfolg.
4) Fehlende Unterrichtung verursacht Gerüchte, Gerede, Demotivation, mangelhafte Leistung.
5) Vorsicht vor übertriebener Schwarzmalerei und grundlosem Optimismus.
6) Das Informieren der Mitarbeiter muß zur rechten Zeit und in der rechten Form erfolgen.

Verständlich, überzeugend und schnell informieren

1) Informationen gliedern und ordnen:
   – in Portionen vermitteln,
   – klar gliedern,
   – in Abläufen ordnen,
   – wiederholen und zusammenfassen.
2) Einfach ausdrücken:
   – anschaulich, in Bildern ausdrücken,
   – einfache Sprache, kurze Sätze,
   – mündlich *und* schriftlich informieren,
   – kurz und prägnant, wenig erklären.
3) Auf Beziehungsbotschaft achten:
   – den Empfänger vorbereiten, Anerkennung und Bestätigung „mitsenden",
   – auf Rückmeldung und Blockaden achten,
   – glaubwürdig informieren,
   – sich selbst mit einbringen.
4) Zuhörer interessieren:
   – an Erfahrungen, Vorwissen der Mitarbeiter anknüpfen,
   – interessante Formulierungen,
   – mit Fragen persönlich führen bzw. appellieren,
   – wirkungsvoll zusammenfassen.

Fähigkeiten und Verhaltensweisen der Führungskraft, wirkungsvoll Informationen zu präsentieren

1) *Einfühlungsvermögen (Empathie)*
   Die Fähigkeit sich in das Denken, Empfinden, Handeln der Mitarbeiter und in die Situation hineinzuversetzen.

2) *Kommunikationsfähigkeit*
   Eigene Gedanken und Information in einer für den Mitarbeiter faßbaren, akzeptablen und nichtdirektiven Art und Weise zu äußern.

3) *Einsicht in die eigene Subjektivität*
   Es ist für die Kommunikation unentbehrlich und wichtig, von der möglichen Fehlerhaftigkeit des eigenen Denkens, Fühlens, Wollens und Wahrnehmens auszugehen, den Mitarbeiter mit seinen Meinungen, Urteilen und in seiner ganzen Person ernstzunehmen.

4) *Positive Einstellung*
Nicht das Negative steht im Vordergrund, sondern das Positive, eher Lob als Tadel, eher Hoffnung als Verzweiflung.

5) *Natürlichkeit – Gelöstheit*
Eine Führungskraft sollte sich natürlich, gelöst, echt, offen und voller Selbstvertrauen geben, soweit dies möglich ist.

6) *Überzeugungsfähigkeit*
Da der Mensch in der Welt „nur aus Not und Überzeugung" lernt (Pestalozzi), wird Überzeugungsfähigkeit zu einer grundlegenden Führungsfähigkeit. Quellen der Überzeugungskraft sind:

- persönliche Anziehungskraft und Sympathie,
- Prestige und Stellung in der Gruppe,
- Glaubwürdigkeit,
- Fachkompetenz,
- Fähigkeit, Gefühle anzusprechen,
- eigene Überzeugung und Vorbildverhalten.

7.2.3 Zusammenarbeit in der Gruppe

Wir haben durch den gesellschaftlichen und arbeitsorganisatorischen Prozeß die Arbeit, die zu erledigenden Aufgaben, aber auch die Handlungsfelder immer mehr aufgeteilt. Wir sind für immer weniger immer weniger zuständig. Für die Wünsche eines Menschen sind immer mehr unterschiedliche „Sachbearbeiter" zuständig. Wir haben ganzheitliche Aufgaben und Hilfen in kleine Teilaufgaben auf unterschiedliche Personen, Organisationen, Bereiche verteilt. Wir haben auch unsere Fähigkeiten, Tätigkeiten und Rollen spezialisiert. Wir müssen wieder mehr das Ganze anstreben, die Aufgaben vernetzen, miteinander kooperieren, zusammenarbeiten. Wir stehen am Ende einer Phase der Arbeitsteilung, denn jede Sache geht an ihrer Übertreibung zugrunde. Die Folgen von Arbeitsteilung, Konkurrenz, Spezialisierung sind:

- Kompetenzgerangel, Gruppenegoismus,
- Konflikte in und zwischen RK(Rote-Kreuz)-Gemeinschaften,
- Spannungen zwischen Haupt- und Ehrenamtlichen,
- Spezialisierung der einzelnen Fachbereiche/Fachdienste,
- die einen betreiben Sozialarbeit im täglichen Dienst, die anderen Pflegehilfsdienst im Katastrophenfall;
- ehrenamtliche Tätigkeit scheint nur schwer mit hauptamtlicher (z. B. Rettungsdienst) vereinbar;
- fehlendes Engagement von Einzelgemeinschaften für allgemeine Aufgaben und geistige Grundlagen,
- Motivationskrise, Unlust an der Rote-Kreuz-Arbeit, „Das menschliche Loch zwischen 18 und 40",
- Spannung zwischen Jung und Alt,
- „Geld regiert die Welt" und bestimmt das Image,
- Aufgabenüberhäufung einerseits, Aufgabenmangel andererseits,

- Kritiksucht,
- fehlende Solidarität.

Begriff und Grundlagen

Zusammenarbeiten heißt miteinander und füreinander arbeiten im Dienst eines gemeinsamen Werkes, das die Interessen und die Möglichkeiten des einzelnen überragt.

Die Zusammenarbeit setzt das Streben nach einem gemeinsamen Ziel voraus, auf das die Führungskraft hinzuweisen hat und dem alle Mitarbeiter auch innerlich zustimmen.

So entstehen gemeinsame Interessen und eine gemeinsame Gesinnung. Die Gruppe wird allmählich zur echten Arbeitsgemeinschaft, deren Glieder durch die Überzeugung ihrer Zusammengehörigkeit verbunden sind. Alle - Führungskräfte und Helfer - fühlen sich dann „solidarisch" und betrachten sich als „Diener einer Sache".

Es gibt keine Zusammenarbeit ohne gegenseitige Rücksichtnahme und Hilfsbereitschaft, d. h. ohne Opferwilligkeit und Einschränkungen des einzelnen zugunsten der anderen und des Ganzen.

Die Zusammenarbeit muß sich senkrecht (Beziehung Führungskraft - Helfer) und waagrecht (Mitarbeiter untereinander) bewähren.

An sich ist die Zusammenarbeit ein Gruppenproblem, und zwar in doppelter Hinsicht:

- die Anschauungsweise, die Einstellung und das Verhalten jedes einzelnen bestimmt teilweise den „Geist" und die Leistungsfähigkeit der Gruppe;
- die Gruppe als solche gestaltet auch merklich die Haltung und die Gesinnung ihrer Mitglieder.

Zur Festigung der Zusammenarbeit gilt es demnach, sowohl auf den einzelnen wie auf die Gruppe positiv einzuwirken.

Gerade in der Not- bzw. Einsatzsituation kommt es auf eine gute und reibungslose Zusammenarbeit an. Je besser diese funktioniert, je besser läßt sich das Ziel, Menschen in der Not zu helfen, verwirklichen.

Unterschiedliche Gruppen im Einsatz

Auch im Rettungsdienst gibt es eine Vielzahl von Gruppen.

- *Formelle Gruppen*
  Rettungsdienstliche Arbeits- bzw. Einsatzgruppen mit bestimmten Aufgaben:
  - Bereitschaftsgruppe,
  - Einsatzgruppe.

Auch die Größe der Gruppen ist unterschiedlich, z. B. im Einsatz:
- Kleingruppe (Rettungssanitäter - Fahrer bzw. Helfer),
- größere Gruppe (mit zusätzlich einem Notarzt, Leitstellenpersonal),
- Großgruppe (mit noch weiteren Beteiligten wie z. B. Personen aus anderen Hilfsdiensten).

Je größer die Gruppe, desto schwerer ist sie steuerbar, sind Aktivitäten koordinierbar, desto mehr wirken sich Eigenwilligkeiten einzelner bzw. Unterschiedlichkeiten (z. B. in Erfahrung und Vorgehensweise) von verschiedenen Gruppen und Teams aus.

- *Informelle Gruppen*

Quer durch alle formellen Gruppen bilden sich Beziehungen zwischen Personen im Einsatz aufgrund persönlicher Beziehungen und Sympathien, aufgrund einer „gewachsenen Kampfgemeinschaft", aufgrund von Gewohnheiten, langjähriger Zusammenarbeit. Diese informellen Gruppen, die im Einsatz nicht offiziell in Erscheinung treten, ziehen sich wie ein Netzwerk über die formellen Gruppen. Sie fördern die Zusammenarbeit, wenn die Führungskraft solche gewachsenen menschlichen Beziehungen für die gestellte Aufgabe nutzen kann. Sie führen jedoch zu Konflikten, wenn die Führungskraft sich im Gegensatz zur „informellen Führung" befindet. Formelle und informelle Führer können Kontrahenten aber auch Partner sein.

Einzelarbeit und Zusammenarbeit

Bei der Organisation von Zusammenarbeit kann sehr unterschiedlich vorgegangen werden. Im folgenden sollen einige Formen der Zusammenarbeit kurz charakterisiert werden.

Es gibt zahlreiche Teilaufgaben und Teilphasen, in denen der Einzelarbeit eine erhebliche Bedeutung zukommt. Das gilt sowohl für den Bereitschafts- wie den Notfallzustand.

Beispiele sind:

- Ordnen und Analysieren von Informationen,
- Fahrzeugpflege u. a.

Andere Organisationsprobleme erfordern bei ihrer Bearbeitung enge Kontakte mit betroffenen und interessierten Stellen und Gruppen, so z. B. im Einsatz.

Es wird jedoch immer seltener, daß die Führungskraft im Alleingang oder als Einzelkämpfer plant, organisiert und Arbeitsabläufe gestaltet. Die Tendenz geht klar zur Zusammenarbeit, zur kooperativen Arbeit. Für die Zukunft sind deshalb soziale Fähigkeiten, ein einfühlender Umgang mit sehr unterschiedlich eingestellten Menschen von wachsender Bedeutung. Zusammenarbeit bedeutet dann jedoch nicht: endloses Diskutieren. Vielmehr lösen bei effizientem Zusammenarbeiten Phasen sinnvollen Gesprächs Phasen intensiver Einzel- und Gruppenarbeit ab.

Wirkungsvolles Arbeiten in der Gruppe

Jede einzelne Gruppe im Einsatz besitzt immer eine Aufgabe, die es zu bewältigen gilt. Voraussetzung dafür ist:

- Die Teamfähigkeit, d. h. genügend Übereinstimmung und Zusammengehörigkeitsgefühl aller Gruppenmitglieder (Gruppenintegration). Koordination und Abstimmung ist daher notwendig.

- Ein klares, von jedem anerkanntes Arbeitsziel aufgrund der richtig eingeschätzten Situation.
- Klare Über- und Unterordnungsverhältnisse.
- Eine gemeinsame Auffassung über die Aufgaben- und Rollenspezialisierung, über den Beitrag, den einzelne bzw. Gruppen zu leisten haben, auch über die Kompetenzen. Selbst in Notsituationen kommt es jedoch auch zu Kompetenzgerangel.
- Eine konfliktfreie, reibungslose Zusammenarbeit. Das Zurückstellen persönlicher Interessen hinter die Sachaufgabe und das große Ziel, Menschen in Not wirkungsvoll zu helfen.
- Eine möglichst entspannte, partnerschaftlich-gute zwischenmenschliche Atmosphäre.
- Engagement und Mitarbeit, volle Gesundheit aller Gruppenmitglieder.
- Aktive Hilfestellung bei Schwierigkeiten eines anderen.

Aufgabe der Führungskräfte ist es, die unterschiedlichen Faktoren, welche die Arbeitsorganisationen der Gruppe beeinflussen, auszubalancieren, zu vernetzen, auszusondern.

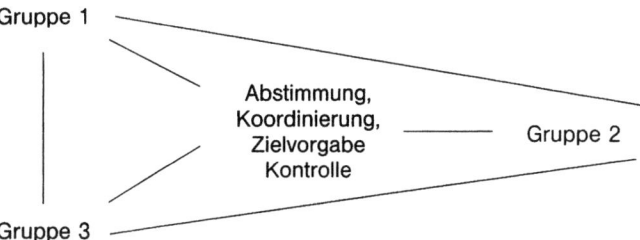

Führt eine Führungskraft mehrere Gruppen, so muß sie auch deren Einzelaktivitäten koordinieren, d. h.

- gemeinsame Ziele vorgeben bzw. vereinbaren,
- Beziehungen knüpfen, Kontakt halten,
- Arbeitsprozesse koordinieren,
- Arbeiten kontrollieren.

Alle Gruppenaktivitäten dienen ja der gemeinsamen Zielsetzung, der Organisation. Bei allem Eigenleben der einzelnen Gruppen, stehen sie jedoch im Dienst der gemeinsamen Zielsetzung. Die verschiedenen Gruppen können sich auch „auseinanderleben".

Gerade im Einsatz muß die Führungskraft:

- die Aktivitäten der einzelnen Einsatzteams auf die wichtigsten Aufgaben lenken,
- die Arbeiten der einzelnen Teams abstimmen.

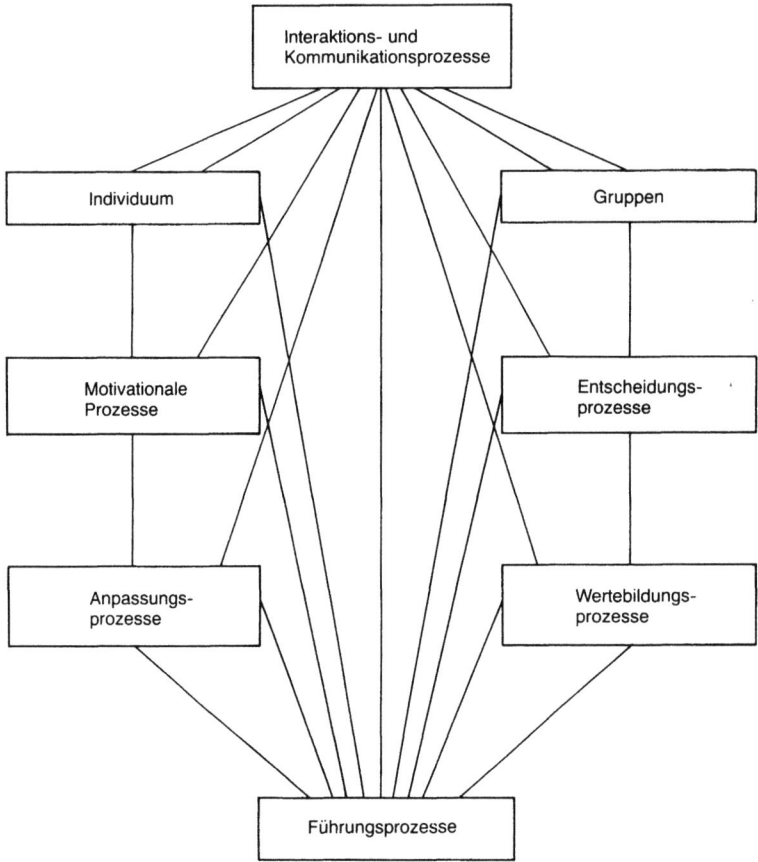

Erfolgreiche Zusammenarbeit im Team

1) Jede individuelle gute Leistung verblaßt in ihrem Wert, wenn die Zusammenarbeit
   - innerhalb der eigenen Gruppe
   - wie auch mit „Dritten" bzw. anderen Gruppen nicht klappt.
2) Die Fähigkeit und Bereitschaft zum „Teamwork" muß deshalb immer wieder gefördert werden, bei Mitarbeitern und bei Führungskräften.
3) Je besser auch die Führungskraft, der Vorgesetzte in die Gruppe integriert ist, desto höher liegt i. allg. die Gesamtleistung.
4) wichtig für die Leistungsfähigkeit der Gruppe sind optimale Interaktionen und Beziehungen, Gruppenharmonie und Gruppengeist sind dabei die Grundlage.
5) Die Führungskraft hat nicht nur die Aufgabe, in der Gruppe die Pflichten zu betonen, sondern auch den Zusammenhalt der Gruppe zu stärken.
6) Eine persönliche und emotionale Verbundenheit zwischen Gruppenmitgliedern ist zu fördern. Der Zusammenhalt einer Arbeitsgruppe erfordert ständigen persönlichen Kontakt.

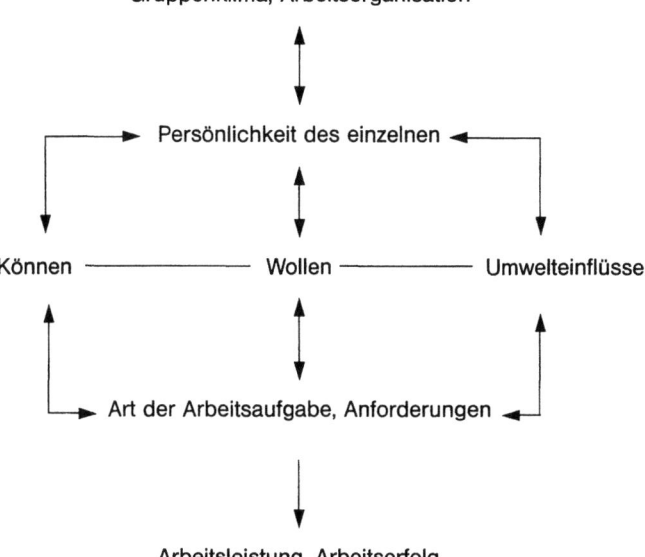

Einflüsse auf die Zusammenarbeit

1) *Einfluß der Führungskraft*
Die Führungskraft beeinflußt weitgehend die Zusammenarbeit in dem Bereich, den sie leitet. Wichtige Faktoren in dieser Beziehung sind:
- die Autorität der Führungskräfte,
- die Unterstützung, die sie ihren Leuten gewährt,
- ihr Gerechtigkeitssinn,
- die richtige Anwendung der Prinzipien „Freiheit" und „Ordnung" die nur in einem Klima gesicherter Freiheit erfolgt das Zusammenwirken aus eigenem Antrieb,
- eine gute Organisation,
- der zweckmäßige Einsatz der Mitarbeiter, der Interesse und Arbeitsfreude bewirkt,
- eine wirksame Information und Befragung,
- und allgemein die Befriedigung der grundlegenden Bedürfnisse und Wünsche der Mitarbeiter.

2) *Einstellung der Mitarbeiter zueinander*
Die Zusammenarbeit bedingt auch eine positive Einstellung jedes Mitarbeiters zu den anderen. Sie beruht zuerst auf der Befriedigung aller, eine nützliche „Rolle" innerhalb der Arbeitsgemeinschaft erfüllen zu dürfen und zu können. Sie gründet sich insbesondere auf gegenseitige Achtung, Toleranz, Loyalität und Fairneß, auf guten Willen, Sachlichkeit, Gerechtigkeit und auf das Be-

streben, die Spielregeln zu beachten sowie auf beiderseitiges Interesse, Wohlwollen und Verständnis, gepaart mit Freundlichkeit, Heiterkeit und Humor.

3) *Die der Zusammenarbeit drohenden Gefahren*
  - Ganz allgemein:
  - zu große Ich-Bezogenheit der Gruppenmitglieder,
  - Egoismus,
  - Interesselosigkeit für die Mitmenschen,
  - Unfähigkeit, sich in die Situation der anderen zu versetzen,
  - Überheblichkeit, Selbstgefälligkeit,
  - Mangel an Toleranz,
  - Vorurteile, persönliche Abneigungen,
  - Gefühle der Benachteiligung,
  - Prestigefragen, Rivalitäten,
  - Unzufriedenheit mit sich selbst usw.
  - Gewöhnlich sind damit verbunden:
  Empfindlichkeit jeder Art, Mißmut, Verbitterung, Drückebergerei, Bürokratismus, Heimlichtuerei, Mißtrauen, Neid, Eifersucht und Mißgunst, Strebertum usw.
  - Diese Neigungen äußern sich durch:
  Meckern, negative Kritik, Taktlosigkeit, Rücksichtslosigkeit, übertriebenen Geltungsdrang, Anmaßungen, Rechthaberei, Klatsch, Zuträgerei, Intrigen, Trotz, Bösartigkeiten usw.
  - Sie führen zu Unstimmigkeiten, Spannungen, Reibungen, latenten oder offenen Konflikten und tragen zu Cliquenbildung wie zur Abkapselung der Abteilungen bei.

▶ Wenn sie besteht, scheint die Zusammenarbeit eine Selbstverständlichkeit zu sein.
Wenn sie fehlt, zeigt sich die Komplexität des Geschehens.

Förderung der Zusammenarbeit

Als Zentrum und Seele der Gruppe hat die Führungskraft deren Zusammenhalt zu gewährleisten. Von ihrer Einstellung und Haltung hängt größtenteils die Einstellung und Haltung ihrer Mitarbeiter zu ihr, zu den übrigen Gruppenmitgliedern und zur Organisation ab. Sie soll jede Gelegenheit ergreifen, um die Mitarbeiter einander näherzubringen. Gelingt es ihr, sie richtig anzuspornen oder sogar mitzureißen sind alle bereit, den Eigennutz dem Gemeinnutz unterzuordnen: wir sind alle aufeinander angewiesen! Zu diesem Zweck müssen gewisse Bedingungen erfüllt und besondere Maßnahmen getroffen werden.

1) *Allgemeine Bedingungen*
  - Einvernehmen unter den Führungskräften selbst (Mannschaftsgeist),
  - persönlicher Kontakt mit allen Gruppenmitgliedern (und untereinander),
  - gute Kenntnis und Wertschätzung der einzelnen Mitarbeiter (und untereinander),

- Kenntnis und Verstehen der gegenseitigen Beziehungen innerhalb der Abteilung/Fachbereiche/Gemeinschaft,
- gemeinsames Erleben der verschiedensten Situationen durch alle Mitarbeiter,
- Hervorheben von jedermanns Hingabebereitschaft zugunsten des Ganzen,
- Betonung dessen, was „verbindet" (und nicht „trennt") unter Hinweis auf die Vorteile des Zusammenwirkens,
- Pflege des „Wir-Denkens", jedoch ohne Gruppenegoismus oder Abkapselung gegenüber anderen Gemeinschaften.

2) *Besondere Maßnahmen*
- Angemessene Berücksichtigund der Fähigkeiten, Eigenschaften und Neigungen der einzelnen Mitarbeiter,
- Erweiterung ihres Horizonts durch Information und Ausbildung, damit jeder die Nützlichkeit der Tätigkeit seiner Kollegen besser begreift,
- Koordination der Bestrebungen und Leistungen,
- Schaffung von wahren „Mannschaften", Aufeinanderabstimmen der in der Gruppe zusammengefaßten Individualitäten,
- Erkennen der Unbefriedigtheit oder Mühe gewisser Mitarbeiter und Beheben der festgestellten Hindernisse,
- Eingliederung von „schwierigen Mitarbeitern" in Gruppen zuverlässiger Mitarbeiter,
- Vermeiden von Cliquenbildung,
- evtl. Vereinbarung eines gemeinsamen Auftrags mit Gemeinschaften, die miteinander nicht gut auskommen, damit sie sich besser kennen- und schätzen lernen,
- rasches und endgültiges Beseitigen von Spannungen, Reibungen, Streitigkeiten (die Ursachen abklären, die Betreffenden miteinander reden lassen, das gegenseitige Vertrauen wiederherstellen),
- Anerkennung von Kollektivleistungen,
- außerdienstliche Treffen, gemeinsame Ausflüge, Feste und andere Begegnungen, die von Gemeinschaften veranstaltet werden.

3) *Mitarbeiterbesprechungen*
Sie dienen der gegenseitigen Orientierung, der gegenseitigen Befragung, dem Gedanken- und Erfahrungsaustausch, dem gemeinsamen Suchen nach der Lösung eines allgemeinen Problems oder einer besonderen Frage, der Auftragsvereinbarung und Ausbildung.
Ihre Auswirkungen sind:
- Pflege menschlicher Kontakte,
- besseres gegenseitiges Verständnis,
- Schulung zur klaren, sachlichen, offenen Stellungnahme,
- Aufgabenbereicherung,
- mehr Sinn und Interesse für das Ganze,
- Förderung einer gemeinsamen Einstellung u. a.

Ursachen für die mangelnde Kooperationsfähigkeit und -willigkeit in der Teamarbeit. (Aus: Quiske et al. 1973, S. 48)

Unsere Ausbildungssysteme zielen ausschließlich auf die Verbesserung der Individualleistung, Kooperation ist nicht nur nicht erwünscht, sondern verboten.

Konsequenzen dieser seit frühester Jugend anerzogenen Verhaltensweisen ist die ausschließlich individuelle Erfolgsorientierung.

Die irrige Meinung vieler Vorgesetzter, sie hätten nicht nur die besten Ideen, sondern müßten sie auch noch durchsetzen.

Der Anspruch von Experten, recht zu haben.

Die mangelnde Bereitschaft, eigene Lösungsvorschläge zugunsten anderer wieder aufzugeben.

Die weitverbreitete Einstellung, daß es in einer Gruppe, die gemeinsam an einem Problem arbeitet, Gewinner und Verlierer gibt.

Das bekannte Schwarze-Peter-Spiel und die Suche nach dem Schuldigen, wenn etwas schiefgegangen ist, statt Problemlösung.

Das ausgeprägte Ressortdenken vieler Manager, das einzelne Denkleistungen polarisiert, statt sie zu integrieren.

Die Angst, andere am eigenen Wissen teilhaben zu lassen und die daraus resultierende mangelnde Informationsbereitschaft.

Die mangelnde Bereitschaft, Aussagen anderer positiv aufzunehmen und weiter zu denken.

Organisationsentwicklung

Die Zusammenarbeit kann durch Organisationsentwicklung weiterentwickelt werden.

Im Vergleich zu traditionellen Methoden des Organisierens handelt es sich hier um einen Ansatz, dem eine erweiterte Zielsetzung zugrunde liegt. Es soll sowohl die Leistungsfähigkeit der Organisation, z. B. eines Einsatzteams, als auch gleichzeitig die Qualität des Arbeitslebens, der Arbeitsbedingungen gesteigert werden. Neu ist v. a. die unmittelbare Beteiligung der Mitarbeiter an den Lern-, Entwicklungs- und Organisationsprozessen. Einzelne Teammitglieder wirken bei der Neu- oder Umgestaltung der Organisation aktiv mit. Organisation wird nicht von oben verordnet, sondern z. B. im Bereitschafts- oder Ausbildungszustand gemeinsam geplant und erprobt. Dafür sind eine Reihe von Methoden entwickelt worden. Hier sollen nur folgende kurz beschrieben werden.

- *Gruppendynamische Trainings*
  Sie werden zur Vermittlung und v. a. zur Entwicklung neuer Einstellungen und Verhaltensweisen eingesetzt. Die sehr offenen Gespräche in kleinen Gruppen sollen dem einzelnen helfen, über die Reaktionen der anderen Gruppenmitglieder eigene „richtige" und „falsche" Verhaltensweisen zu erkennen, neue auszuprobieren und diejenigen einzuüben, die der Gruppensituation angemessen sind.
- *Prozeßberatung*
  Ein sozialpsychologisch geschulter Berater beobachtet die sozialen und zwischenmenschlichen Prozesse, die bei der Arbeit, im Einsatz ablaufen. Vom Berater werden keine inhaltlichen Beiträge zur Problemlösung erwartet. Seine Rolle erstreckt sich nur auf soziale Prozesse (Information, Kontakt, Spannung, Klima u. a.).
- *Survey-feedback-Methode*
  Sie wird in der 1. Phase eines Organisationsentwicklungsprozesses ange-

wandt, um einen Überblick über bestehende Probleme in der Gruppe, in der Organisation zu gewinnen. Mittels einer systematischen mündlichen oder schriftlichen Befragung werden Informationen gesammelt und ausgewertet, z. B. über das Organisations- bzw. Gruppenklima, die Kommunikation, vielleicht auch über den vorausgegangenen Einsatz. In einem 2. Schritt werden die so ermittelten Informationen bzw. Meinungen in Gruppensitzungen durch die Befragten analysiert und diskutiert. Meist ist ein Organisationsentwicklungsberater bateiligt.

Auf diese Weise können Organisationsänderungen und -entwicklungen in Gang gesetzt werden, eine neue qualitativ bessere Zusammenarbeit angebahnt werden. Unabhängig von den einzelnen Methoden bleibt entscheidend für die Organisationsentwicklung, daß die Mitarbeiter außerordentlich weitgehend in die Prozesse der Veränderung und Entwicklung der Organisation, z. B. eines Einsatzes einbezogen werden.

Arbeitsblatt

Die beste Crew

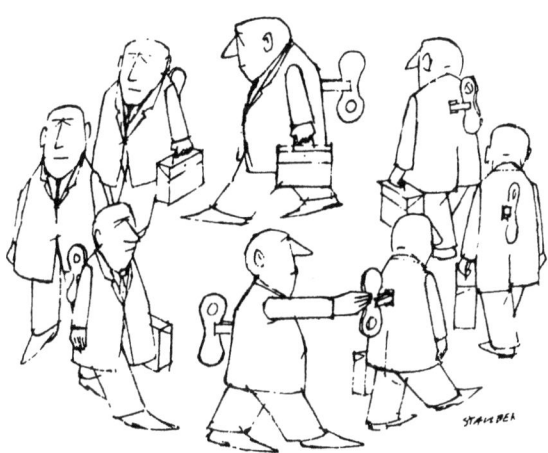

Aufgabe

1) Deuten Sie diese Karikatur. Handelt es sich dabei um die ideale Gruppe im rettungsdienstlichen Einsatz? Begründen Sie Ihre Meinung.
2) Wie müßte die Idealgruppe im Einsatz aussehen?

Bedeutung des Führungsstils für die Zusammenarbeit

Auch der Stil, wie eine Führungskraft eine Gruppe führt, ist von großer Bedeutung für die Gruppenarbeit und -effektivität. Im Regelfall – bis auf Ernstsituationen – führt nur der kooperative Führungsstil zu guten Ergebnissen:

▶ Ein kooperativer Führungsstil schafft die Voraussetzung für optimales persönliches Engagement der Mitglieder. Eine Kooperation von Vorgesetz-

ten und Mitgliedern in der Sache und im Verhalten trägt wesentlich zu einer Optimierung des Erfolgs bei.
▶ Eigenaktivität, Eigeninitiative und Eigenverantwortung der Mitglieder ist die beste Gewähr für eine wirksame Erarbeitung und Erledigung der Probleme.
▶ Die Entwicklung dieser Aktivitäten ist wiederum davon abhängig, welche Möglichkeiten die Mitglieder einer Gruppe besitzen, ihre Bedürfnisse und Interessen zu entfalten und die gestellten Änderungen zu erfüllen.

Kooperative Zusammenarbeit als Aufgabe

In einer auch zweckbestimmten Organisation, wie in einem Betrieb, ist Zusammenarbeit unverzichtbar. Es gibt 2 grundlegende Gruppen von Verhaltensmustern, welche das menschliche Zusammenarbeiten und -leben bestimmen. Sie werden jeweils von 4 konstruktiven Eigenschaften geprägt.

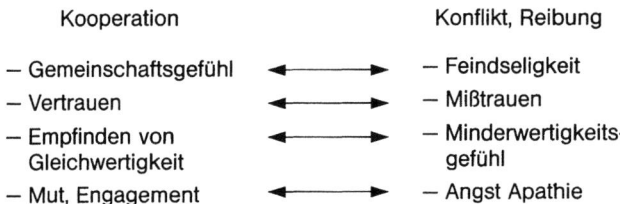

Eine fruchtbare Zusammenarbeit lebt vom entwickelten Wir-Gefühl, lebt vom Vertrauen zueinander, empfindet Gleichwertigkeit und zeigt Engagement und Mut.

Eine solche Zusammenarbeit muß sich entwickeln. Sie ist nicht grundsätzlich vorhanden, selbst wenn die Grundlagen dafür bereits in der Kindheit eines Menschen entwickelt werden. Zusammenarbeit ist immer das Ergebnis von internen und externen Bedingungen.

Zusammenarbeit wird v. a. von folgenden Prinzipien getragen: Partizipation, Kollegialität, Kooperation und letztlich von der Persönlichkeit aller Gruppenmitglieder, von Mitarbeitern und Führungskräften gleichermaßen.

Merke jedoch: Wettbewerb zwischen Gruppen fördert meist den Zusammenhalt innerhalb jeder Gruppe.

Kooperation ist eine besonders wichtige Führungsaufgabe, weil

- viele Menschen aus dem Bedürfnis nach Kontakt zum Roten Kreuz kommen,
- sie dem gesellschaftlich vorrangigen Bedürfnis vieler Menschen nach sozialer Anerkennung und nach Netzwerken entgegenkommt. Kooperation ist damit ein Gegenpol zu Formen des egoistischen Verhaltens,
- sie sich aus der Notwendigkeit einer großen Organisation, wie des DRK (Deutschen Roten Kreuzes) und den modernen Arbeits- und Organisationsstrukturen sowie den modernen Technologien her ergibt.

Zusammenarbeit fördert Miteinander statt Gegeneinander und setzt Kooperation vor Konkurrenz. Das ist besonders für Jüngere ein großer Wert.

Förderung von Beziehungen und Zusammenarbeit als Führungsaufgabe 203

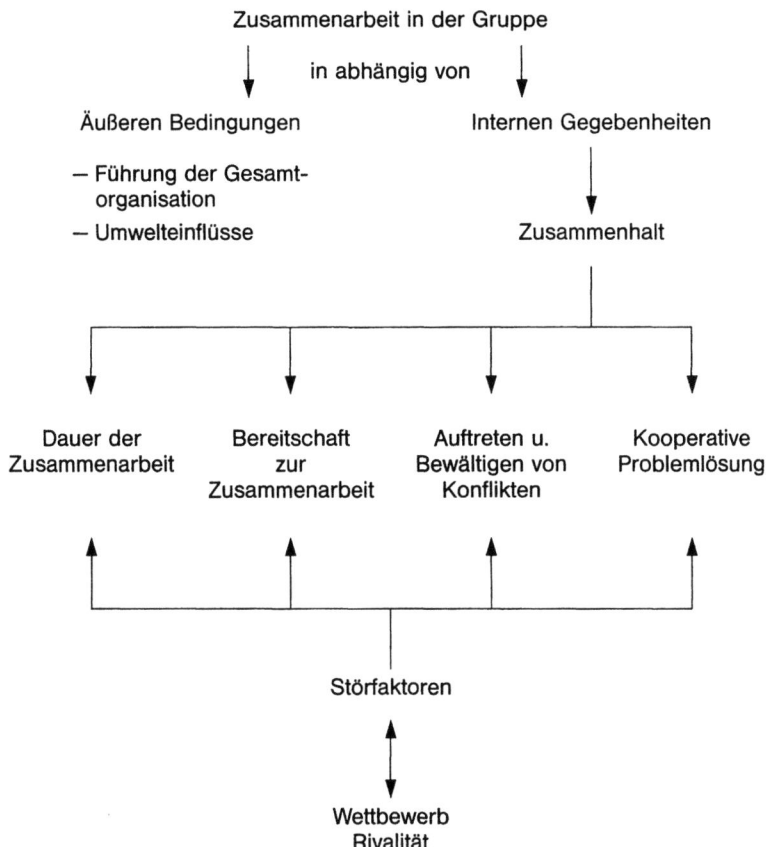

Merke jedoch: Wettbewerb zwischen Gruppen fördert meist den Zusammenhalt innerhalb jeder Gruppe.

Rivalität produziert Selbstsucht und Ich-Bezogenheit. Je mehr Arbeit in einem entspannt-anregenden Arbeitsklima, in dem jeder Mitarbeiter seine eigenen Fähigkeiten erproben und seine Leistungen vergleichen kann, je mehr wird aus Konkurrenz Kooperation, in dem auch die sozialen Bedürfnisse eines jeden Einzelnen gefördert werden.

Wandel in der Zusammenarbeit

von	→ zu
1) Alleinarbeit	Delegation,
2) Arbeitsanweisung	selbständiges Arbeiten im Delegationsbereich,
3) alleinige Informationsbeschaffung und -verarbeitung durch Vorgesetzte	arbeitsteilige Informationsbeschaffung und -verarbeitung,
4) Alleinarbeit	Zusammenarbeit,
5) Alleinentscheidung	kooperative Entscheidungsvorbereitung,
6) Alleinbestimmung	Kollegialprinzip,
7) Informieren über abgeschlossene Entscheidungsprozesse	Einbeziehung von Mitarbeitern in diese Prozesse,
8) Befehlen, Anordnen	Überzeugen.

204 Gestalten und Steuern von sozialen Beziehungen und Prozessen im Einsatz

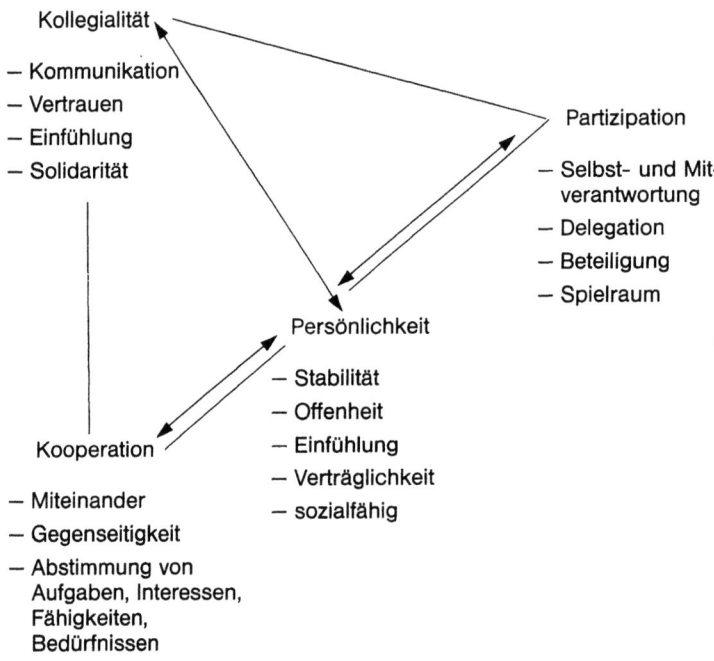

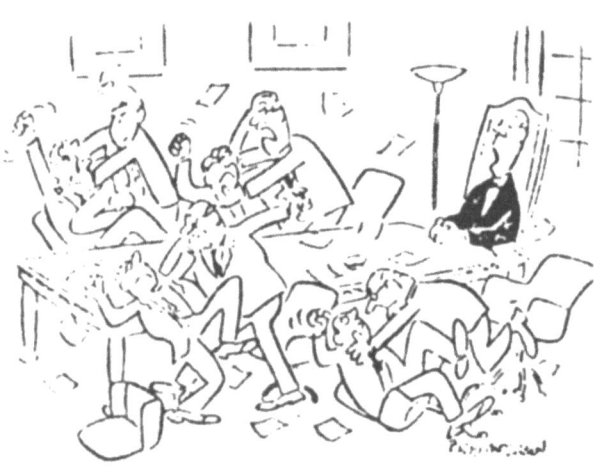

„Wie ich sehe sind die Herren verschiedener Meinung."

Mit verstärkter Kooperation beginnt ein Wandel in der Zusammenarbeit. Jedoch bedarf es noch einer intensiven Förderung dieser kooperativen Zusammenarbeit.

Sie kann v. a. gefördert werden durch:

- Arbeitsbereicherung (Job-enrichment),
- Arbeits- und Aufgabenerweiterung (Job-enlargement),
- Arbeits- und Aufgabenwechsel (Job-rotation),
- Lernortwechsel,
- Informations- und Kommunikationsbereicherung,
- bessere Beziehungsqualitäten,
- Teamarbeit,
- kooperative Planung und Organisation,
- gruppenorientierte gemeinsame Aufgabenstellungen, z. B. Projektarbeit, die individuellen Spielraum gibt und noch notwendigerweise die Einzelarbeiten zu einem Gesamtergebnis abstimmen muß,
- sozialpädagogische Maßnahmen (z. B. gruppendynamische Prozesse),
- gemeinsame Geselligkeit.

Eine kooperative Zusammenarbeit äußert sich nicht nur in einer gemeinsamen Durchführung von Aufgaben, in ausführenden Arbeiten, sondern auch durch die Kooperation im mehr dispositiven Bereich, der lange das Privileg der Leitenden, der Führungskräfte allein war. Eine solche grundsätzliche Trennung von dispositiven und ausführenden Arbeiten verträgt sich jedoch nicht mit kooperativer Führung.

7.2.4 In Zusammenhängen denken und gemeinsam organisieren

Es gehört zu den wichtigsten Aufgaben der Führung, das Gespür für das Ganze zu besitzen, die vielfältigen technisch-organisierten Angelegenheiten, die unterschiedlichen Bedürfnisse, Interessen, den Sozialcharakter der Organisation mit den vielfältigen Aufgaben und den Zielen zu verbinden.

Die Arbeitsteiligkeit in großen Organisationen, die Spezialisierung in der Arbeitswelt, die Unüberschaubarkeit der Informationen, der Meinungen, der Werte, der Theorie hat zu einem verkürzten und einseitigen Denken geführt.

Die Komplexität der Welt, der Großorganisationen und die Unüberschaubarkeit haben eine ausschnittweise Wahrnehmung mit sich gebracht.

- Wir versuchen oft gar nicht mehr, alles das zu verarbeiten, was wir eigentlich aufnehmen sollten.
- Der Überblick über ein Wissensgebiet, über eine Aufgabenstellung, über unsere Welt geht verloren.
- Wir interessieren uns nur für bestimmte Dinge, alles andere lassen wir beiseite. Wir betrachten eine Aufgabe, ein Problem nur unter einem bestimmten Aspekt, z. B. aus der Sicht der eigenen Interessen, der eigenen Gruppe, der eigenen Fachrichtung (Horizontverengung).
- Die Wirkungen des Handelns werden oft nicht bedacht (z. B. bei Umweltverschmutzung).
- Gruppenegoismus und Interessenvielfalt dominieren.

Vester (1980, S. 25) nennt 6 „Strategiefehler" im Umgang mit komplexen Systemen:

1. **Fehler:** Mangelnde Zielerkennung.
   Wir suchen, bis ein Mißstand gefunden wird. Wenn dieser beseitigt ist, wird der nächste gesucht (Reparaturdienstverhalten).
   Planung und Führung geschieht z. B. ohne große Linie (Durchwursteln).
2. **Fehler:** Man beschränkt sich auf Ausschnitte der Gesamtsituation.
   Große Datenmengen sind vorhanden, die Beziehungen werden jedoch kaum aufgezeigt. Wir sehen „vor lauter Bäumen keinen Wald". Die Ordnung und die Dynamik des Systems, der Sinn, die Einsicht fehlen.
3. **Fehler:** Einseitige Schwerpunktbildung.
   Man versteift sich auf einen Schwerpunkt, einen Betrachteraspekt. Dabei bleiben die Konsequenzen in anderen Bereichen unbeachtet.
4. **Fehler:** Unbeachtete Nebenwirkungen.
   Durch eindimensionales, lineares Denken ohne Verzweigungen, ohne Vernetzungen werden Folgen, Nebenwirkungen nicht analysiert (z. B. in der Medizin).
5. **Fehler:** Tendenz zur Übersteuerung.
   Durch die Einseitigkeit des Denkens und Handelns wird „überreizt", überspitzt formuliert, werden Maximalforderungen erhoben.
6. **Fehler:** Tendenz zu autoritärem Verhalten.
   Die Macht, ein System verändern zu dürfen, anweisen zu können, der Glaube, man habe im Gegensatz zu anderen – mehr Abhängigen, Ohnmächtigen – den Durchblick, führt zum Diktatorenverhalten.

Was wir in Anbetracht dieser Situation brauchen ist:

- ein Denken in Zusammenhängen,
- ein vernetztes Denken,
- eine mehr ganzheitliche Betrachtungsweise der Wirklichkeit,
- das Aufzeigen von:
  - Querverbindungen,
  - wechselseitigen Abhängigkeiten zwischen den vielen verschiedenen Vorstellungen, Aspekten, Gruppen, Interessen,
- eine Philosophie des „Sowohl-als-Auch" (Antinomiedenken), z. B. durch Verknüpfungen:
  - Personen- und aufgabenorientiert,
  - kooperativ und wettbewerbsorientiert,
  - Ich-Bezogenheit und sozialorientiert,
  - rational und intuitiv,
  - Synthese und Analyse,
  - Wissen und Weisheit.

Eine solche Denkweise führt:

- zum Verknüpfen von unterschiedlichen Aussagen, Wegen, Interessen und Erfordernissen,
- zu Zusammenarbeit und Beziehungen auf verschiedenen Ebenen.

Koordinierung

Die großen Organisationen mit ihrer „aufgeteilten Arbeit" machen ein großes Maß an Abstimmung und Koordination notwendig. Daran fehlt es aber oft in der Praxis, „die rechte Hand weiß nicht, was die linke tut". Es kommt zu Spannungen zwischen Gruppen bzw. zwischen einzelnen Mitarbeitern und der Gruppe, weil die Arbeit nicht rechtzeitig und ausreichend koordiniert ist und man über Aktivitäten des anderen, anderer Gruppen und Fachbereiche nicht informiert ist. Das schadet dem gemeinsamen Ziel und ist die Erklärung dafür, daß die eine Gruppe oder Person die Arbeit der anderen blockiert. Die Zusammenschau, der Überblick, die Koordination fehlen bei dem hohen Maß an Arbeitsteilung und Funktionalisierung.

Projektorganisation

Die Bewältigung fachbereichsübergreifender Koordinationsprobleme kann in Projektgruppen erfolgen, insbesondere dann, wenn die Aufgaben nur vorübergehend aktuell sind bzw. in einem zeitlichen Rahmen gelöst werden müssen. Die Projektgruppe setzt sich in der Regel aus den Spezialisten verschiedener Aufgaben- und Funktionsbereiche zusammen. Sie besteht nur solange, bis das Problem gelöst, z. B. die Aktion geplant und das Planungsziel erreicht ist.

Gestaltung von „Ethik und Kultur" als Führungsaufgabe

Die Entwicklung und Vertiefung von Ethik und Kultur im zwischenmenschlichen Zusammenleben und in den Arbeitsbedingungen gehört zu den wichtigsten Zukunftsaufgaben einer Führungskraft. Neben den sachlich nüchternen und greifbaren Aspekten einer Organisation, hat sie auch die übergreifenden Ziele, die Sinngebung für den Mitarbeiter, den Dienst am Hilfebedürftigen in das Wertsystem zu integrieren. Führung bedeutet, einen solchen geistigen Zusammenhang zu schaffen. Vermittlung von Verständnis, Bewußtseinsbildung, Legitimierung neuer Standpunkte, Überwindung von Widerständen, Stiftung von Sinn.

Die Rolle der Führungskraft ist dann die eines Integrierenden, eines Dirigenten, der dem Orchester harmonische Melodien entlockt. Gerade die erfolgreichen Unternehmen zeichnen sich nach einer amerikanischen Untersuchung durch ausgeprägte Firmen- bzw. Organisationskulturen aus. Diese gilt es auch für den Rettungsdienst aufzubauen.

7.2.5 Gesprächsformen und -stile

Die sozialen Beziehungen zwischen der Führungskraft und den Mitarbeitern, aber auch zwischen den Mitarbeitern, werden wesentlich durch die Gesprächsform und den Stil des Gespräches geprägt. Je nach Situation bzw. Gesprächsanlaß lassen sich unterschiedliche Gesprächsformen unterscheiden, so z. B. das

- Informationsgespräch,

- Motivationsgespräch,
- Kritikgespräch,
- Konfliktschlichtungsgespräch

Solche und andere Führungsgespräche (s. Abbildung) werden neben dem sachlichen Anlaß auch vom Führungsstil des Gesprächsführers bestimmt. So kann ein

- Vorgesetzter A den Mitarbeiter unter Druck setzen (Verhör- und Druckgespräch),
- Vorgesetzer B auf den Mitarbeiter einreden (direktives Gespräch),
- Vorgesetzter C ein kooperatives Gespräch führen (kooperatives Gespräch).

Diese Gesprächsformen und -stile können wie folgt gegliedert werden bzw. ablaufen.

1 Informationsgespräch

1.1 Was ist ein Informationsgespräch?

Das Informationsgespräch ist auf ein Thema zielgerichtet. Der Informierende teilt Weisungen, Ansichten, Fakten, Gesetzeslage und anderes mit. Er sollte das so tun, daß die Informationsnehmer Nutzen daraus ziehen können. Es kann auch vorkommen, daß ein solches Info-Gespräch dem Informationsgeber Nutzen bringt. Die Informationen sollten sachbezogen, didaktisch und methodisch gut aufbereitet und überzeugend dargebracht werden.

1.2 Ablaufmodell eines Informationsgespräches

1. Anwärmphase
   Der Informationsgeber bemüht sich zuerst um eine freundliche Gesprächsatmosphäre und um die Herstellung eines persönlichen Kontaktes.
2. Interessenweckung für die Information
   Selbst wenn schon Interesse an der Information besteht, sollte der Informierende motivieren, indem er die Bedeutung der nachfolgenden Infos herausstellt.
3. Übermittlung der Informationen
   Die Informationen sollten nach didaktisch-methodischen Gesichtspunkten geordnet sein, z. B. gut gegliedert, verständlich, klar. Sie sollten dem Verständnis des Teilnehmer entsprechend aufbereitet, nicht zu kurz und nicht zu weitschweifend, mehr konkret als abstrakt sein.
4. Möglichkeit zur Rückfrage
   Nach dieser Information „als Block" sollten jetzt die Teilnehmer Möglichkeiten zum Fragen erhalten, um Klarheit zu bekommen und Mißverständnisse zu vermeiden.
5. Praktische Konsequenzen aus der Information
   Es sollen jetzt gemeinsam erste Schritte, praktische Konsequenzen, Folgen für die Praxisgestaltung abgeleitet und ggf. Aufgaben („Hausaufgaben") verteilt werden.

2 Das Motivationsgespräch

Motivation ist eine wesentliche Führungsaufgabe, auch im Gespräch. Während bei den meisten Gesprächen die Motivation mehr oder weniger vorausgesetzt oder nicht erwünscht wird, ist sie hier der einzige Zweck. Die Ursachen für eine fehlende Motivation können sehr verschieden sein.

Eine fehlende Motivation zur Teilnahme an einer Fortbildung kann folgende Gründe haben: Der Mitarbeiter

- sieht die Fortbildung als unangebracht an (Vorgesetzter: "Sie haben es mal wieder nötig");
- glaubt alles zu können;
- hat Angst, nicht mitzukommen, sich zu blamieren, überfordert zu werden;
- fühlt sich praktisch gut, theoretisch jedoch nicht;
- hat lieber Freizeit;
- glaubt, keine Zeit zu haben.

Es ist deshalb eine wichtige und zugleich schwierige Aufgabe des Vorgesetzten, die echten Gründe für die fehlende Motivation und die vorhandenen Einstellungen und Begründungen herauszufinden.

Das Verhalten des Vorgestzten im Gespräch richtet sich dann auf die persönlichen Gründe für die fehlende Motivation, auf

- die sachbezogene Motivation,
- eine Verhaltensänderung,
- das Schalten von Anreizen,
- eine Ermutigung des ängstlichen Mitarbeiters,
- das Aufzeigen von Grenzen und Leistungsdefiziten.

Das Gespräch sollte selbstverständlich persönlich geführt werden. Manches Gespräch könnte sich der Vorgesetzte sparen, wenn schon die Einladung zur Fortbildungsveranstaltung motivierend formuliert wäre.

2.1 Ablaufmodell eines Motivationsgespräches

1. Kontakt- und Anwärmphase
2. Erfragen von Einstellungen, Motivationen und Begründungen
   Die Führungskraft (Vorgesetzter) versucht herauszufinden, warum das erwünschte Verhalten nicht vorhanden ist. Ohne Widerspruch und sichtbare Verärgerung sollten Einstellungen, Gewohnheiten, Ursachen für eine fehlende Motivation erfragt werden.
3. Zusammentragen von Widersprüchen
   Alle Fakten und Verhaltensweisen, die in Widerspruch zu den gegebenen Einstellungen und Begründungen stehen, sollten zusammengetragen werden, damit Widersprüche (kognitive Dissonanz) deutlich werden. Der Vorgesetzte sollte dabei geduldig sein und nicht zu stark auf Umdenken drängen. Eine Zugmotivation, d. h. für den Motivationsgegenstand begeistern und überzeugen, wäre viel besser als eine Druckmotivation oder gar eine „Zwangsverpflichtung".

4. Hilfen und Anreize zum Umdenken geben
   Der Vorgesetzte sollte die Vorteile eines neuen Verhaltens für den Mitarbeiter verdeutlichen. Es muß sich für ihn „lohnen", sich zu ändern. Dabei kann der Vorgesetzte Hilfen anbieten und Katalysator sein, ohne zu bevormunden.
5. Hilfen zur Festigung eines neuen Verhaltens, einer neuen Motivation geben
   Angebote zum Einüben des neuen Verhaltens, z. B. öfter das Neue tun, mehr Fortbildung, damit sich Lernfähigkeit und neues Verhalten festigen.
6. Kontaktförderung
   Angebot für begleitende Hilfen, gute Zusammenarbeit und Schaffung einer freundlichen Abschlußatmosphäre.

3 Das Kritikgespräch mit der Einleitung bzw. Verhängung einer Disziplinarmaßnahme

Aus diesem Gespräch ergeben sich – wie beim Einstellungs- und Versetzungsgespräch – juristische Auswirkungen. Wegen der Tragweite der Entscheidung sollte der Vorgesetzte dieses Gespräch nur in Abstimmung mit anderen Stellen vornehmen.

Zwei Arten von Disziplinarmaßnahmen
Bei beiden hat der Betriebsrat unterschiedliche Beteiligungsrechte.

1. Schwerwiegender Verstoß des Mitarbeiters gegen seine arbeitsvertraglichen Pflichten. Davon muß der Betriebsrat nur informiert werden.
2. Schwerwiegender Verstoß des Mitarbeiters gegen die Betriebsordnung. In diesem Fall muß der Betriebsrat zustimmen. Bei der Abmahnung wegen der Veletzung der arbeitsvertraglichen Pflichten sollte der Vorgesetzte einen Zeugen hinzuziehen, z. B. ein Mitglied des Betriebsrates.

Ziel des Gesprächs
ist es, den Mitarbeiter nachhaltig vor den negativen Auswirkungen eines weiteren Verstoßes zu warnen. Dies ist die schwierigste Form eines Kritikgespräches.

Sachliche Vorbereitung
Die Begründung für die Abmahnung sollte hieb- und stichfest sein. Man muß als Vorgesetzter auf jede Begründung verzichten, die nicht handfest abgesichert ist.

Persönliche Vorbereitung
Eventuelle negative Emotionen sollten im Gespräch zurückgestellt werden.

3.1 Ablaufmodelle eines Kritikgesprächs mit der Einleitung
    bzw. Verhängung einer Disziplinarmaßnahme

1. Begrüßung
   Der Mitarbeiter sollte wissen, daß es sich hierbei um ein entscheidendes Gespräch handelt.

2. Angabe des Gesprächsanlasses
3. Klärung des Sachverhaltes durch den Vorgesetzten
   Er erklärt, z.B. warum ein kranker Mitarbeiter sich rechtzeitig im Betrieb abmelden muß, und daß dies bisher schon 3mal nicht geschehen ist.
4. Verkündigung der Entscheidung durch den Vorgesetzten
5. Gegenstellungnahme des Mitarbeiters
6. Kurzer Austausch von Argumenten
   Der Vorgesetzte erläutert die Bedeutung der Abmahnung und die Chancen, die der Mitarbeiter noch hat (bis zur Kündigung).
7. Verabschiedung

4 Konfliktschlichtungsgespräch

Im Konfliktlösungsgespräch sehen die Konfliktparteien eine Tatsache, ein Problem oder einen Zustand verschieden, so daß es schwierig sein wird, Gemeinsamkeiten oder eine von beiden Seiten zutragende Lösung zu finden. Deshalb sollte der Konfliktschlichter so lange nach Lösungen suchen, bis eine akzeptable gefunden wird. Notfalls kann er von seinem Weisungsrecht Gebrauch machen. Dadurch wird er möglicherweise nicht allen Interessen gerecht. Wichtig ist, daß nicht vorschnell eine Lösung durchgesetzt wird. Falls es sich um ein persönliches Problem zwischen den Beteiligten handelt und die Beteiligten ihre Emotionen nicht steuern können oder sich nicht beherrschen, sollte der Vorgesetzte von dem Konfliktschlichtungsgespräch noch Einzelgespräche mit den Beteiligten führen. Ansonsten empfiehlt sich gleich das germeinsame Konfliktlösungsgespräch. Während des Gesprächs sollte sich der Vorgesetzte als Schlichter nicht eindeutig auf eine Seite stellen, auch wenn dies aus juristischen und sachlichen Gründen vertretbar wäre.

4.1 Ablaufmodell eine Konfliktschlichtung

1. Kontakt- und Anwärmphase
2. Ursachenergründung
   Wie sieht der Verlauf des Konfliktes aus der Sicht beider Parteien aus? Warum kam es nach Meinung beider zum Konflikt?
3. Abwägen der Vor- und Nachteile des Konfliktes
   (für jeden einzelnen, für beide, für den Betrieb)
4. Suche nach Lösungswegen
   Der Vorgesetzte sollte mehrere realistische Lösungsvorschläge für sich erarbeiten, sie jedoch nicht vortragen. Statt dessen kann er unmerklich versuchen, die miteinander in Konflikt Stehenden in diese Richtung zu lenken. Die beiden Parteien sollten die Lösung selbst finden bzw. diesen Eindurck haben. Die Lösung sollte auch von beiden analysiert und bewertet werden.
5. Fixierung der Lösung
   Das Ergebnis sollte sprachlich eindeutig festgehalten werden.

6. Ergebniskontrolle
   Der Vorgesetzte sollte klar zum Ausdruck bringen, daß er die gefundene Lösung im Ergebnis kontrolliert, um zu verhindern, daß versucht wird, die Schlichtung auszuhöhlen
7. Kontaktförderung
   Zum Abschluß sollte man sich um eine freundliche Atmosphäre bemühen und den Willen zur kollegialen Zusammenarbeit bekräftigen.

Führungsgespräche

können ablaufen

- Der Vorgesetzte lenkt und beherrscht das Gespräch
- Der Mitarbeiter wird mit seinen Belangen, Wünschen und Vorstellungen beteiligt

Daraus ergeben sich 3 Gesprächsstile:

- Das Verhör- und Druckgespräch
- Das direktive Gespräch
- Das kooperative (nichtdirektive) Gespräch

Das Verhör - bzw. Druckgespräch

Der Partner wird unter Druck oder Spannung gesetzt, weil der Gesprächsführer

- seine große Sachkompetenz herausstreicht,

- dem Gesprächspartner mangelndes Fachwissen, fehlerhafte Durchführung der gestellten Aufgaben, bzw. Inkompetenz vorhält,

- die Gesprächszeit beschränkt.

Spannung erzeugt Druck

- durch verhörende, suggestive Fragen,

- durch In-die-Enge-Treiben des Partners,

- durch häufiges Unterbrechen des Partners,

- durch „Vereisen" der Gesprächsatmosphäre.

Das direktive Gespräch

Situationen:
- Es wird auf den Mitarbeiter eingeredet,
- angeordnet, befohlen,
- Weisung erteilt,
- Der Mitarbeiter soll etwas tun, aber nicht überzeugt werden.

Steuerung des Gespräch allein durch „Führer",
- wenn es schnell gehen muß,
- aufgrund von Hektik, Zeitmangel,
- Notfallsituationen.

Autoritäres Verhalten dominiert.

Vorteile	Nachteile
Zeitgewinn	- Wissen und Können wird nicht ausgeschöpft, - Initiative erlahmt langfristig, - keine Motivation zu zusätzlichen Leistungen, zu freudvoller Arbeit.

In der Regel: überzeugen statt bloß informieren.

Förderung von Beziehungen und Zusammenarbeit als Führungsaufgabe 215

Das kooperative Gespräch

Ziel:
- überzeugen statt bloß informieren,
- gegenseitiges Vertrauen schaffen,
- Probleme gemeinsam lösen.

Daher müssen beide Partner Initiative im Gespräch ergreifen

Das erfordert vom Vorgesetzten:
- Zuhören und reden,
- ausreden lassen,
- sachliche Atmosphäre schaffen,
- Gefühle im „Griff" haben,
- nicht hierarchische Position betonen,
- Ratschläge und Ermahnungen zurückhalten,
- gemeinsam denkbare Lösungen suchen.

Vorgesetzter
- geht auf Wünsche, Probleme, Ansichten des Mitarbeiters ein,
- möchte Hintergründe, Ursachen, Motive erfahren,
- hört aktiv zu

statt zu kritisieren, zu bewerten, Lösungen zu verlangen.

Verhaltensweisen im kooperativen Gespräch

1. Aktives Zuhören (Echoantwort)
   Wiederholung des vorausgegangenen Sachverhalts oder der Gefühlsaussage:
   – „Sie finden also, daß..."
   – „Sie sind also der Meinung, daß..."
2. Verstärkende Äußerungen
   „Aha, hm, so, ach, ja"
3. Aufmunternde Impulse
   – „Das ist ja interessant..."
   – „Das ist mir neu..."
4. Fördernde Körperhaltungen
   – Beinkontakt,
   – Kopf nicken,
   – Hände öffnen,
   – aufmerksame Sitzhaltung.

216 Gestalten und Steuern von sozialen Beziehungen und Prozessen im Einsatz

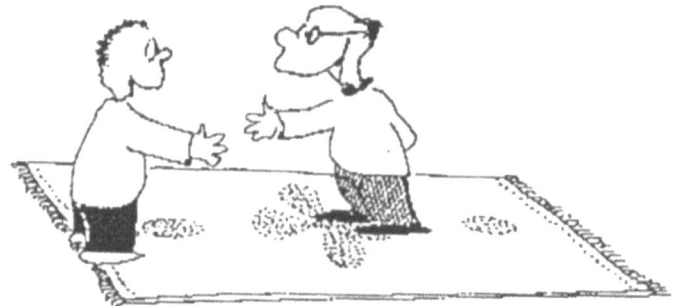

8 Die neue Führungspersönlichkeit im Rettungsdienst

Überdenken wir die bisherigen Überlegungen und konzentrieren sie auf die Führungspersönlichkeit im Rettungsdienst, auf Geschäftsführer, Leitstellen-, Rettungswachen-, Fahrdienst- und Einsatzführungskräfte, so ergeben sich dabei folgende Veränderungen.

8.1 Herausforderungen für die Führungspersönlichkeit

Unsere Welt befindet sich immer mehr im Fluß. Neue Technologien, neue Aufgaben, Ziele, Wertvorstellungen machen das bestehende Gefüge unsicher und veränderungsbedürftig. Darin liegen Chancen, Gefährdungen und Herausforderungen für die Führung.

Neben die bisherigen Führungsaufgaben kommen andere hinzu. Es standen bisher die Sachgestaltungsaufgaben, die Optimierung der ökonomisch-technischen Zusammenhänge, das mechanistische Denken und die organisatorische Starrheit im Vordergrund („das haben wir immer schon so gemacht"). Die Aufgabe der Führungskraft war also das Verwalten. Stand früher das Machen und Erzwingen im Vordergrund, so kommen heute verstärkt die „Softaufgaben", die Fließgestaltung, die Artikulierung und Kultivierung des geistigen Felds, Innovation, das Führen durch neue Ideen, durch Beweglichkeit und Fingerspitzengefühl hinzu.

Für die Führung weitet sich die „box of instruments" erheblich aus. Neben die rationalen Planungs- und Organisationsstrategie treten verstärkt und ergänzend die Methoden zur Führung im Nichttaktischen, zur Steuerung des persönlichen, sozialen, kulturellen und gesellschaftlichen Aufgabenbereichs hinzu (geistige Führung).

Führung wird verstärkt Menschenführung und Sozialengagement. Die Führungskraft von morgen kann mit bloßem Blick auf Effizienz und Zweckgestaltung kaum noch etwas erreichen. Immer wichtiger wird die Frage nach dem Warum (Akzeptanzführung), nach den sozialen, persönlichen und gesellschaftlichen Bedingungen. Die Führungskraft von morgen muß lernen

- einerseits – wie bisher – perfekte Einsatzgestaltung und präzise Sachbewältigung, Verwaltungs-, Finanz- und Kostenprobleme in den Griff zu bekommen und
- andererseits lernen, geistig und sozial zu führen, Sinn zu stiften und zu vermitteln, Mitarbeiter und gesellschaftliche Kräfte mit einzubeziehen, damit wirkungsvoll umzugehen, triale Beziehungen zu pflegen, ein Klima der Energie- und Ideenentfaltung zu schaffen (dynamische Führung).

Neben die Routine- und Fachkompetenz tritt Fingerspitzengefühl, Einfühlungsvermögen und soziale Kompetenz.

8.2 Das neue Aufgabenprofil

Gerken leitet daraus folgende neue Aufgaben für die Führungskräfte ab (1986, S. 55):

1) Die neue Führungskraft setzt voll auf die Emanzipation ihrer Mitarbeiter. „Im alten Management waren Anordnung und Detailanweisungen nötig und wichtig, weil eine direkte lineare Prozeßsteuerung von oben erfolgte. Beim neuen Management leistet das Topmanagement hauptsächlich die Vitalisierungsarbeit für die Regeln zum Selbermachen (jeder ist in seinem Rahmen ein Topmanager). Je mehr Emanzipation, um so mehr geistige und Aufgabenvernetzung, um so mehr Verantwortungsbewußtsein ist notwendig."

Weiterbildung und Verhaltenstraining werden als Führungsaufgabe aufgrund solcher emanzipatorischer Zielsetzungen wichtiger (personale Dimension der Führung).

2) Die neue Führungskraft setzt auf eine fließende Ordnung, auf prozessuale Planung und Organisation. Das bedeutet eine völlige Umorientierung:
- Vom totalen Vorgabedenken, vom konstruierten und festgeplanten Ordnungsschema, von der festgelegten Organisation, der bis ins kleinste beschriebenen Aufgabe
- hin zum vereinbarten Rahmenkonzept mit weiteren situativen Gestaltungsmöglichkeiten, auch mit Trial-and-error-Möglichkeiten und Lernchancen mit dem Ziel, ein Fließgleichgewicht zu erreichen, möglichst viele Beteiligte und Betroffene auf dem Weg zum Ziel einzubeziehen, eventuelle Kurskorrekturen zu ermöglichen (Pilotgedanke) und eine innere Akzeptanz und Identifikation zu erreichen.

Führung hat dann die Aufgabe, Ordnungsschemata, Regeln und Ethos für die Selbstorganisation zu pflegen, zu kultivieren (Kultur des Indirekten). Es wird also nicht die Ordnung, die Organisation, die konkrete Aufgabe vorgegeben, sondern ein Energiefeld gefördert und das Ziel, die Kraft, die Fähigkeit, das Ethos, zur Selbstorganisation delegiert und Koevolution angestrebt (Interaktionsdimension der Führung).

3) Die neue Führungskraft verlagert ihr Aufgabengebiet von der Sachebene zunehmend auf die Metaebene. Sie konzentriert sich verstärkt auf die Organisation geistiger und indirekter Aufgaben. Sie wird Prozeßsteurer, „change agent", Problemlöser. Sie wird Probleme, Konflikte, Ungewißheiten, Unsicherheiten als Dauergegebenheit, als Daueraufgabe akzeptieren müssen. Dazu braucht sie eine positive innere Einstellung, z. B. ein neues Konfliktbewußtsein. Konflikt muß als Alltagserscheinung, als Chance zur Veränderung begriffen werden, nicht als vermeidbar und destruktiv.

Das bringt neue zeitliche und nervliche Belastungen mit sich und macht neue Formen der Entspannung und andere geistige Fähigkeiten (Umschaltfähigkeit, Beweglichkeit, Offenheit u. a.) notwendig (Sachgestaltungsaufgabe der Führung).

4) Die neue Führungskraft ergänzt ihre Innenaufgaben zunehmend durch Umfeldaufgaben und ändert damit ihre Aufgaben von den Zielen. Immer wichtiger werden Ziele mit Brückenfunktion, transformative Ziele. Sie beziehen sich nicht mehr nur auf die Prozeßsteuerung, sondern mehr auf die Interaktion und Verträglichkeit der Innen- und Umfeldsysteme. Es wird immer wichtiger, eine Harmonisierung, Abstimmung und Vernetzung von Innen- und Außeneinflüssen notwendig. Führung wird verstärkt umfeldorientiert (privates Umfeld der Mitarbeiter, gesellschaftliche Werte, Einflüsse).

Führung will eine stabile, tragfähige und glaubwürdige Brücke zwischen den Binnenaufgaben und der Gesellschaft herstellen.
- Ziele mit Handlungsspielraum, um die unterschiedlichen Zielvorstellungen von Beteiligten und Betroffenen integrieren zu können.
- Emotionale Ziele, die das Wollen organisieren und Energiefelder entwickeln.
- Ziele, die eine Werte- und Verträglichkeitsbrücke zwischen Gesellschaft, Mitarbeiter und eigener Organisation ermöglichen.

Ziele des eigenen Unternehmens dürfen also das private Umfeld der Mitarbeiter und die Gesellschaft in Zukunft nicht mehr ausschließen. Gesellschaftliche und persönliche Nöte, Sorgen, Werte gehören zum Zielbereich der Führung (Umfelddimension der Führung).

8.3 Die zentralen Personal-/Menschenführungsstrategien

Aus diesen Überlegungen heraus ergeben sich für die neue Führungskraft neue Qualifikationen bzw. Strategien, um die zunehmenden geistigen, emotionalen, sozialen, kreativen und gesellschaftsorientierten Aufgaben der Menschenführung bewältigen zu können.

1) Kulturstrategie
Die Führungskraft läßt sich vergleichen mit einem Gärtner, der mit seinem Kultivator den Boden lockert, Pflanzen gießt und besorgt darüber wacht, daß keine Schädlinge kommen und alle Pflanzen gut gedeihen. Durch eine solche Kulturaufgabe sollen Energiefelder, welche die Selbstmotivation, das Engagement und die Selbstorganisation verstärken, gefördert und Bewußtsein gebildet werden. Durch ein geistig anregendes und sozialglaubwürdiges Klima des Vertrauens sollen Kohärenzen im Wollen, Solidarität und Ethos wachsen. Zentrale Aufgabe der Führungskraft ist dabei Sinn zu stiften und zu vermitteln sowie Ethos und Verantwortung, Unternehmenskultur zu fördern. Gerken (1986, S. 412) formuliert diesen Auftrag der Führung:

„Sogar für das unmittelbare Wohl unserer eigenen Generation wird es jetzt wichtig, daß neue langfristige, gottähnlichere Leitvorstellungen - die einen langen Fortbestand und eine Steigerung der Lebensqualität zu garantieren vermögen - in allernächster Zukunft geschaffen werden, falls die Menschheit wieder mit einem Gefühl von Hoffnung, Ziel und höherem Sinn leben will."

2) Katalysatorstrategie
Die Führungskraft gilt als Katalysator, der Prozesse, z. B. Lernprozesse beschleunigt und dabei davon ausgeht, daß er nur indirekt daran beteiligt ist, also

von außen, als Beschleuniger, Motivator, Anreger, Förderer. Lernen vollzieht sich nur im Lernenden selbst. Der Moderator, der Lehrende kann nur optimale Bedingungen schaffen und anregen. Er ist Lokomotive, Animateur, Ideenproduzent.

3) Mimesestrategie

Die Führungskraft braucht eine Mimesefähigkeit, d. h. sich einzufühlen, die Gruppe zusammenzuhalten, alles zusammenzufassen. Sie spielt sich nicht in den Vordergrund, braucht ein Bewußtsein, welches es ihr möglich macht, ihr Handeln immer mit anderen Handlungen, Personen, Zielen, Reaktionen zu vernetzen. Mimesis bedeutet Verschmelzung, einfühlen. Eine solche Strategie ist die Voraussetzung für Zusammenarbeit und Koevolution.

4) Transformationsstrategie

Die Führungskraft ist Transformator, d. h. Prozeßbegleiter und -steuerer, Vermittler, Übermittler und Übersetzer von Informationen und Wissen, Geburtshelfer bei Lernproblemen und wenn der Gruppenprozeß stockt.

Als Führungskraft braucht man in Zukunft eine koevolutionäre Mentalität. Das Prozessuale und die Zusammenarbeit, die partizipative Arbeit, d. h. die Einbeziehung von Betroffenen, Mitarbeitern, Interessierten in den Prozeßverlauf wird wichtiger. Prozessuales Handeln wird zur Alltagsaufgabe, denn „es gibt keine endgültige Beherrschbarkeit, keine absolute Optimalität, sondern alles fließt... Der Manager von morgen muß lernen, mit Widersprüchen und geistigen Quantensprüngen natürlich umzugehen" (Gerken 1986, S. 421). Das setzt bei Führungskräften Offenheit, ein sich Einlassen in das Fließen voraus. Die Transformationsfähigkeit ist keine linear-rationale, sondern eine persönlich-psychologisch-geistige Fähigkeit, die auf einer eigenen Persönlichkeitsstabilität, auf Vertrauen, Konflikt-, Vielfalt- und Turbulenzakzeptanz beruht. Das Fehlen von solchen Grunddispositionen führt in der Praxis oft zu einem „Blockademanagement". Vieles wird aus persönlich-geistigen Gründen blockiert. Bürokratisches Denken verhindert jede Entwicklung.

5) Mutationsstrategie

Die Führungskraft ist Mutator einzelner Mitarbeiter. Sie ist Förderer menschlicher Entwicklung von Mutationsprozessen. Sie geht auf die persönliche Situation und die Persönlichkeit des einzelnen ein, fördert sie, regt die Entfaltung und Selbstverwirklichung, die Entwicklung an (individuelle Führung).

6) Triagestrategie

Die Führungskraft braucht in Anbetracht der Vielfalt, Komplexität und Turbulenz v. a. Überblick, eine Vogelflugperspektive, die Fähigkeit zur Triage. Als Triageexperte durchschaut er die Zusammenhänge, überblickt das Geschehen, diagnostiziert, setzt Prioritäten, sondert weniger Wichtiges aus, koordiniert, fördert Kooperation, plant und organisiert (dispositive Führung).

7) Integrationsstrategie

Vernetzung, ein Verbund von Vielfalt, Management der Vielfalt bzw. Strategien, die die Integration unabhängiger Mitarbeiter ermöglichen, werden notwendig:
- soziale Integration: Kohärenz,
- holistische Integration: ich - wir - Sache - Balance,
- geistige Integration: gemeinsame Kultur.

Um trotz Vielfalt eine pluralistische Einheit, eine geistige Solidarität, ein Zusammengehörigkeitsgefühl mit Geborgenheit zu schaffen, braucht die Führungskraft integrierende Fähigkeiten, eine hohe Qualifikation für das Umgehen mit Wort- und Bildqualitäten, eine hohe Glaubwürdigkeit, die Fähigkeit zu vertrauensbildenden Maßnahmen und zur Friedensbildung.

8) Zukunftsstrategien
In Zeiten des Übergangs, des Wandels braucht eine Führungskraft den Blick nach vorne, in die Zukunft. Die Zukunft ist nichts Passives, nichts Unwiderstehliches, was auf uns zukommt, sondern eine Option für die Gestaltung, eine Chance für Veränderung. Aufgabe der Führungskraft ist es, Zukunft durch Visionen, durch Geist, durch Vorausdenken, durch Hineingeben in neue Aufgabenbereiche zu wagen. Mut, Aufgeschlossenheit, Zuversicht und Hoffnung sind notwendige Persönlichkeitseigenschaften der neuen Führungskräfte. Nur so läßt sich Führung als ein Instrument der Transformation zum Positiven verstehen (zukunftsorientiertes Führen).

Die neue Führungskraft ist ein fachkundiger Prozeßgestalter und Menschenführer. Sie versteht sich v. a. auf das „Wie" der Kommunikation zwischen Menschen, auf das Aufzeigen von Wegen, das Anwenden von Methoden, das Anregen von Sachgesprächen, das Zusammenfassen von Ergebnissen und das Vermitteln von Sinn und Anregungen.

Literatur

Ammelburg G (1985) Die Unternehmenszukunft. Haufe, Freiburg
Bayerisches Staatsministerium für Arbeit und Sozialordnung (Hrsg) (1982) Betriebsklima heute. Institut für Psychologie, Universität München
Bayerisches Staatsministerium für Arbeit und Sozialordnung (Hrsg) (1984) Bulletin. München
Bellak L (1981) Was zuviel ist . . . ist zuviel. Econ, Düsseldorf
Carnegie D (1938) Wie man Freunde gewinnt. Scherz, München
Decker F (1995) Grundlagen und neue Ansätze in der Weiterbildung, 2. Aufl. Hanser, München
Decker F (1985) Aus- und Weiterbildung am Arbeitsplatz. Neue Ansätze und erprobte berufspädagogische Programme. Lexika, München
Decker F (1995) Teamworking. Lexika, München
Derschka P (1986) Interessen und Initiativen. Management-Wissen 6:5
Deutsches Rotes Kreuz (1981) UnterFührer-Ausbildung Block II, Leitfaden für Lehrkräfte. DRK, Bonn
Dichter E (1984) So führen Manager ihr Unternehmen zu Spitzenleistungen. „moderne industrie", Landsberg
Diebold J (1986) Die Zukunft machen. Econ, Düsseldorf
Ende M (1973) Momo. Thienemann, Stuttgart
Festinger L (1957) Theorie der kognitiven Dissonanz. Huber, Bern
Führungs-Akademie der Bundeswehr (Abt. Meer) (o. J.) Arbeitsunterlage Nr. 7, Gefechtsbefehl. Fürth
Gerken G (1986) Der neue Manager. Haufe, Freiburg
Glatzer W, Zapf M (1984) Lebensqualität in der Bundesrepublik. Campus, Frankfurt am Main
Gordon T (1972) Familienkonferenz. Hoffmann & Campe, Hamburg
Günther J (1984) Quo vadis. Industriegesellschaft. Sauer, Heidelberg
Hamburger Abendblatt (1979) Informationsblätter für Personalchefs Nr. 13.
Holzheu H (1982) Aktiv zuhören - besser verkaufen. „moderne industrie", Landsberg
Institut des Rettungsdienstes des DRK (1982) Bericht Nr. 7. Bonn
Lippert HD, Weissauer W (1984) Das Rettungswesen. Springer, Berlin Heidelberg New York Tokyo
Litwin GH, Stringer Jr RA (1968) Motivation and organizational climate. Harvard University, Boston
Luftwaffen-Dienst (o. J.) Vorschrift der Bundeswehr 100/11 Nr. 7–12
Maslow A (1981) Motivation und Persönlichkeit. Rowohlt, Reinbek
Moltke H Graf von (1900) Bemerkungen vom März 1858 über die Übungsreisen des Generalstabes. In: Moltkes taktisch-strategische Aufsätze aus den Jahren 1857-1871. Zur hundertjährigen Gedenkfeier der Geburt des General-Feldmarschalls Grafen von Moltke hrsg. vom Großen Generalstabe, Berlin. Mittler, Berlin, S 224
Müri P (1985) Chaos-Management. Kreativ-Verlag, Egg Zürich
Noelle-Neumann E, Strümpel B (1984) Macht Arbeit krank? Macht Arbeit glücklich? Piper, München
Ostrander S, Schröder OE (1995) Das große Buch vom Superlearning. Scherz, München
Quiske FM, Skirl SJ, Spiess G (1973) Denklabor Team. Deutsche Verlagsanstalt, Stuttgart
Rogers C (1983) Der neue Mensch, 2. Auflage. Klett, Stuttgart
Rosenstiel L von (1977) Arbeitsmotivation und Anreizgestaltung. In: Macharzina WA, Oechsler K (Hrsg) Personalmanagement. Gabler, Wiesbaden
Roth W (1985) Mehr Zufriedenheit, bessere Leistung, größerer Gewinn. „moderne Industrie", Landsberg

Sefrin P (Hrsg) (1985) Notfalltherapie im Rettungsdienst. Urban & Schwarzenberg, München
Tanner O (1977) Streß. Time-Life International, Amsterdam
Then W (1986) Auf der Suche nach der neuen Arbeitskultur. Der Arbeitgeber 11/38
Vester F (1980) Neuland des Denkens. Deutsche Verlagsanstalt, Stuttgart
Weber D (1986) Umfrage. Management-Wissen 5:38
Zedler R (1978) Planungs- und Führungssystem. Borg, Regensburg
Zentrale Dienstvorschrift der Bundeswehr, Nr. 10/1
Zepf G (1972) Kooperativer Führungsstil und Organisation. Gabler, Wiesbaden

Sachverzeichnis

Alphaentspannung 150ff
  Anweisung 127
  und Befehl 165
Arbeitskultur 85
Arbeitswelt, Veränderungen 58
Aufgabenprofil der Führungspersönlichkeit 218

Bedürfnispyramide 70
Befehlsgebung 126
Bereitschaftsführung 62
Betriebsklima 78ff
Beziehungen
  Arten 178
  in der Einsatzsituation 178
  Förderung 180
  Organisation 179
  soziale 177ff
Beziehungspflege 134
  und Zusammenarbeit 180ff
Beziehungsqualität 75
Beziehungsstörungen 78
Budgetieren 35
Burnout-Phänomen 60

Delegation 17, 128ff
  und Auftragserteilung 127ff

Einsatzleitung 16
Einsatzplanung 35
Entscheidungsfähigkeit 120
Entscheidungskompetenz 43
Entscheidungstypen 120
Entscheidungsverhalten 114
Enstcheidungsübermittlung 122
Entspannung 150ff

Fehlverhalten, individuelles 143
Führen
  kompensatorisches, 146
  im medizinischen Aufgabenbereich 20
  in ungewöhnlichen Einsatzsituationen 139
Führung
  Begriff 1ff, 12
  in der Bereitschaftssituation 2
  Ebenen 22

  im Einsatz 2
  Grundfunktionen 13
  Rettungsleitstelle 30
  situative 135
Führungsaufgaben 15
Führungsfähigkeit 18
Führungsgespräche 212
Führungsgrundsätze 175
Führungsorganisation 22, 28
Führungspersönlichkeit 217ff
Führungsphilosophie 63
Führungsstil 155ff
  autoritärer 157
  kooperativer 162
  straffer 164, 166
  ungeeigneter 156
Führungsvorgang
  Ablaufprozeß 95ff
  Begriff 1
  Zielvorgabe 96

Gehirn 107
gesellschaftliche Entwicklung 56
Gesprächsformen und -stile 20
Gesprächssteuerung 214
Gruppe 76
Gruppenarbeit 192ff

Informationsbeschaffung 101
Informationsgespräch 208ff
informieren und überzeugen 186

Kohäsion 13
Kommunikation 78
Konfliktlösung 87ff
Konfliktschlichtungsgespräch 211
Kontrolle 137
Kooperation 136
Koordination 13
Kritikgespräch 210
Kündigung, innere 49

Lagebeurteilung 102, 111
Lagemeldung 108
Leiten 10
Leitstelle, Führung 31
logistische Führung 290

226 Sachverzeichnis

Menschenführung
  Begriff, Abgrenzung 6, 45
  in Bereitschaftssituation 62
  Grundprinzipien 66
  Strategien 219
  Verhaltensregeln 92
Mitarbeiter, Persönlichkeit 50
Mitarbeiterbedürfnisse 68
Motivation 52, 72ff
Motivationsgespräch 209

Nachbesinnung 138
Notfallort 136

Organisationsentwicklung 200

Panik 139

Personalführung 45ff, 59
Planung 109

Situationsanalyse 99
situative Führung 171
soziale Beziehungen 177ff
Streß 140
Subliminalmethode 151

Teamarbeit 192ff
Triage als Führungsaufgabe 103

Wahrnehmungsfähigkeit 104
Wertewandel 51

Zusammenarbeit 180ff, 192ff

Springer-Verlag und Umwelt

Als internationaler wissenschaftlicher Verlag sind wir uns unserer besonderen Verpflichtung der Umwelt gegenüber bewußt und beziehen umweltorientierte Grundsätze in Unternehmensentscheidungen mit ein.

Von unseren Geschäftspartnern (Druckereien, Papierfabriken, Verpackungsherstellern usw.) verlangen wir, daß sie sowohl beim Herstellungsprozeß selbst als auch beim Einsatz der zur Verwendung kommenden Materialien ökologische Gesichtspunkte berücksichtigen.

Das für dieses Buch verwendete Papier ist aus chlorfrei bzw. chlorarm hergestelltem Zellstoff gefertigt und im pH-Wert neutral.

MIX
Papier aus verantwortungsvollen Quellen
Paper from responsible sources
FSC® C105338

If you have any concerns about our products,
you can contact us on
ProductSafety@springernature.com

In case Publisher is established outside the EU,
the EU authorized representative is:
**Springer Nature Customer Service Center GmbH
Europaplatz 3, 69115 Heidelberg, Germany**

Printed by Libri Plureos GmbH
in Hamburg, Germany